W0175049

Porkert

Neues Lehrbuch der chinesischen Diagnostik

269/98
2/5

Weitere Bücher des Autors zum Thema
in deutscher Sprache:

Die theoretischen Grundlagen der chinesischen Medizin
3., erneut durchgesehene Auflage AMS, Basel, 1991, 320 SS.
Alleinvertrieb: Phainon Editions & Media GmbH
ISBN 3–89520–001–8

Klinische chinesische Pharmakologie
630 Seiten, 1. Auflage VfM, Heidelberg 1978
Alleinvertrieb: Phainon Editions & Media GmbH
ISBN 3–89520–002–6

Klassische chinesische Rezeptur
650 Seiten, 1. Auflage AMS, Zug, 1984
Alleinvertrieb: Phainon Editions & Media GmbH
ISBN 3–89520–003–4

Systematische Akupunktur
unter Mitarbeit von Carl-Hermann Hempen
521 Seiten Urban & Schwarzenberg, München 1985
ISBN 3-541-11151-8

Die chinesische Medizin (Sachbuch!)
unter Mitarbeit von Christian Ullmann
428 SS. Econ Verlag, Düsseldorf 2. Aufl. 1989
ISBN 3-612-20420-3

––––––––––––

In Vorbereitung
Lehrbuch der chinesischen Premoprehension
unter Mitarbeit von Zhou Chaoying
ca. 500 Seiten
Phainon Editions & Media GmbH

Neues Lehrbuch der chinesischen Diagnostik

mit 40 Abbildungen und einer Falttafel

von Professor Dr. Manfred Porkert
Extraordinarius für Sinologie und Theoretische Grundlagen der
chinesischen Medizin an der Universität München

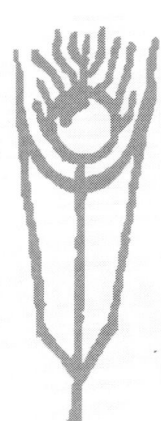

Phainon Editions & Media GmbH
Acta Medicinae sinensis

© 1993 by Manfred Porkert

Alle Rechte vorbehalten. Mit Ausnahame von kurzen Zitaten in Rezensionen bedarf jede, auch die auszugsweise Verwendung des wiedergegebenen Textes, der schriftlichen Zustimmung des Verlags. Solches gilt auch für die Weiterverbreitung oder Vervielfältigung durch elektronische oder mechanische oder andere, heute gebräuchliche oder in Zukunft zu entwickelnde Mittel, einschließlich Fotokopie, Aufnahme auf Mikrofilm, BTX, die magnetische Speicherung.

Verlag:
Phainon Editions & Media GmbH — Acta Medicinae sinensis
Schäfflerstrasse 6
86424 Dinkelscherben, Germany
Telefon (08292) 1024

ISBN 3 – 89520 – 005 – 0

Grafikvorlagen: Christine Franka Porkert

Gesamtherstellung (Umschlagentwurf, Layout und Satz):
CMC, Phainon Editions & Media GmbH

Druck und Bindearbeiten: Ernst Kieser GmbH, 86356 Neusäß

Inhaltsverzeichnis

VORWORT

Eine Reihe von Gründen bestimmen mich heute, kaum zwanzig Jahre nach der Abfassung meines *Lehrbuchs der chinesischen Diagnostik,* zu einer umfassenden Neugestaltung des Stoffs.

Erstens: Die chinesische Medizin stellt sich uns an der Schwelle des 21. Jahrhunderts als das methodisch reifste System von Gesundheitspflege und Krankheitsbehandlung dar, das die Menschheit je ersonnen hat. Also haben die Verfahren der chinesischen Diagnostik im einzelnen und allgemein als Methodologie heute und in Zukunft Bedeutung, nicht bloß für die Anwendung von Arzneien und Behandlungstechniken, die in China erdacht worden sind und gebraucht werden, sondern, viel bedeutsamer, für die rationale Klärung und praktische Optimierung jener unendlich zahlreicheren, die in allen anderen Kulturkreisen — einschließlich dem des Abendlands — überliefert, laufend entwickelt oder neu entdeckt werden. Deshalb kann das Eingangstor zu solchem Wissen gar nicht weit, hell und einladend genug sein, damit sich bei möglichst vielen Menschen, die zu heilender Tätigkeit aufgerufen sind, der Zugang zu diesem allerwichtigsten Grundwissen rasch und sicher vollziehe.

Zweitens: Auch in meiner eigenen Entwicklung als Wissenschaftler stand die Beschäftigung mit der chinesischen Diagnostik am Anfang des praktischen Verständnisses dieser Medizin. Seit der Gestaltung des *Lehrbuchs der chinesischen Diagnostik* hat sich dieses Verständnis noch vertieft und geklärt

1. durch die detaillierte Forschungsarbeit im Zusammenhang mit den vielfältigen Anwendungen der chinesischen Medizin (Arzneimittellehre und Rezeptur, Akupunktur und Moxibustion, Gymnastik, Massage und Premoprehension);

2. im Verlauf der fortgesetzten lehrenden Vermittlung der chinesischen Medizin in Europa, Asien und Amerika;

3. im ununterbrochenen methodologischen Dialog mit Schülern und Kollegen, Interessierten und Skeptikern, Hilfesuchenden und die Medizin Verwaltenden; endlich

4. in der immer totaleren persönlichen Erfahrung von der Wirkung und Wirksamkeit der chinesischen Medizin.

Die soeben erwähnte Erfahrung veranlaßt mich sogleich zu folgendem Hinweis: die chinesische Diagnostik, wie sie hier dargestellt wird, gedanklich und praktisch verstanden zu haben, bedeutet zum Kern jeder Heilkunde vorgedrungen zu sein. Solches kann nur gelingen, wenn man sich nicht durch die relative Knappheit und Übersichtlichkeit der Darstellung täuschen läßt. Es geht darum, jeden einzelnen Satz, ja jedes Wort im Verhältnis zu anderen Informationen und zur eigenen praktischen Erfahrung abzuwägen, zu erproben und zu verinnerlichen, verdichtet sich doch in diesem Text nicht nur meine eigene, nahezu vier Jahrzehnte überspannende Beschäftigung mit der Thematik, sondern, viel wichtiger, die Erfahrungen und Überlegungen von hundert Generationen chinesischer Ärzte. Solches Wissen eignet man sich nicht an, indem man das Buch einmal oder zweimal durchliest, sondern indem man es mit ständigem Blick auf die eigenen Erfahrungen fortgesetzt und immer wieder durcharbeitet — zwanzigmal, dreißigmal, sechzigmal, hundertmal.

An die Benutzer der Ausgaben des bisherigen *Lehrbuchs der chinesischen Diagnostik* noch diese Information:

Das *Neue Lehrbuch der chinesischen Diagnostik* ist nicht nur dem Namen, sondern dem Inhalt nach ein neues Buch. Etwas mehr als die Hälfte des Textes wurde völlig neu geschrieben, der übrige Stoff wurde gründlich überarbeitet. Diese Überarbeitung erfolgte nach Gesichtspunkten der Praxis, aber auch der Didaktik — was ohne weitere Erklärung durch bloßes Blättern im neuen Band deutlich sein sollte.

Um die Verbindung zur bisher vorhandenen Literatur, nicht zuletzt zum erwähnten *Lehrbuch der chinesischen Diagnostik*, herzustellen, sind hier nicht nur die für all meine Lehrbücher typisch ausführlichen Register vorhanden, sondern darüberhinaus

1. ein kleines Glossar der wichtigsten Fachausdrücke,

2. Tafeln der Transkriptionsentsprechungen zwischen Wade-Giles- und *pinyin*-System,

3. Tafeln der im Zuge der internationalen Normierung der Terminologie eingetretenen Anpassungen.

Es ist meine Hoffnung, daß das vorliegende Werk noch besser als sein Vorgänger zu einer Klärung des methodischen Bewußtseins der medizinisch Tätigen, und damit zu einer wirksameren und gewisseren Hilfe für leidende Menschen beitragen möge.

Am Stein, 2. März 1993

Erster Teil: Die Werkzeuge der Diagnostik

I. KAPITEL: EINFÜHRENDES UND ALLGEMEINES

1. Werkzeuge

Im 1. Teil dieses Lehrbuchs werden die Werkzeuge der chinesischen Diagnostik dargestellt. Dabei sollte der Begriff des "Werkzeugs" im engen Sinn von 'Instrument', 'Hilfsmittel' verstanden werden: die Rede ist von jenen gedanklichen Hilfsmitteln, die unerläßlich sind, um ein gesetztes Ziel zu erreichen. Um welche Art von Werkzeugen handelt es sich also?

Das Hauptmerkmal, durch welches sich exakte Wissenschaft im modernen Sinn von Protowissenschaft früherer Jahrhunderte unterscheidet, ist ihre Präzision, der Grad der Eindeutigkeit und Allgemeingültigkeit ihrer Aussagen. Im Gegensatz hierzu besteht Protowissenschaft — und auch heute noch jede empirische Disziplin — im wesentlichen aus beschreibenden Annäherungen an Erkenntnisdaten, denen selbst in ihrer Ursprungs-disziplin nur beschränkte Gültigkeit zukommt, und die sich der stringenten Einfügung in ein rationales System widersetzen.

Das wichtigste Mittel zur Gewährleistung der Eindeutigkeit und Allgemeinverbind-lichkeit von Aussagen besteht in deren Bezug auf Normkonventionen. Solche Normkon-ventionen besitzen für absolut alle Wissenschaftler, die an einem Erkenntnissystem par-tizipieren, vollkommen identische Bedeutung und Gültigkeit. Oder, in Umkehrung dieses Satzes könnte man auch sagen, allen Forschern, denen die Normkonventionen, mit denen eine bestimmte wissenschaftliche Disziplin arbeitet, unbekannt sind, nicht sicher bekannt sind oder gar, die solche Normkonventionen fahrlässig ignorieren, ist damit der rationale

Zugang zu den vorhandenen Erkenntnissen wie auch deren wirksame Anwendung verwehrt. Als naheliegendes Beispiel für eine solche Konsequenz bietet sich die Physik an. Wollte jemand diese Wissenschaft oder eine ihrer Unterdisziplinen verstehen und praktisch anwenden während er sich gleichzeitig weigert, von quantitativen oder qualitativen Normkonventionen wie dem metrischen System, den Unterscheidungen von Positiv und Negativ, Rechts und Links Kenntnis zu nehmen, so wäre ihm mit dem rationalen Zugang zu den exakten Aussagen der Physik zugleich auch die Anwendungsmöglichkeit ihrer Erkenntnisschätze versperrt.

Die chinesische Medizin ist eine exakte Wissenschaft, ja mehr noch, im Hinblick auf ihre spezifische Methodologie darf sie als Paradigma, als methodisches Muster aller Wissenschaften vom Leben verstanden werden. Die chinesische Diagnostik ist das Eingangstor zur praktischen Anwendung dieser Medizin, zugleich auch ein methodisch besonders ausgereifter, also gedanklich leicht durchschaubarer und praktisch gut nachvollziehbarer Teil dieses Systems. Es erschließt sich Wissenschaftlern und Praktikern nur in dem Maße, als sie mit den Normkonventionen vertraut sind, durch welche die Exaktheit und Allgemeingültigkeit ihrer Aussagen erzielt werden. Kurzum, die Normen, Normkonventionen von denen im folgenden Ersten Teil zu reden sein wird, bilden, insoweit sie zum Ausdruck der Aussagen der chinesischen Diagnostik erforderlich sind, die unerläßlichen Werkzeuge für den Zugang und die Anwendung dieses geradezu zeitwendenden Vermächtnisses menschlicher Wissenschaft.

2. Worum geht es bei der chinesischen Diagnose?

Die chinesische Medizin ist eine rationale Wissenschaft im engen und modernen Sinn der Begriffe. Entsprechend *erschöpft sich chinesische Diagnostik* — ganz anders als dies Laien und selbst Ärzte auf Grund ihrer Erfahrungen mit den Unzulänglichkeiten der westlichen Medizin im allgemeinen geneigt sind, anzunehmen — *keineswegs in* einer detaillierten und sorgfältigen *Beschreibung von Symptomen.*

Gewiß gilt zwar auch für die chinesische Medizin, daß Symptome, also die Zeichen einer Krankheit, den Ausgangspunkt jeder ernsthaften und positiven Diagnose bilden müssen. Für nicht wenige dieser Symptome liefert der Patient eine Beschreibung, andere erschließen sich schon dem Blick eines flüchtigen Beobachters, wieder andere erst der geschärften Wahrnehmung eines erfahrenen Diagnostikers. Die Symptome, die Krankheitszeichen entsprechen den Tatsachen, der Wirklichkeit, der unmittelbaren und positiven Evidenz von Krankheit, von pathologischer Veränderung — und damit dennoch nur dem Ausgangsdatum, der ersten und tiefsten Schicht einer medizinischen Diagnose. — Abb. 1.

Daß eine genaue Beschreibung von Symptomen für jede Diagnose wichtig ist, ist unbestritten; nicht minder richtig aber auch, daß selbst die sorgfältigste Sammlung von Symptomen, für sich genommen, kaum je ausreicht, um eine angemessene oder gar eine optimal wirksame Behandlung zu vollziehen. Dies liegt daran, daß eine gewaltige Diskrepanz zwischen der Zahl jener Faktoren und Einflüsse besteht, welche Störungen der Gesundheit bedingen und der im Verhältnis hierzu sehr kleinen Zahl von Symptomen, die ein Patient sinnlich wahrnehmen oder ein außenstehender Beobachter durch eigene Untersuchungen gewinnen kann: Schmerz, Mangel oder Überfluß an bestimmter Nahrung oder Lebensbedingungen, Erregung, Unruhe oder fehlender Antrieb, Kraftlosigkeit, Erschöpfung . . . Daraus ergeben sich Schwierigkeiten, bloß auf der Grundlage von Symptomen eine Behandlung auch nur anzudeuten; und es ist gar *unmöglich* von dieser Grundlage her eine Behandlung *mit klarer Prognose* zu entwerfen.

Ein wissenschaftliche Medizin, wie jede strenge Wissenschaft, nimmt ihren Ausgang und hat ihren ständigen Bezugspunkt in der Erfahrung, in Erfahrungstatsachen, im Fall der Diagnostik also in der Wahrnehmung und Beschreibung von Symptomen. Aber sie muß unverzüglich danach streben, sich über diese Erfahrung zu erheben, um den völlig zufälligen, unvorhersehbaren, aleatorischen Charakter der einzelnen Eindrücke ("Symptome") zu überwinden, *die ohne Beziehung zur Gesamtheit der momentanen oder vergangenen Ereignisse sind, welche die zu betrachtende Störung bedingen.* Zur wissenschaftlichen Diagnose gehört also, daß Symptome einer (abstrahierenden) Deutung, d. h. einer rationalen Interpretation und Qualifikation unterworfen werden. Schon hier halte man fest, daß es sich bei dieser Interpretation und Auswertung um eine abstrahierende — und damit abstrakte! — Beurteilung von Symptomen, eine *Aussage über* Symptome handelt, daß man also die Ebene der sinnlichen (aber auch instrumentalen) Erfahrung verläßt. — Vgl. wiederum die Abb. 1.

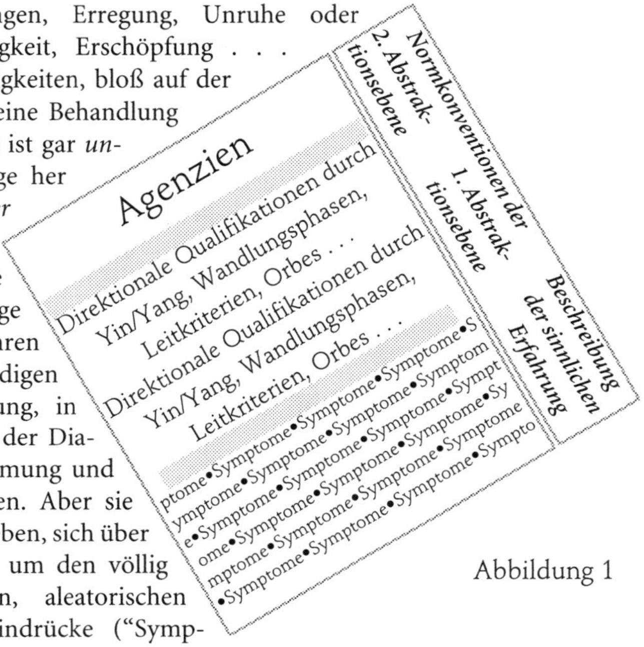

Aber, wie wir sogleich sehen werden, läßt sich auch von dieser ersten Ebene der Abstraktion her noch nicht in allen Fällen jene Einsicht gewinnen, die erforderlich ist, um eine rundum rationale und wirksame Behandlung aller wahrnehmbaren Symptome festzulegen und durchzuführen — wobei wir unter "vollkommen rational" in der Medizin eine hinsichtlich der gewählten Mittel logisch transparente und hinsichtlich der Prognose mit höchster Wahrscheinlichkeit operierende Verfahren meinen. Deshalb muß eine wissenschaftliche medizinische Diagnose, wie sie in der richtig verstandenen chinesischen Medizin stets und der westlichen Medizin unter bestimmten Voraussetzungen möglich ist, zu einer weiteren, zweiten Ebene der Abstraktion emporsteigen. Auf dieser Ebene verdich-

Abbildung 1

tet sich die unabsehbare Zahl möglicher Symptome und tatsächlicher Faktoren zu einer endlichen Zahl von Grundbefunden, von denen dann häufig nur einer oder einige wenige für eine wirksame Behandlung als relevant erkannt werden. Handelt es sich bei diesen abstrakten Faktoren der zweiten Ebene um historische Vorstufen, also "Vorgänge" gegenwärtiger Symptome, so bezeichnet man sie als "Ursachen" (= die Ergebnisse kausalanalytischer Betrachtung der westlichen Medizin); handelt es sich um im Augenblick wirksame Faktoren, dann als "Agenzien", die vermittels der induktiv-synthetischen Methode der chinesischen Medizin bestimmbar werden.

Wenn wir also von den "Werkzeugen der chinesischen Diagnostik" sprechen, so bezieht sich dieser Ausdruck ausdrücklich auf die rationalen Instrumente, die dem Arzt und Wissenschaftler in der gewachsenen Begrifflichkeit der chinesischen Medizin vorgegeben sind, und mit deren Hilfe er mit Eindeutigkeit und Allgemeinverbindlichkeit auf die erste und folgende Ebene der Abstraktion und Beurteilung emporsteigen kann.

3. Gesundheit und Krankheit aus der Sicht der chinesischen Diagnostik

Die chinesische Diagnostik ist, wie die gesamte chinesische Medizin, methodisch durch die induktive Synthese geprägt. Durch induktive Synthese wird die Wahrnehmung des Beobachters auf gegenwärtige Ereignisse und Phänomene, auf gegenwärtige Wirkungen, gegenwärtige Bewegungen und ihre Wechselbeziehungen untereinander oder gegenüber dem Beobachter gelenkt, kurzum auf "gegenwärtige Wirklichkeit", auf Wirkungen "in der Gegenwart des Beobachters" oder in einer gemeinsamen Gegenwart.

Die Begriffe von 'Gegenwart', 'Gegenwärtigkeit' drücken zwingend aus, daß entsprechende Wirkungen sich innerhalb solcher Gegenwart *entfalten*, "stattfinden". Eine Wirkung, die sich in der Gegenwart *aktuell entfaltet*, läßt sich symbolisch durch einen Pfeil darstellen. Durch dieses Symbol kommt zum Ausdruck, daß wir zwar für jede gegenwärtige Wirkung einen Anfangspunkt unterstellen oder unterstellen dürfen, zugleich aber, daß es absolut unmöglich ist, logisch oder praktisch einen Endpunkt zu definieren. Denn die Bestimmung eines Endpunktes würde ja bedeuten, daß die

Abb.2

Handlung nicht weiter dauert, die Wirkung sich nicht mehr ausdehnt, also beendet worden ist (Perfektiv), zu einer vergangenen geworden ist, zu einer Wirkung, die in die Vergangenheit zurückgesunken ist.

Dies aber bedeutet auch, daß gegenwärtige Wirkung *positiv* durch keinerlei Kniff oder Trick *messend* definiert werden kann. Denn Messung unterstellt zwei Positionen, zwischen denen gemessen wird, einen Anfang und einen Endpunkt. Und mit zwei Positionen sind zwei positive Wirkungen gemeint. Messungen sind also wirklich und positiv nur an in der Vergangenheit oder als Vergangenheit angehäuften Wirkungen möglich. Hingegen fehlt Wirkungen, die in der Gegenwart entfaltet werden, sich entfalten, sich in der Gegenwart ausdehnen, diese Eigenschaft: gegenwärtige Wirkungen haben keine Masse. Dies ist der Grund weshalb gegenwärtige Wirkungen sich nicht nur der Messung entziehen, sondern überhaupt jeder positiven Wahrnehmung und Definition seitens aller Methoden, die auf der kausalen Analyse beruhen, die also wesensmäßig auf vergangene Wirkung gerichtet sind.

Wie aber ist es möglich, daß verschiedene Wirkungen in einer gemeinsamen Gegenwart — das sind "synchrone", 'gleichzeitige' Wirkungen — nicht nur, sofern sie von sinnlicher Evidenz sind, wahrgenommen, sondern auch rational unterschieden und definiert werden können? — Das Symbol des Pfeiles weist uns nicht nur auch auf die Lösung, sondern, noch wichtiger, auf die vollkommene Adäquatheit der Lösung dieser Frage hin, die von der chinesischen Medizin unter Verwendung einer angemessenen Begrifflichkeit erreicht wird. Unmittelbar evident wird uns diese Antwort bereits in der Unterscheidung zwischen Gesundheit und Krankheit.

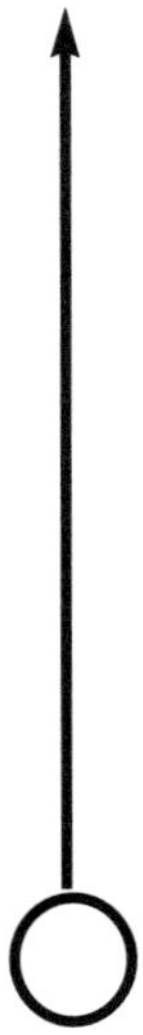

Abb.3

Was alle in einer gemeinsamen Gegenwart sich entfaltenden Wirkungen untereinander oder gegenüber einem gleichzeitigen ("zeitgenössischen") Beobachter unterscheidet, ist ihre unterschiedliche "Richtung", genauer, nachdem es sich um eine komplexe Aussage handelt, ihre "Direktionalität". Unter "Direktionalität" hat man einen Komplex direktionaler Beziehungen und Definitionen zu verstehen: die Phänomene, mit welchen wir in den Wissenschaften vom Leben, mithin auch in der Medizin zu tun haben, stehen allesamt in Wechselbeziehungen; diese Wechselbeziehungen in der gleichen Zeit bedeuten *synchrone Bewegungen auf verschiedenen Ebenen und in verschiedenen Richtungen innerhalb ein und derselben Gegenwart.*

Es ist möglich, die komplexen "Direktionalitäten" gegenwärtiger Bewegungen dadurch mit Eindeutigkeit und Allgemeinverbindlichkeit zu bestimmen, daß man zusammengehörende Gruppen oder *clusters* wesentlicher Bewegungen zu normierten "Direktionalitäten" oder "Qualitäten" zusammenfaßt, mit anderen Worten unter Verwendung der gleichen (direktionalen) Normkonvention beschreibt.

Leben, das Erlebnis des Lebens und die Erfahrung des Lebens unter allen Facetten und Einzelheiten, ist Gegenwart, ist gegenwärtige Wirkung, ist Funktion, ist Bewegung. Eine bestimmte Bewegung, die der geraden und kohärenten Entfaltung der Anlagen eines Individuums entspricht, nennt man "geradläufige Bewegung" oder, um den nicht minder ausdrucksstarken technischen Begriff, das Fachwort zu gebrauchen, eine "Orthopathie" - vom griechischen *orthos* 'gerade', gleichbedeutend mit dem chinesischen *zheng*, 'gerade', 'geradläufig'; und *pathos* = 'Erfahrung von', 'Erleben von'. Orthopathie oder "die Orthopathie" eines Individuums ist also die Erfahrung dieses Individuums, das Erleben dieses

Individuums seines vollkommenen Einklangs mit seinen Möglichkeiten und Erwartungen, ist die Tatsache, das Ereignis aber auch die Fähigkeit solcher orthopathischer Kohärenz — und als solche gleichbedeutend mit vollkommenem Wohlbefinden, vollkommener Gesundheit. Symbolisch läßt sich eine solche Geradläufigkeit der Bewegung, eine solche Orthopathie, die die Fähigkeit oder die Tatsache eines Individuums von Gesundheit und Wohlbefinden ausdrückt, als ein gerader, nach oben weisender Pfeil darstellen, vergleichbar dem Zeiger einer Uhr oder eines Anzeigeinstruments.

Leben ist die Entfaltung der einmaligen Anlagen und Fähigkeiten eines Individuums in einer kontinuierlichen Gegenwart. Somit ist Leben auch eine unablässige Wechselwirkung im Verbund mit allen anderen individualisierbaren Wirkungen innerhalb der gleichen Gegenwart bzw. im Verhältnis zu allen anderen zeitgenössischen Wirkungen im Leben des Individuums. So gesehen ist Leben wesensmäßig weiter eine fortwährende Forderung, Herausforderung an die Orthopathie des betreffenden Individuums, d. h. an die "Geradläufigkeit", die Fähigkeit zur Geradläufigkeit der Funktionen, die Fähigkeit zur kohärenten und harmonischen Entfaltung der individuellen Anlagen. Zum Leben gehört also unvermeidlich auch, daß mehr oder weniger bedeutsame, mehr oder weniger starke Ablenkungen, Veränderungen in der geradläufigen Entfaltung des Lebenspotentials eintreten. In der chinesischen Medizin werden diese Ablenkungen oder Veränderungen direkt und treffend als "Schrägläufigkeit", Ablenkung, Schräge oder, um das Fachwort zu gebrauchen, als "Heteropathie" bezeichnet — vom griechischen *heteros* = 'anders', 'verschieden', 'abwegig', entsprechend dem chinesischen *xie* = 'schräg', 'Schrägheit', 'Ablenkung', 'Abschweifung' und dem Begriff *pathos* = 'Erfahrung von'.

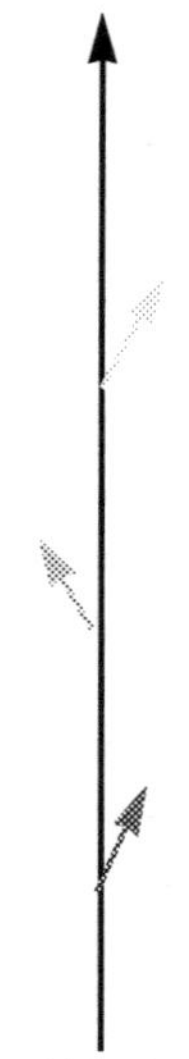

Abb.4

Abb.5

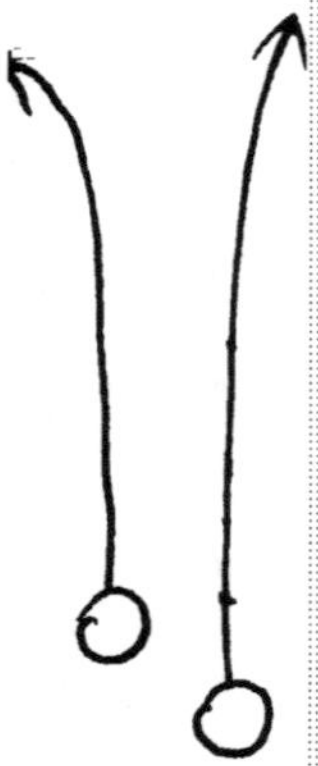

Natürlich entspricht eine solche Abweichung oder Ablenkung einer Beeinträchtigung, einer Verringerung der Integrität des betreffenden Individuums, also Krankheit. In die Bildhaftigkeit gerichteter Bewegung übersetzt, stellt sich Krankheit demnach durch Pfeile dar, wie sie in den Bildern 4 und 5 dargestellt sind. In diesen Bildern kommt auch zum Ausdruck, daß jedes Wesen, so lange es als einmaliges Individuum in der Gegenwart fortlebt, zumindest andeutungsweise die Beschaffenheit, die Qualität, Richtung seiner ursprünglichen Orthopathie, seiner Geradläufigkeit erhalten und bewahren muß. Im Verhältnis zur Orthopathie werden die Heteropathie(n) als Auswüchse, Ableger, Ablenkungen der Grundbewegung begriffen, durch welche das vorhandene Energiepotential verringert, geschmälert, beeinträchtigt, in der Mächtigkeit seiner klaren Bekundung geschädigt wird. Das bedeutet, daß eine Heteropathie oder die Heteropathien sich auf einer Orthopathie oder aus dem Potential der Orthopathie heraus entwickeln. Man kann sich aber auch bis zu einem gewissen Grad vorstellen, daß die gesamte Orthopathie verbogen, abgebogen, abgelenkt wird oder, um im Bild zu bleiben, es ist vorstellbar, daß Schräge und Krummheit schließlich dem betreffenden Individuum als eine neue Orthopathie erscheint. — Abb. 5.

Die Aufgabe der chinesischen Diagnostik steht im klaren und ausdrücklichen Zusammenhang mit den eben erwähnten Grundvorstellungen der Direktionalität. Chinesische Diagnose definiert exakt in welcher Richtung die Gesamtfunktion eines Individuums oder dessen Unterfunktionen abgelenkt erscheinen, also im Verhältnis zu seiner Orthopathie schrägläufig geworden sind. Und alle Instrumente, "Werkzeuge" der chinesischen Diagnostik, mit anderen Worten alle gedanklichen und methodischen Hilfsmittel bei der Formulierung einer eindeutigen Diagnose, haben sich im Hinblick auf diesen Zweck entwickelt und verfeinert.

4. Zweifel aus und an einer vermeintlichen Universalmedizin

Zweifel aus . . .

Keine Einführung zu einem Lehrbuch, das heute in die Methodologie der chinesischen Medizin praktisch einführen soll, wäre vollständig, wenn sie das wichtigste Faktum ignorierte, das jetzt, am Ende des 20. Jahrhunderts weltweit jedem Lernenden gegenübertritt, der auch nur den bescheidensten Ehrgeiz besitzt, als Heilender sein Leben zu gestalten, die sogenannte "westliche Medizin".

Diese "westliche Medizin" wird in bestimmten westeuropäischen Ländern auch "Schulmedizin" genannt, weil das Konvolut ihrer Lehrinhalte, zu "Approbationsordnungen" verdichtet, Ziel und oberstes Kriterium jedwelcher staatlichen Anerkennung der ärztlichen Qualifikation darstellt. Solches gilt aber auch in ausnahmslos allen übrigen Ländern dieser Erde, vor allem auch in China. So werden in China seit nahezu vier Jahrzehnten die Ausbildungs- und Forschungsstätten für die chinesische Medizin von Medizinern geführt und auf nahezu allen Funktionsebenen auch vertreten, die ihre Hauptausbildung in der sogenannten "westlichen Medizin" erhalten haben, die jedoch die "chinesische Medizin" nur als mehr oder minder beachtliches Anhängsel ihrer Grundausbildung kennen.[1]

Die beherrschende Rolle "westlicher" Medizin in Forschung und Lehre nicht nur ihrem geographischen Ursprungsbereich, sondern auf der ganzen Welt, hat — anders als

---

[1] Diese Entwicklung geht auf einen Erlaß des Zentralkomitees der KP Chinas vom Sommer 1959 zurück, in dem zwar formell die institutionelle Gleichberechtigung von chinesischer und westlicher Medizin festgestellt wurde, zugleich aber der methodische Primat der westlichen Medizin — wie ich immer zitiere: "die westliche Medizin ist Wissenschaft, die chinesische Medizin ist Erfahrung".

dies von tendenziösen Kritikern dieser Medizin behauptet wird[1] — handfeste und unleugbare praktische Gründe: sie erscheint *wirksamer* und leistungsfähiger als irgendein anderes je in der Geschichte der Menschheit bekanntes Medizinsystem. Diese überlegene Wirksamkeit beruht auf der Anwendung der kausalanalytischen Methode. Wie an anderer Stelle ausführlich dargelegt,[2] lenkt diese Methode den erkennenden Blick auf in der Vergangenheit angehäufte, mit anderen Worten, auf geballte, akkumulierte Wirkung, definiert als Stoff, als Substrat. Deshalb entsprechen Störungen, Krankheiten, die sich im Stoff, d. h. als Veränderungen des Stoffs, der Körperlichkeit darstellen und beschreiben lassen, akkumulierter, zusammengeballter Dysfunktion und sind gleichbedeutend mit echter, schwerer und oft lebensbedrohender Krankheit. Eine Medizin, die solche Krankheit mit hoher Präzision diagnostisch definieren kann, ist prinzipiell auch in der Lage, sie zu behandeln; eine Medizin, die Veränderungen des materiellen Substrats, in somatischen Veränderungen faßbare Krankheit behandeln kann, ist eine überaus potente Medizin.

Allerdings ist menschliches Bewußtsein und jede Art der positiven und direkten Erfahrung auf die Gegenwart beschränkt, erscheint auf diese zentriert. Solches gilt auch für die Erfahrung von Befindlichkeitsstörungen, also von Krankheit. Jedes subjektive Erlebnis von Krankheit findet in der Gegenwart statt; und ebenso in der Gegenwart liegt jede positive, objektive Wahrnehmung eines oder der Krankheitszeichen. Diese in der Gegenwart sich entfaltenden Wirkungen sind die aktuellen Dysfunktionen. Natürlich registriert auch der "westlich geschulte" Arzt solche Dysfunktionen sinnlich empirisch an seinen Patienten und an sich selbst. Aber seine aus historischen Gründen[3] durch eine nicht hinterfragte Lehrkonvention ausschließlich auf die kausale Analyse festgelegte heuristische Methode verbietet ihm, hindert ihn, *jenen aktuellen Wirkungen — ungeachtet ihrer unbestreitbaren und unmittelbaren Evidenz! — irgendeine erkenntnismäßige und positive Verbindlichkeit zuzuerkennen.* Denn in keiner Phase seiner Ausbildung wurden ihm die praktischen Schritte der systematischen Verarbeitung, also rational schlüssigen Integration gegenwärtiger Wirkungen als gegenwärtige Wirkungen gelehrt; er weiß nichts von den Möglichkeiten ihrer eindeutigen Bestimmung und mithin eindeutigen Extrapolation im Hinblick auf eine wirksame, klar vorhersehbare Therapie. — Zumindest im Westen konnte man geschichtliche Gründe für diese Unterlassung geltend machen, es gibt aber heute und in Zukunft nirgendwo auf der Welt sachliche Gründe für ein solches Versäumnis.

---

[1] Diese Kritiker behaupten, daß, indem sie Wirkungen als Ursachen nehmen, das "industrielle Establishment der Pharma- und Apparateindustrie" die Macht dieser Medizin und ihrer behaupteten Methoden darstelle und aufrechterhalte. Ein solcher Eindruck mag zwar in der Bundesrepublik Deutschland mit der mächtigsten, zugleich exportintensivsten Arzneimittelindustrie der Welt naheliegen, läßt sich aber schon sehr viel weniger in Nordamerika und erst recht nicht in Bereichen wie China oder gar Rußland aufrechterhalten, wo eine solche Industrie ein unvergleichlich geringeres Wirtschaftspotential darstellt.

[2] POLS und auch oben SS. 14 und unten Kapitel II, SS. 37 - 41.

[3] Vgl. SS.26 - 32 unten und POLS.

In der Gegenwart, d. h. "aktuell" sich entfaltende Dysfunktion wird zwar von dem Betroffenen unmittelbar wahrgenommen und kann von einem entsprechend geschulten Diagnostiker präzis und eindeutig bestimmt werden. Besteht eine Störung aber nun "nur" in einer *aktuellen* Dysfunktion, in einer "schrägläufigen Funktion" oder, wie es in der chinesischen Medizin heißt, in einer Heteropathie, so ist solches rezente, leichte Krankheit. Viele auf die Gegenwart beschränkten Dysfunktionen schwinden von selbst, vergehen spontan, heilen ohne gezielten ärztlichen Eingriff, auch ohne tatsächliche oder vermutete Selbstbehandlungen von zweifelhafter Wirksamkeit seitens des Betroffenen. Sie heilen deshalb so leicht, weil jeder (noch) auf die Gegenwart beschränkten Dysfunktion zunächst das ganze 'Gewicht' der in körperlichem Substrat *angehäuften* Orthopathie gegenübersteht. Aus solcher treffenden, dennoch naiven und oberflächlichen Sicht aktueller Dysfunktion entstand und entsteht bis zu einem gewissen Grad auch heute noch der Eindruck, die Diagnose und Behandlung 'aktueller', d. h. auf die Gegenwart beschränkter Dysfunktionen sei unwichtig, verdiene keinerlei nachhaltige intellektuelle Anstrengungen, bedürfe keiner irgendwie stringenten Methodologie oder Disziplin.

Zweifel an . . .

Heute sind es zumindest in den Ursprungsländern der höchstentwickelten westlichen Medizin gerade deren unbestreitbarer Erfolg und Wirksamkeit, die den Blick für komplementäre Wirkungen und Bedürfnisse geschärft haben. Uns allen drängt sich die Analogie auf zwischen allmählicher Einschränkung des persönlichen Waffengebrauchs in den Kulturstaaten, die Bannung der Anwendung, ja vielleicht sogar der Produktion bestimmter Waffensysteme der atomaren, bakteriellen und chemischen Waffen überhaupt und dem Erfolg in der Bekämpfung ganze Völker bedrohender Seuchen, der realen Möglichkeit zur Behandlung vieler vordem tödlicher oder lebensbedrohender Verletzungen und körperlicher Krankheit. Doch Agon und Korruption, Kampf und Zersetzung sind dem Leben immanent. So erleben wir, daß Jahrzehnte nachdem das Getöse der Bombardements des Zweiten Weltkriegs verhallt ist, das Bedürfnis nach gesteigerter Wirksamkeit der Ordnungskräfte in Politik und Gesellschaft nicht etwa vermindert, sondern, im Gegenteil, geschärft und gesteigert auftritt. Weltweit glaubt man, daß "Kriminalität" und "Korruption" sehr wohl einer nicht nur nachhaltigen, sondern wirksameren und energischeren Bekämpfung bedürften. So auch in der Medizin. Die Tatsache, daß im größeren Teil dieser Welt, seit kaum einer Generation die Versorgung vieler somatischer Schäden der verschiedensten Genese heute nicht nur denkbar, sondern selbstverständliche und alltägliche Praxis ist, läßt uns wahrnehmen, daß das Erlebnis von Krankheit weit vor und jenseits dieser Schäden seinen Anfang nimmt, seine Realität entfaltet. Diese Erfahrung nun ist Ansatz und Voraussetzung für eine neue, überbauende und zukunftsweisende Vorstellung von Universalmedizin, Voraussetzung auch für eine umfassendere, offenere Methodologie der Medizin.

Der größte Entwicklungssprung, den Wissenschaft und Technik in der Geschichte der Menschheit bisher vollzogen hat, erfolgte in der zweiten Hälfte des 19. Jahrhunderts durch die *Erweiterung* der physikalischen Methodologie: zum axiomatischen Nexus der kausalen Analyse trat das komplementäre Nexusaxiom der induktiven Synthese.[1] Elektrodynamik und Kernphysik sind die Ergebnisse dieser Erweiterung. *Aber* die Wissenschaften vom Leben, allen voran die Medizin, die einer solchen methodischen Erweiterung stärker bedürfte als alle anderen Disziplinen, haben nicht einmal den Vorgang in seiner heuristischen Bedeutung wahrgenommen, geschweige denn irgendwelche Konsequenzen daraus ziehen können.

Andererseits hatte der (implizite, darum nicht minder konsequente) Gebrauch der induktiven Synthese seit den Anfängen von Wissenschaftlichkeit in China dort so gut wie ausschließlich bei der Gewinnung von Erkenntnis angewandt, die chinesische Medizin zu einer Disziplin heranreifen lassen, in der *die aktuellen Dysfunktionen einer direkten rationalen Definition und Integration zugeführt werden*, zu einer Disziplin also, in der die Anfänge von Krankheit, die gegenwärtigen Dysfunktionen, mit höchster Präzision erkannt und unmittelbar wirksam behandelt werden können.

Aus solcher Sicht wird verständlich, daß und warum die Methoden und Aussagen der chinesischen Medizin so wenig der Kritik durch und den wertenden Vergleich mit den Methoden und Begriffen der westlichen Medizin unterworfen werden dürfen, wie dies umgekehrt der Fall wäre, nein im Gegenteil, noch viel weniger. Denn die bei konsequenter Anwendung ihrer Methodologie überragend und beispiellos wirksame chinesische Medizin ist das Ergebnis eines historischen Reifungsprozesses, der sich über nahezu zwanzig Jahrhunderte erstreckt hat; dem Raffinement der westlichen Medizin wird man aber allenfalls eine historische Dimension von zwei Jahrhunderten zusprechen können.

5. Die vollkommene Adäquatheit der chinesischen Diagnostik

Die chinesische Diagnostik befaßt sich *direkt* mit jenen Erscheinungen und Erfahrungen, die sich in der Gegenwart des Patienten tatsächlich auswirken. Und es sind ausschließlich diese aktuellen, also gegenwärtigen Erscheinungen, die einen Menschen veranlassen, sich als gesund oder krank zu bezeichnen, sich als vollkommen leistungsfähig im Ausdruck seiner Anlagen und Fähigkeiten oder, im Gegenteil, als darin behindert, gehemmt zu empfinden. Werden also diagnostische Aussagen direkt auf diese Fakten bezogen, so gründet die entsprechende Diagnose auf der unmittelbarsten und direktesten Form diagnostischer Wahrnehmung und Erfahrung. (Im Gegensatz hierzu ist es wichtig, sich bewußt zu halten, daß Diagnose der westlichen Medizin, insoweit sie auf kausaler Analyse gründet, *ihre* stringenten *Aussagen nicht auf gegenwärtige Phänomene stützt* — welche sie lediglich als Begleitumstände und Akzidenzien, höchstens Folgen einer bestimmten Grundkrankheit auffaßt — *sondern* vielmehr *auf die indirekte Rekonstruktion*

---

[1] Vgl. unten SS. 26 - 33, im Hinblick auf die Praxis vor allem die SS. 30 - 33.

oder die Rekonstruktionen *vergangener Wirkungen, vorausgehender Stadien oder Wirkungen*, die gedanklich für ein bestimmtes Symtom postuliert werden.)

Hinzu kommt weiter, daß in der chinesischen Diagnostik die Erfahrung, das Erlebnis des untersuchten Individuums, also des Patienten, als primärer und entscheidender Standard für die "Justierung" des Zeigers aller folgenden direktionalen Aussagen benutzt wird, mit anderen Worten, für die positive Bestimmung dessen, was man im Individualfall als Orthopathie zu verstehen hat. Wenn ein Patient feststellt, daß er keinen Schmerz empfindet, wenn er zeigt, daß er bestimmte Unterscheidungen, Handlungen, Bewegungen ebensogut oder besser als andere Individuen ausführen kann, wenn er sich kohärent ausdrückt . . . , müssen wir die Stärke seiner Orthopathie konstatieren, also feststellen, daß ganz unabhängig von momentanen Richtungen einzelner Unterfunktionen und diagnostischer Deutungen dieser Funktionen, sich letztere im Einklang mit der Orthopathie, ja zu ihrer Verstärkung und Stützung entfalten.

6. Ergänzungen

In den folgenden Abschnitten werden die methodologischen Besonderheiten der chinesischen Diagnostik eingehend besprochen und, wo immer dies relevant erscheint, mit den methodischen Pendants innerhalb der westlichen Medizin verglichen.

(1) Sprache und Begrifflichkeit angewandter Wissenschaft; Definition

Nach Entstehung und Funktion steht angewandte Wissenschaft zwischen handwerklicher Fertigkeit und theoretischer Erkenntnis. Das gleiche gilt für die Sprache dieses Bereichs.

Angewandte Wissenschaft ist die praktische Anwendung rationaler und systematischer Erkenntnis im Hinblick auf einen definierten Zweck. In diesem Sinn sind in der Neuzeit nahezu alle industriellen Technologien als "angewandte Wissenschaft" einzustufen. Auch die Medizin versteht sich zu allen Zeiten und in allen Kulturen zumindest in ihrem Kern als angewandte Wissenschaft.

Um die Problematik der Sprache angewandter Wissenschaft zu verstehen, ist ein vergleichender Blick auf ihre Nachbarbereiche, die theoretische Wissenschaft und die handwerkliche Technik, hilfreich. Die Ausbildung zu Operationen der handwerklichen Technik erfolgt seit Urzeiten und auch heute noch überwiegend an konkreten Gegenständen und im Wechselspiel sinnlicher Wahrnehmung und körperlicher Handlung. Dabei kommt den begleitenden Wortkommentaren, der sprachlichen Kommunikation, nur eine ganz allgemeine und grob orientierende Rolle zu. Nachdem eine entsprechende Fertigkeit erlernt worden ist, tritt diese sprachliche Orientierung oder ein gedanklicher Kommentar vollends in den Hintergrund. Anders gesagt, der Meister einer bestimmten

Verrichtung vermag diese nicht nur beliebig oft zu wiederholen, sondern auch zu modifizieren, ohne solche Tun notwendig mit neuer Begrifflichkeit versehen zu müssen.

Am andern Extrem, in der theoretischen Wissenschaft und Axiomatik, z.B. in der Mathematik oder in der theoretischen Physik, vollzieht sich eine rationale Kombinatorik völlig losgelöst von physischen Objekten und körperlichen Manipulationen. Um hier Operationen zu vollziehen, müssen die Setzungen explizit und mit großer Eindeutigkeit semantisch und/oder sprachlich definiert werden.

Die Mittelstellung der angewandten Wissenschaften zwischen diesen beiden Extremen wird durch historische und kulturelle Verwerfungen und Überlagerungen noch weiter kompliziert. In angewandter Wissenschaft werden viele wichtige Maßnahmen, Operationen durch eine sehr komplizierte verbale Kommunikation und Lehre weitgehend losgelöst von unmittelbarer sinnlicher Erfahrung und ohne körperliche Manipulation seitens des Lernenden vorbereitet. Wurde diese Vorbereitung sachgerecht und dem Verständnis und Interessenniveau des Lernenden entsprechend durchgeführt, so kann sich aus solcher Lehre schließlich u. U. ein umfassenderes und vielleicht auch tieferes und gleichmäßigeres Verständnis des Lernenden im Hinblick auf seinen Gegenstand und auf die Anwendung der Operationen ergeben. Trifft dies nicht zu, dann führt auch die protrahierteste verbale Ausbildung zu Scheinwissen und damit Ratlosigkeit und Leistungsschwäche der Ausgebildeten.

Aus diesem Überblick ergeben sich zwei Schlüsse und daraus Anforderungen an die Sprache auch der angewandten Wissenschaft:

1. Im Lern- und Lehrstadium kommt der Sprache, d. h. der formellen Klarheit, Präzision, Eindeutigkeit der Terminologie wie auch der Syntax, größte Bedeutunng zu. Und diese Bedeutung bleibt auch dann erhalten, wenn ein Vertreter der angewandten Wissenschaft die Ergebnisse seiner konkreten Operationen verbal interpretieren oder mit anderen Angehörigen seiner Spezialität austauschen will.

2. Insoweit die Angehörigen einer angewandten Wissenschaft erworbenes Wissen praktizierend verinnerlicht haben, tritt die Bedeutung der Sprache zunehmend zurück. Auch die subtilsten Operationen können dann ohne entsprechend verbale Erläuterung immer wieder vollzogen und auch ähnlichen aber neuen Situationen angepaßt werden.

Aus dem eben Gesagten ist auch einsichtig, daß sich die Sprache angewandter Wissenschaft historisch in aller Regel im Wechselspiel von Erfahrung, theoretischer Überlegung und praktischer Erprobung entfaltet — und damit, je nachdem, wo auf dieser Skala bei einer bestimmten Technik der Hauptakzent liegt, sich entweder in sehr subtilen und differenzierten oder in relativ groben und unbestimmten Begriffen artikuliert.

Das Gesagte gilt mit einer ganz wesentlichen Einschränkung auch für die transkulturelle Übertragung angewandter Wissenschaft, genauer gesagt, in jenen Fällen, in denen eine angewandte Wissenschaft, ein wissenschaftliches System aus einer Kultur in eine andere übertragen wird, in der sie zuvor in dieser Weise nicht existiert hat. Solche Übertragung ist nicht allein, aber auch ein sprachliches Problem. Die bekanntesten Beispiele solcher Übertragung in der Neuzeit sind der in wenigen Generationen vollzogene Transfer der abendländischen Wisenschaften in den indischen, vor allem aber in den ostasiatischen, also chinesisch-japanischen Kulturkreis, oder der sich erst vorbereitende Transfer chinesischer Wissenschaft in die Welt des abendländischen Denkens. Eine solche Übertragung vollzieht sich mit dem Mehrfachen jener Geschwindigkeit, in der jene Wissenschaften in ihrem Ursprungsland historisch organisch gewachsen waren. In einem solchen Fall ist das sprachliche Medium, in dem die Aussagen der angewandten Wissenschaft übermittelt werden soll, noch ungleich stärkeren Belastungen ausgesetzt, als bei der "Lehre" im Ursprungsland der Wissenschaft. Solches kann zu neuen Verwerfungen im Verständnis, in der Anwendung und Wirksamkeit der Disziplin in der Zielkultur führen. Dies führt uns direkt zum Problem des folgenden Abschnitts, zur Terminologie der chinesischen Medizin.

(2) Die Terminologie der chinesischen Medizin

Die chinesische Medizin, von der ich rede, und deren Kenntnis ich in meinen Büchern zu vermitteln trachte, ist eine angewandte Wissenschaft. Die Sprache dieser angewandten Wissenschaft in ihrem Ursprungsland ist eine langsam gewachsene Sprache, die ihre schließliche Präzision und Klarheit und methodische Reife erst als Ergebnis einer nahzu 2000-jährigen Entwicklung erreicht hat. Dennoch hat sich diese Sprache heute, im 20. Jahrhundert, nicht allen Belastungen als gewachsen erwiesen: bis an die Schwelle dieses Jahrhunderts nämlich war die chinesische Medizin überwiegend in kleinen Kreisen, also kleinen Medizinschulen, zumeist aber von einzelnen Praktikern auf wenige Schüler weitergegeben worden, dies stets auf dem Weg einer intensiven praktischen Erfahrung, die nur durch verhältnismäßig wenig theoretisierendes Beiwerk verbrämt war. Auf den Einbruch der westlichen Wissenschaft und der westlichen Medizin, einschließlich deren Didaktik, war und ist diese Sprache bis heute nicht vorbereitet. Dadurch werden zunächst wichtige Konturen ihrer Methodologie verwischt und schließlich ganz verdeckt.

Jene Chinesen und jene Okzidentalen, die im 19. Jahrhundert beginnend und seit Mitte des 20. Jahrhunderts ganz intensiv sich bemühen einzelne Verfahren der chinesischen Medizin im Westen bekanntzumachen, sahen zunächst und sehen überwiegend bis heute nur bestimmte praktische Leistungen, Bravourstücke jener Medizin und auffallende Manipulationen, Operationen oder Hilfsmittel (Arzneimittel), die zu diesen Wirkungen hinführen. Sie sehen nicht jene Systematik, die diese Leistungen in einer strengen Methodologie verankert; und noch weniger sehen sie jene Methodologie.

Aus dieser historischen Situation resultiert nun im Großteil der einschlägigen, in China wie im Westen produzierten Literatur eine sprachliche Anarchie, ein sprachliches Chaos, das zwingend daraus entsteht, daß die hier und im vorangehenden Abschnitt angesprochenen Probleme überhaupt nicht gesehen — und darum auch nicht konsequent gelöst werden. Ganz gewiß erschien es mir aber absurd, aus der methodischen und sprachlichen Orientierungslosigkeit der meisten Autoren in Ost und West für mich selbst den Schluß zu ziehen, ich dürfte mich um keine Orientierung bemühen.

Die Orientierung, um die ich mich seit nun mehr als drei Jahrzehnten bemühe, war zunächst eine erkenntnistheoretisch-methodologische. Auf ihrer Grundlage ergeben sich nicht nur eindeutige und klare, sondern vor allem *mit den exakten Disziplinen des Westens gemeinsame Kriterien methodologischer Strenge, Eindeutigkeit* und Wirksamkeit. Die Terminologie, die ich nicht nur in diesem Lehrbuch, sondern in allen Lehrwerken der chinesischen Medizin und natürlich in dem von mir geleiteten "Internationalen Normativen Wörterbuch der chinesischen Medizin" (INDCM) anwende, ist das Ergebnis dieses Bemühens.

Über die Kriterien für die sachgemäße Umsetzung der Sprache der chinesischen Medizin in zeitgenössische sprachliche Medien gibt es inzwischen ausführliche Darlegungen.[1] Für das Thema unseres Lehrbuchs scheinen mir nur zwei Gesichtspunkte erwähnenswert, nämlich

1. der normative Charakter westlicher Äquivalente. Dies bedeutet, daß jeder chinesische Fachbegriff in westlicher Übertragung prinzipiell stets die gleiche und einzige etymologische Entsprechung hat — *und zwar ohne Rücksicht auf den variablen Kontext seiner Anwendung.* Dieser Umstand allein erlaubt westlichen Lesern, vor allem aber westlichen Forschern und Wissenschaftlern, einen sicheren Regress auf chinesische Aussagen ohne die Vorbedingung von Chinesischkenntnissen oder gar dem Verständnis der chinesischen Texte.

2. die Zentrierung verschiedensprachiger Äquivalente stets auf die chinesischen Originalbegriffe.[2] Dieses zweite Kriterium erleichtert dem nicht mit der chinesischen Sprache und Originalliteratur vertrauten Forscher und Anwender ein vertieftes Verständnis der vorliegenden Begriffe dann, wenn beispielsweise in einem lateinischen, deutschen, englischen oder gar russischen Fachwort ähnliche aber nicht identische Facetten des mit dem chinesischen Begriff gegebenen Semaion ausgedrückt werden.

Wie bereits im Vorwort angedeutet, hat sich die Fachsprache dieses Lehrbuchs im Vergleich zu früheren Auflagen weiterentwickelt. Diese Entwicklung hat im wesentlichen im Hinblick auf die Eindeutschung chinesischer *termini technici* stattgefunden, genauer im Hinblick auf die Verwendung deutscher Neubildungen an Stelle rein lateinischer Fremdworte. Diese Entwicklung ergab sich aus den allgemeinen Bedürfnissen der medizinischen Didaktik und auch aus den Erfahrungen, die bei der Arbeit am *Internationalen Normativen Wörterbuch der chinesischen Medizin* (INDCM) gemacht worden sind.[3]

Rein lateinische Begriffe oder unmittelbar vom Lateinischen abgeleitete Fachworte werden deshalb nur unter zwei Voraussetzungen beibehalten, nämlich

1. wenn der allgemeinmedizinische Sprachgebrauch, d. h. auch jener der westlichen Medizin, solches gebietet oder vorschreibt,

2. wenn allein durch den Gebrauch eines offensichtlich lateinischen Fremdwortes als *terminus technicus* den überragend wichtigen Unterschied zwischen der direkten Beschreibung sinnlicher oder instrumentaler Erfahrung (unter Verwendung gemeinsprach-

licher deutscher Ausdrücke) und *abstrakter Aussagen über* solche Erfahrung, also die rationale Qualifikation, Wertung der Erfahrung (unter Verwendung lateinstämmiger Neubildungen) möglich ist.

Ein eindrucksvolles Beispiel für diese methodisch entscheidende, im Chinesischen dennoch aus historischen Gründen fehlende Unterscheidung, sind die beiden Übertragungen der chinesischen Worte *han* und *re*. Treten diese Begriffe im Lauf der Diagnose zur Bezeichnung sinnlicher Empfindungen auf, so müssen und werden sie selbstverständlich im Deutschen mit 'kalt' und 'Kälte' bzw. 'heiß' und 'Hitze' übersetzt: kalte Füße, kalte Getränke, eine heiße Stirn, drückende Hitze, u.s.w. Finden diese Begriffe hingegen als *termini technici,* d. h. *als die Namen abstrakter Normkonventionen zur Wertung aller Arten von Symptomen und natürlichen Phänomenen Verwendung,* so werden die gleichen Begriffe mit 'Algor', 'algorisch' und 'Calor', 'calorisch' übertragen. Denn in letzterem Fall geht es direkt nie, und oft auch indirekt nicht, um den Ausdruck einer Temperaturempfindung, sondern stets und immer um die Wertung einer solchen.[4]

Aus mittlerweile zwanzigjähriger Erfahrung in Lehre und Praxis läßt sich sagen, daß dieses Vorgehen sich eklatant in der didaktischen und vor allem in der klinischen Anwendung bewährt hat. Die kleine Zahl von Anpassungen[5] hat sich weniger aus klinisch technischen denn aus phonetisch-sprachdidaktischen Erwägungen ergeben: bestimmte Ausdrücke, um nur das Beispiel der lateinischen *species* zu nennen, lassen sich zwar von Angehörigen aller westlichen Sprachen lesend nachvollziehen, sie führen aber gerade bei den englischsprachigen zu unüberwindbaren Aussprache- und Assoziationskonflikten.

Im übrigen wurde die gesamte Fachterminologie dem Sprachduktus der einzelnen Idiome angepaßt, was zu einer unbefangeneren Aussprache, leichteren syntaktisch-grammatikalischen Handhabung und noch sichererem Verständnis führen sollte.

Was originalchinesische Fachworte anlangt, so sind, wie bereits in meinen früheren Veröffentlichungen, im Grunde nur zwei Begriffe beibehalten worden, nämlich Qi und Xue.[6] Denn anders als diese empfindet man heute im Westen Yin und Yang gemeinhin bereits als richtige Fremdworte, von denen praktisch alle Leser auch ohne spezielle Kenntnis der chinesischen Wissenschaft und Medizin glauben eine Ahnung zu haben.

[1] Präsentation des INDCM, Abschnitt 2.

[2] Diese Grundforderungen wurden von mir bereits in der Einführung zur 1. Auflage der *Theoretischen Grundlagen der chinesischen Medizin* im Jahre 1969 aufgestellt und seit jenem Werk mit Konsequenz angewendet.

[3] Man konsultiere den *Newsletter* zum INDCM.

[4] Beispiele und weitere Ausführungen vor allem in Kapitel III ab S. 47 unten.

[5] Verlgeiche die "Liste terminologischer Anpassungen" im Anhang.

[6] Vergleiche hierzu unten die SS.146f.

(3) Die Polarität von westlicher und chinesischer Wissenschaft

Wenn wir hier von Polarität sprechen, dann nicht als modische *façon de parler*, sondern im starken und eigentlichen Wortsinn: polare Aussagen schließen sich gegenseitig aus, ergänzen sich zugleich vollkommen. Polarisationsfilter schalten Licht einer Schwingungsrichtung vollkommen aus, lassen das aller anderen mehr oder weniger ungehindert passieren. Eine wissenschaftliche Methode und die ihr entsprechende Sprache ist in ihrer Wirkung einem Polarisationsfilter vergleichbar: sie vermittelt dem eigenen Standpunkt entsprechende Erkenntnisse makellos, die übrigen Daten mehr oder weniger deutlich und direkt polare Aussagen überhaupt nicht. Wenn wir bedenken, daß bisher nahezu alle Veröffentlichungen in westlichen Sprachen etwa über Akupunktur von Autoren stammen, die als wissenschaftliche Methode ausschließlich die des Westens kennen, so wird verständlich, daß westliche Mediziner bisher außer isolierten Ergebnissen (die unabhängig von spezifischen Erkenntnissen bestehen) nichts von der systematischen Erkenntnis der chinesischen Medizin in den Blick bekommen haben. Wozu auch? Nun, je deutlicher wir uns bewußt sind, daß die exakten Wissenschaften des Westens in der Neuzeit die Kriterien einer Wissenschaftlichkeit von nie dagewesener Strenge und Wirksamkeit praktisch entfaltet haben, nicht nur im Abendland, sondern in allen Kulturen, um so klarer auch sehen wir, daß in der westlichen Medizin diese Wissenschaftlichkeit nur in einigen Bereichen mit umwälzenden Auswirkungen realisiert werden konnte, andere hingegen weiterhin auf der Stufe protowissenschaftlicher Erkenntnisse verharren. Jeder praktizierende Arzt erfährt fortgesetzt dieses Erkenntnisgefälle innerhalb seines Arbeitsgebiets, weiß er doch, daß die jeweilige Spezifizität einer Diagnose und Therapie und die Präzision einer Prognose direkt proportionale Indikatoren für die Rationalität und mithin Wissenschaftlichkeit einer bestimmten Aussage sind. Wozu ihm hingegen gewöhnlich sowohl die Muße als auch das historische Rüstzeug fehlen ist, zu erkennen, welche erkenntnistheoretischen Faktoren dieses Erkenntnisgefälle bedingt haben. Damit sind wir wieder bei der Polarität und Komplementarität von abendländischer und chinesischer Wissenschaft.

(4) Die kausale Analyse und ihre Grenzen

Jedermann weiß, daß nicht alle Dinge, alle erkennbaren Wirkungen vom gleichen Standpunkt, aus der gleichen Perspektive heraus vollkommen erfaßt werden können. Und dieser Satz gilt nicht nur für die Astronomen, die ihre Observatorien in der nördlichen und südlichen Halbkugel, und noch dazu unter ausgesuchten klimatischen Bedingungen aufstellen müssen, sondern für absolut alle Berufe und Wissenschaften. Er gilt aber auch für die Methoden selbst, auch für den Erkenntnismodus. Um Substrat, Materie, Körper, Somatisches in den Blick und Griff zu bekommen, bedarf es der kausalen Analyse, des Absehens von aktuellen und des Aufsuchens vergangener Wirkungen. Umgekehrt lautet dieser Satz: durch kausale Analyse bekommt man nur Substrat, nur Materie, nur Somatisches in den Blick und Griff. Wenn so wie von keinem wie immer gewählten realen

Standpunkt der Blick unserer Augen (oder auch unserer Instrumente) bis in die Unendlichkeit reicht, so wenig genügt ein einziger, einen ganz bestimmten Horizont setzender Erkenntnismodus zur vollkommenen Erkenntnis aller Wirkungen. Was der kausalen Analyse eine Grenze setzt, ist die — vom menschlichen Perspektivpunkt her gesehen — abnehmende Homogenität des Substrats. Diese Homogenität erscheint im Bereich der Elementarteilchen am größten und nimmt über Atome, Moleküle, Zellen, niedere und höhere Organismen, menschliche Individuen, soziale, staatliche und kulturelle Gemeinschaften, Planetensysteme, Galaxien kontinuierlich ab. Die Aussagen, die wir im Lehrbuch etwa über ein Sauerstoffatom machen, wurden nicht aus der Beobachtung eines einzigen bestimmten Sauerstoffatoms, sondern durch die Beobachtung einer statistisch großen Zahl ähnlicher Atome gewonnen. Dieses Verfahren liefert für jedes einzelne Atom Aussagen mit der Wahrscheinlichkeit fast = 1 (mit an Sicherheit grenzender Wahrscheinlichkeit) weil die Homogenität der Atome groß ist, ihre erkennbaren individuellen Unterschiede hingegen gering sind. Ähnliches gilt nun auch für alle anderen Phänomene und Wirkungen, nur daß eben mit abnehmender Homogenität auch die Strenge (die "Stringenz"), die Wahrscheinlichkeit, mithin der positive Charakter der kausalanalytischen Aussage abnimmt.

Infolge der Abnahme der Homogenität liegt die Grenze der Signifikanz kausalanalytischer Aussagen in der Mitte des biologischen Bereichs — in dem die Humanmedizin ihre Wirksamkeit entfaltet. Anders gesagt, die Wahrscheinlichkeit kausalanalytischer Aussagen nähert sich und erreicht schließlich dort den Durchschnittswert aller aleatorischen Verfahren. Mit anderen, anschaulicheren Worten, je vielfältiger und differenzierter (= abnehmende Gleichförmigkeit, Homogenität) biologische Gebilde und Wesen sich darstellen, um so weniger sicher kann von der Beobachtung eines einzigen Individuums auf das Verhalten der übrigen geschlossen werden, um so unsicherer wird auch die statistische Aussage, die aus der Beobachtung einer Vielzahl ähnlicher Individuen gewonnen wurde, für die detaillierte Prognose des Individualfalles. Kurzum, die kausalanalytische Aussage zeigt im Bereich der Humanphysiologie eine deutliche Abnahme ihrer Stringenz und verdämmert im Bereich der psychischen und sozialen Phänomene in völlige Unbestimmtheit.

(5) Die induktive[1] Synthese und ihre Grenzen

Mit dem soeben beschriebenen Signifikanzverfall der kausalen Analyse muß keineswegs ein Verfall der Stringenz und Rationalität von entsprechenden Erkenntnissen parallel gehen. Denn die kausale Analyse ist nicht der einzige Erkenntnismodus, nicht die

---

[1] Die Worte 'induktiv', 'Induktion', 'Induktivität' werden in philosophischem, technischem und methodologischem Kontext mit jeweils engen, sich nicht deckenden Bedeutungen gebraucht. Die von mir seit 1963 (*Einführung* zur deutschen Fassung von Marcel GRANET: "La pensee chinoise": *Das chinesische Denken*) zur Wiedergabe der chinesischen Erkenntnisprämissen (des Nexusaxioms) unterlegte Bedeutung kann als Erweiterung des heute in der Elektrodynamik üblichen Begriffs am besten verstanden werden. Vgl. auch Seiten 14f. oben und SS. 30f. unten.

einzige Perspektive, aus der positive Aussagen über die Wirklichkeit möglich sind. Um Funktionen, Bewegung, Dynamisches, Psychisches in den Blick und Griff zu rücken, bedarf es der induktiven Synthese, also der Betrachtungsweise, die eine bestimmte Wirkung zu allen sie gegenwärtig bedingenden Wirkungen in Beziehung setzt. Umgekehrt lautet dieser Satz: durch induktive Synthese werden nur Funktionen, Bewegungen, Dynamisches, Psychisches in den Blick und Griff gerückt.

Natürlich hat auch diese Betrachtungsweise ihre Grenze. Und zwar wird die Signifikanz induktiv–synthetischer Aussagen vom menschlichen Perspektivpunkt her begrenzt durch die Stabilität der Funktion, d. h. durch die relative Dauer, während der eine bestimmte Funktion in gleicher Qualität beobachtet werden kann. Diese Stabilität der Funktion ist aus menschlicher Perspektive im Bereich der Galaxien gewaltig groß und nimmt in Richtung auf Planetensysteme, kulturelle Gemeinschaften . . . kontinuierlich ab. Anders gesagt, die Stabilität der Funktion ist der Homogenität des zugehörigen Substrats umgekehrt proportional. Praktisch begründet dieser Satz[1] die Komplementarität von kausalanalytischen und induktivsynthetischen Methoden: im gleichen Maß, in dem die Signifikanz, der positive Charakter kausalanalytischer Aussagen abnimmt, nimmt die Signifikanz induktivsynthetischer Aussagen zu — und umgekehrt. Von hier ist es nur ein Schritt zur Einsicht, daß kausalanalytische und induktivsynthetische Wissenschaft bzw. ihre Ergebnisse sich nur in einem Zentralbereich thematisch überschneiden, im übrigen aber über völlig verschiedene Bereiche der Wirklichkeit gleichermaßen positive Aussagen liefern.

(6) Die Folgen der kausalanalytischen Polarisation der westlichen Medizin

Die soeben umrissenen Einsichten sind von zwingender Evidenz, und ihr Vollzug ist längst überfällig. Was maßgebende Vertreter — und damit den Großteil — der westlichen Medizin bislang trotzdem davon abhält, sie zu vollziehen, ist denn auch nicht eigene bessere Erkenntnis, sondern die anhaltende Blendwirkung einer historischen Konstellation. Der Übergang der westlichen Medizin vom Stadium einer Protowissenschaft in das echter Wissenschaft erfolgte erst in der 2. Hälfte des 19. Jahrhunderts durch die konsequente Anwendung kausalanalytischer Verfahren — durch Männer wie EHRLICH, PASTEUR, KOCH, VIRCHOW . . . Er hatte in der Menschheitsgeschichte beispiellose Breitenwirkung durch die Beherrschung der Infektionskrankheiten, die Verlängerung des statistischen Lebensalters, die drastische Senkung der Säuglingssterblichkeit u. a. m. Unter dem überwältigenden Eindruck dieser einschneidenden Neuerungen konnte die westliche

---

[1] Den Satz von der "umgekehrten Proportionalität von Homogenität des Substrats zur Stabilität der Funktion" habe ich erstmals 1971 formuliert in PORKERT: *The Intellectual and Social Impulses Behind the Evolution of Traditional Chinese Medicine*, Wenner-Gren Symposium Nr. 53. "TOWARD THE COMPARATIVE STUDY OF ASIAN MEDICAL SYSTEMS". Ausführlich erläutert und untermauert wird er in POLS, Teil I.

Medizin bis heute nicht die methodischen Konsequenzen aus dem just zur gleichen Zeit erfolgenden, nicht minder einschneidenden Ereignis ziehen, nämlich, daß die Schrittmacherin exakter Wissenschaft, die Physik, in Männern wie FARADAY und MAXWELL die einseitige Festlegung auf die kausale Analyse verließ und mit der gleichberechtigten Anwendung induktivsynthetischer Verfahren den Boden für jene "Revolution der Physik" bereitete, auf dem sich bis Anfang des 20. Jahrhunderts die Elektrodynamik, schließlich die Kernphysik entfalteten, beides rein induktivsynthetische Disziplinen. Und schon gar nicht vermochte sie die Bedeutung der chinesischen Medizin zu ermessen, die im 19. Jahrhundert den Tiefpunkt einer historischen Krise zu durchlaufen schien.[1]

Durch die kausalanalytische Polarisation, die sich dahingehend auswirkt, daß absolut jede Aussage und jedes Datum des chinesischen Textes sogleich auf Grund westlicher Erkenntnisse interpretiert, ergänzt, korrigiert, ersetzt wird, werden ja eben genau jene Spuren verwischt, jene Informationen ausgelöscht oder zumindest bis zur Unkenntlichkeit pervertiert, die zu erschließen man beabsichtigt, und deren die westliche Medizin heute so dringend bedarf.

Mit anderen Worten, wenn wir die reifen Erkenntnisse der wissenschaftlichen Medizin Chinas prüfen und praktisch anwenden wollen, müssen wir sie 1. in *ihrem* logischen Gesamtkontext erfassen und sodann 2. im Einklang mit ihren eigenen rationalen Begründungen praktisch erproben. Als Folgerung für die sinnvolle Anwendung der chinesischen Diagnostik ergibt sich also, daß bei den nachfolgend dargelegten chinesischen Theorien und Regeln nicht vorab und immer wieder zu fragen ist "Was bedeutet dies in Worten der westlichen Medizintheorie?" — denn zumeist gibt es da überhaupt keine vergleichbare Entsprechung, sonst könnte man nicht von Komplementarität reden — sondern, daß diese Regeln allein von ihrem eigenen Bezugssystem her erfaßt und praktisch gebraucht werden müssen.

Denken wir z. B. an die Krankheitssymptome, die mit dem einhergehen, was die westliche Medizin Parkinsonismus, Epilepsie oder Geisteskrankheiten nennt. Die auffälligen Verhaltensstörungen, die solche Krankheiten charakterisieren, sind heute nicht anders als vor 2 000 Jahren zu konstatieren. Wenn sie einer rationalen Therapie zugeführt werden sollen, müssen diese Eindrücke indes durch diagnostische Untersuchungen erweitert und zu anderen Erkenntnissen in eindeutige Beziehung gesetzt werden. Die westliche Medizin faßt diese Krankheiten allesamt als Schädigungen des Nervensystems auf und versucht durch somatische und ganz neuerdings auch funktionale Untersuchungen einen Befund zu gewinnen. Auch wenn solche Befunde zustandekommen, haben sie nur selten jene Spezifizität und Eindeutigkeit, die eine sichere Prognose und eine rasche *restitutio ad integrum* ermöglichen. Die seit dem 3. Jahrhundert vor der Zeitwende konstituierte wissenschaftliche chinesische Medizin versteht die genannten Krankheiten primär als Störungen des Renalorbis (der, das wollen wir uns immer gegenwärtig halten,[2] höchstens beiläufige Gemeinsamkeiten mit dem aufweist, was die westliche Physiologie als "Nierenfunktion" definiert), ein

---

[1] Vgl. hierzu die Ausführungen in PORKERT, *Die chinesiische Medizin*, SS. 312 - 315
[2] Unten SS. 75f. und SS. 121ff.

Befund, der in der Regel mit allen ihr verfügbaren diagnostischen Verfahren, also durch Inaugenscheinnahme, Auskultation, Olfaktion, Befragung und Tastung zu objektivieren und zu präzisieren ist, mithin auch zu präzisen (nicht unbedingt fausten) Prognosen und zu gezielten therapeutischen Maßnahmen, darunter auch zur Anwendung von Akupunktur und Moxibustion, führt.

Dieser Vergleich zeigt, wie sowohl der Versuch, die Aussagen der beiden Medizinsysteme direkt aufeinander zu reduzieren, als auch Vermutungen wie, die westliche Physiologie hätte die Funktionen der Niere noch nicht in der genannten Richtung erforscht, oder aber, die chinesische Ikonographie des Renalorbis enthalte "mystische Zuschreibungen", die durch die Ergebnisse der westlichen Wissenschaft korrigiert werden müßten, gleichermaßen ins Leere stoßen. Er zeigt überdies für die genannten Fälle eine reelle Überlegenheit der chinesischen d. h. induktivsynthetischen Betrachtungsweise: Die neurologische Theorie ist ein Produkt der Neuzeit, in ihrer Beweisbarkeit eng abhängig von den technischen Mitteln und Ergebnissen der neurologischen Anatomie und Histologie. Das Postulat des Renalorbis war bereits vor 2200 Jahren im wesentlichen aus aktuellen und anamnestischen sinnlichen Daten schlüssig zu begründen, so daß volle zwei Jahrtausende für seine Feinkorrektur und ausgiebige Erprobung im volkreichsten Kulturkreis zur Verfügung standen.

(7) Wieso die chinesische Diagnostik Funktionsstörungen spezifisch bestimmen kannn oder die Bedeutung der induktiven Synthese für die medizinische Praxis

Die Medizin Chinas gründet (aus historischen, hier nicht weiter zu entfaltenden Ursachen) ausschließlich auf dem induktivsynthetischen Erkenntnismodus. Sie erfüllt in ihren klassischen Lehren durchaus die allgemeinen Kriterien von Wissenschaft im modernen Sinne, nämlich

1. positive (d. h. beliebig und konkret nachvollziehbare) Empirie,

2. Eindeutigkeit der Aussagen,[1]

3. stringent rationale Vernetzung (Systematisierung) der empirischen Daten.

Die chinesische Medizin ist also qualitativ (d. h. nach ihrer Perspektive oder Blickrichtung) von der wissenschaftlichen Heilkunde des Westens, und niveaumäßig wie diese von allen Erfahrungsheilkunden verschieden.

Zunächst die Abhebung von ähnlichen Aussagen der westlichen kausalanalytischen Medizin, deren Physiologie ja gleichfalls Funktionen zum Gegenstand hat: Diese Physio-

---

[1] Die Eindeutigkeit — und damit zugleich Allgemeingültigkeit — wissenschaftlicher Aussagen wird allein dadurch erzielt, daß alle Aussagen unter konsequentem Bezug auf sogenannte Normkonventionen formuliert werden. Während das primäre Unterscheidungsmerkmal ähnlicher Substrate quantitative Unterschiede sind (und daher kausalanalytische Wissenschaft mit Maßnormen wie dem *cgs*-System arbeitet), unterscheiden sich ähnliche Funktionen durch verschiedene Richtung, d. h. "Direktionalität" (Qualität), weshalb die induktivsynthetischen Wissenschaften Chinas mit Wertnormen operieren. Weitere Einzelheiten hierzu bereits oben SS. 14ff, und unten in den Kapiteln II, III und IV; früher schon in PORKERT, *Die theoretischen Grundlagen der chinesischen Medizin*, S. 1 ff., in P. *Chinese Medicine, a Science in its own Right*; künftig ausführlich in POLS. — Vgl. hierzu die Bibliographie.

logie kann Funktionen nur in Abhängigkeit, unter ständigem Rückverweis auf anatomische oder histologische Daten postulieren und beschreiben; es ist ihr logisch und methodisch absolut unmöglich, eine Funktion ohne Kenntnis eines Substrats auch nur zu konzipieren. Die induktivsynthetische chinesische Lehre von den "Erscheinungen der Orbes" (Orbisikonographie) nimmt hingegen *direkt* bei den positiven Beobachtungen der Lebensäußerungen ihren Ausgang und integriert diese *direkt* in ein logisches System. Sofern sie zu Aussagen über somatische Daten veranlaßt ist, erfolgen diese in Abhängigkeit, unter Rückverweis auf die funktionalen Erkenntnisse. Diese Verschiedenheit der Blickrichtung führt dazu, daß die Ergebnisse beider Verfahren, je positiver und präziser sie gesichert wurden, um so weniger direkt aufeinander reduzierbar sind. Und sie begründet die spezifische Überlegenheit beider Verfahren in *verschiedenen* Bereichen.

Was nun die positive Erkenntnis der Funktionen anlangt, so ist wohl klar, daß sie (d. h. die Lebensäußerungen) an totem Substrat der Anatomie und Histologie absolut nicht direkt, und aus analytischen (d. h. den Gesamtzusammenhang *per definitionem* lösenden) Versuchsanordnungen heraus nur rudimentär und bedingt erschlossen werden können. Sie erschließen sich direkt und positiv nur aus der andauernden und vergleichenden *Beobachtung gesunder und kranker Menschen in ihrem alltäglichen Milieu*.

Sodann der Unterschied gegenüber empirischen Verfahren, gegenüber jeder Art von Erfahrungsheilkunde: Diese, die ja auch innerhalb der westlichen Medizin noch breiten Raum einnehmen, stellen eine direkte, aber nicht strenge Beziehung her zwischen einer Symptomengruppe und bestimmten Mitteln oder Maßnahmen. Mit anderen Worten, die Verordnung erfolgt nach einem Vergleich von Krankheitsbild und Arzneimittelbild. Die Indikationsstellung ist eine wahrscheinliche, desgleichen die Prognose: erst nach Anwendung des Mittels läßt sich mit einiger Sicherheit sagen, ob es die erhoffte Wirkung zeitigt. (Um die Wirkungswahrscheinlichkeit zu erhöhen, sind daher auf bestimmte Krankheiten hin Kombinationen von ähnlich wirkenden Arzneien im Handel [Komplexmittel], deren Anwendung eine individualspezifische Diagnose überflüssig, aber auch sinnlos macht.)

Wie bereits das hier vorgelegte Lehrbuch der chinesischen Diagnostik deutlich macht, werden mit dieser alle bei einem Patienten registrierten Symptome zunächst nach übergeordneten Gesichtspunkten gesichtet und geordnet und dann (natürlich nicht zu in der Vergangenheit liegenden, völlig unerreichbaren Ursachen, sondern) zu allen in der Gegenwart für die Wirkung relevanten Agenzien *(yin)* in Beziehung gesetzt. Erst aus der synthetischen Würdigung all dieser Faktoren resultieren die therapeutischen Anzeigen, in die *per definitionem* auch Faktoren wie konstitutionelle Schwächen, momentane emotionale, milieubedingte und klimatische Einflüsse mit eingegangen sind. (In der chinesischen Medizin kann und wird eine solche hochspezifische Diagnose und die daraus sich ergebende Verordnung schon nach Stunden revidiert werden. Schon ein Wettersturz, aber auch eine durchgreifende Arzneiwirkung rechtfertigt eine neue Verordnung.)

Wir sagten eingangs, vorerst setze uns allein die chinesische Diagnostik in die Lage, bei funktionellen Störungen ohne somatische Veränderungen einen *spezifischen* Befund zu gewinnen. Obzwar wir inzwischen die erkenntnistheoretischen und methodischen Hintergründe dieser Behauptung summarisch ausgeleuchtet haben, obgleich die Worte "funktionelle Störung" gängige Münze sind im Vokabular der westlichen Ärzte, obgleich schließlich die meisten dieser Ärzte sich Gedanken gemacht haben zur Wechselwirkung von Soma und Psyche, Substrat und Funktion, so tritt uns die Tragweite dieser Feststellung doch erst dann voll ins Bewußtsein, wenn wir eben diese Wechselwirkung zwischen Funktion und Substrat noch schärfer fassen.

Bewegung, Funktion ist allein in der Gegenwart direkt positiv wahrnehmbar und beeinflußbar. Diese gegenwärtige Wirkung (= Funktion) ist das Produkt vergangener und künftiger Wirkungen.

Substrat, Materie ist das Resultat vergangener Wirkungen, ist in die Vergangenheit zurückgesunkene Wirkung. Medizinisch gesehen ist also **der Körper**, ist alles Somatische das Ergebnis vergangener Wirkung, ist selbst in die Vergangenheit zurückgesunkene Funktion. Und somatisch bestimmbare krankhafte Veränderungen sind das Resultat in die Vergangenheit zurückgesunkener Funktionsstörungen. Die moderne Physiologie, Histologie und Neurologie . . . geben uns eine ungefähre Vorstellung davon, ab welcher relativen Intensität und Dauer Funktionen eine sicher wahrnehmbare Veränderung (= Spur) im Körpersubstrat hinterlassen. Während ein einzelner Gedanke, ja selbst die vielfältigen Sinneseindrücke, Emotionen und Handlungen eines ganzen Tages keine durch kausale Analyse im nachhinein sicher unterscheidbaren Spuren hinterlassen, zeigen sich solche Spuren, wenn ein gestörtes psychisches Milieu, eine berufsbedingte Sonderhaltung oder eine falsche Eßgewohnheit Monate und Jahre, ein extremer Umweltreiz Wochen, Tage oder nur Stunden, ein starkes Gift oder eine grobe mechanische Einwirkung nur Minuten oder Sekunden das Individuum beeinflußt haben. Und nur solche Störungen liegen in Reichweite der westlichen, kausalanalytischen Diagnose. Diese Diagnose kann um so präziser (und die anschließende Therapie um so wirkungsvoller) sein, je weniger tief in der Vergangenheit die Wirkungen zurückliegen, je stärker (und damit deutlicher) die störende Wirkung, je klarer begrenzt das affizierte Gewebe oder Organ erscheint. Hingegen — wir sagten es schon — verdämmert eine solche Diagnose in Mutmaßungen und ungewissen Alternativen, sobald der ganze Mensch, ja die ganze Persönlichkeit, der Organismus als Ganzes infolge konstitutioneller Schwächen und langandauernder, nicht mehr präzis kausal rekonstruierbarer Störreize erkrankt. Von hier an zeigt die (chinesische Medizin und mithin die im somatischen Bereich oft indifferente) chinesische Diagnostik ihre Stärke. Praktisch alle Faktoren — also zuvorderst und zunächst jene, die keine somatischen Symptome hervorbringen, sondern unmittelbar aus der aktuellen Funktionslage sich entfalten — werden bei ihrer sachgemäßen Durchführung objektivierbar, vor allem spezifierbar — mithin einer gezielten Therapie und signifikanten Prognose zugänglich.

Somit läßt sich das Ergebnis der hier zum ersten Argument angestellten Überlegungen wie folgt zusammenfassen: Die Anwendung der chinesischen Diagnostik eröffnet der wissenschaftlichen Medizin bisher verschlossene Möglichkeiten, insbesondere

1 die rationale Frühdiagnose reiner Funktionsstörungen, die erst bei ihrer Fortdauer in degenerative und maligne Organveränderungen münden;

2 die spezifische und umfassende Bestimmung aller an einem komplexen Krankheitsablauf momentan beteiligten Faktoren (Problem der chronischen und konstitutionellen Leiden);

3 die spezifische und umfassende Bestimmung momentaner Arznei- oder Therapiewirkungen (zur Sofortkontrolle der durchgeführten Therapie wie auch als Voraussetzung rationaler Arzneimittelprüfungen).

(8) Die Objektivierung diagnostischer Befunde

Die soeben angestellten Überlegungen zeigen auch die Haltlosigkeit der neuerdings öfter erhobenen Forderung, die chinesische Diagnostik müsse durch instrumentale Hilfen „objektiviert" werden. Für die *westliche* Medizin trifft zwar zu, daß erst moderne technische Hilfsmittel viele ihrer wesentlichen Aussagen ermöglicht haben. Und doch kann man selbst für sie nicht pauschal Gleichungen aufstellen wie "Instrumentengebrauch = Objektivierung" und "Verfeinerung = höhere Präzision". Durch den Gebrauch etwa eines Fieberthermometers wird die entsprechende Aussage nicht objektiviert,[1] sondern nur quantitativ präzisiert. Ähnliches gilt für die vielen anderen technischen Hilfen der kausalanalytischen westlichen Medizin: sie ermöglichen oder steigern die Präzision quantitativer Aussagen. Aber, wie wir bereits erklärten, geht es bei der sicheren Abgrenzung von Funktionen primär nicht um quantitative, sondern um direktionale, d. h. qualitative Daten und nicht um absolute, sondern stets um *relative* (also hier ganz wörtlich um "in Beziehung zu anderen stehende", gleichzeitig in Betracht gezogene) Größen. Zum Beispiel ist bei der Zungendiagnose nicht einfach die Farbe und Dicke des Zungenbelags, die Farbe und Form des Zungenkörpers zu konstatieren, sondern es ist präzis zu ermitteln die Ausdehnung des Zungenbelags, seine Veränderungen in den einzelnen Zungenbereichen, seine apparente Dicke, ob er fest haftend oder teilweise sich abreibend, ob klebrig, schleimig, wässrig, glatt oder rauh oder gar trocken, mit oder ohne spitze Vorsprünge, mit Klüften, Rissen oder Zahneindrücken ist . . . usw. Ähnlich verhält es sich bei der Pulsdiagnose: die absolute Pulsfrequenz etwa, oft das einzige, was in die westliche Diagnose eingeht, ist für die chinesische Pulsdiagnose überhaupt wertlos; und selbst die relative (in Abhängigkeit von der Atemfrequenz bestimmte) ist nur eine unter nahezu einem Dutzend anderer gleichwertiger oder wichtigerer Kriterien.[2]

---

[1] Bei dem Begriff "Objektivierung" müssen wir, wenn wir ihn schon gebrauchen wollen, zwischen potentieller (möglicher) und aktueller (tatsächlicher) Objektivierung unterscheiden. Denn in vielen medizinischen Veröffentlichungen werden beide stillschweigend gleichgesetzt, was die entsprechenden Argumente methodisch fragwürdig macht. Also, die Objektivierung einer Fieberbestimmung wird möglich, wenn bereits bei der Anwendung des Fieberthermometers willkürliche oder unwillkürliche Einflüsse seitens des Patienten auf die Messung zuverlässig ausgeschlossen werden; und sie ist tatsächlich objektiv, wenn eine (oder mehrere) sachkundige Personen unabhängig vom Patienten das Fieber konstatieren.

[2] Zu Einzelheiten vergleiche man unten im Kapitel "Pulsdiagnose" die SS. 261 und 265f.

Wollte man nun, was heute technisch gewiß zu verwirklichen ist, einzelne der hier genannten Eindrücke nicht direkt über die Sinne des Diagnostizierenden, sondern vermittels einer kunstreichen Apparatur indirekt an diesen weitergeben, so wäre dies, als ob ein völlig gesunder Mensch am Morgen Kamm und Zahnbürste nicht mit seiner rechten Hand, sondern über einen von dieser rechten Hand gesteuerten Roboter in Bewegung setzte: für gleiche oder verringerte Effektivität wird ein sinnloser Aufwand getrieben. Vor allem ginge durch solche technischen Spielereien jener unschätzbare Vorteil verloren, der darin besteht, daß selbst die umfassendste und gründlichste Durchuntersuchung nach den Regeln chinesischer Diagnostik von ein und demselben Untersuchenden in einem Zug zu Ende geführt und als Ganzes überschaut werden kann: im seltenen Extremfall eines neuen Problempatienten wird man selten mehr als eine Stunde, bei der Neuaufnahme durchschnittlicher Fälle 20 — 30 Minuten und für die Kontrolluntersuchungen von Kranken, die man täglich sieht, oft nur Minuten benötigen (Zeiten rein für die chinesische Diagnostik).

(9) Die Rationalität der Diagnose

Bei einer, wie eben beschrieben, in einer Hand und in einem Zug durchzuführenden Gesamtdiagnose, sind die Konzentration und Übersichtlichkeit der Daten ihrerseits Faktoren, die die Rationalität, die logische Schlüssigkeit und Eindeutigkeit der diagnostischen Aussage steigern. Auch in dieser Hinsicht bringt die Anwendung der chinesischen Diagnostik ein rationalisierendes Element in die medizinische Praxis. Denn zwar genügt die Diagnostik der wissenschaftlichen Medizin in jenen Bereichen, wo die kausale Analyse optimale Ergebnisse zeitigt, den strengsten wissenschaftlichen Ansprüchen. In der gemischten Alltagspraxis hingegen ist die historische Kurve der Zunahme ihrer Effektivität längst abgeflacht. Dies liegt in erster Linie daran, daß man das oben beschriebene erkenntnistheoretische Defizit ihrer Methodik durch fortgesetzte technische und apparative Perfektionierung allein der kausalen Analyse zu kompensieren sucht — nicht bloß ein aussichtsloses, sondern ein selbstzerstörerisches Unterfangen. Indem man einzelne diagnostische Maßnahmen an mehrere Personen delegiert, den Diagnosevorgang selbst über Stunden oder sogar Tage ausdehnt, nehmen die Fehlerquellen ebenso wie die Schwierigkeiten der richtigen Auswertung, oder sagen wir präziser, die Kosten und Schwierigkeiten der Integration der Diagnoseergebnisse in nahezu geometrischer Proportion zu. Dies wiederum führt zwangsläufig zu einem vermehrten Zeit- und Materialaufwand pro Patient und Diagnose. Dadurch wird der Arzt fortgesetzt vor die unechten Alternativen gestellt, entweder das dem Stand der Wissenschaft entsprechende diagnostische Instrumentarium nur eingeschränkt anzuwenden oder aber Unkosten zu verursachen, die weder den Patienten noch den Kassen akzeptabel erscheinen. Die Alternativen sind unecht, weil in der geschilderten Situation jede Entscheidung zum Nachteil aller Beteiligten sich auswirkt. Flüchtige Diagnosen belasten das Gewissen, wenn nicht den Ruf des Arztes, und sie gefährden den Patienten. Eine aufwendige Diagnose setzt den Arzt dem

Verdacht aus, am Leiden der Patienten über Gebühr zu verdienen, und belastet den privaten wie den öffentlichen Haushalt. Die Anwendung der chinesischen Diagnostik kann diesem Dilemma deutlich steuern, und zwar, wie wir wissen, nicht, indem sie zur westlichen Diagnostik in Konkurrenz tritt — präzise somatische Befunde werden wie heute, so in aller Zukunft nur nach den Regeln kausaler Analyse zu gewinnen sein — sondern indem sie jene große und noch zunehmende Zahl von Fällen ohne klaren oder überhaupt ohne somatischen Befund einer raschen, spezifischen und umfassenden Beurteilung zuführt, einer rationalen Diagnose im vollen Wortsinn.

(10) Die Persönlichkeit des Patienten in der Diagnose

Seit langem wird die unpersönliche, wenn nicht gar gleichgültige Einstellung der modernen Ärzte gegenüber den Patienten und ihren Leiden beklagt. Diese Klage ist vollauf berechtigt, falsch ist aber bisher immer der Adressat.

Wenn der Mensch die Welt durch sein Sehorgan anders sieht als ein Insekt durch sein Netzauge, anders selbst als viele Säuger mit ihrem gespaltenen Sehfeld, so ist dieser Umstand weder persönliches noch kollektives Verdienst, sondern schlicht von Natur aus so. Wenn die Ärzte die kausale Analyse, deren Methoden ihnen während eines langwierigen Lernprozesses als die allein wissenschaftlichen nahegebracht worden waren, mit Gewissenhaftigkeit und Konsequenz anzuwenden suchen, so ist dies weder ihre noch ihrer Lehrer Schuld, sondern die Logik der historischen Situation. Zu dieser Logik gehört allerdings, wie oben dargetan,[1] daß eine ausreichende Homogenität des Substrats unabdingbare Voraussetzung ist für die Gewinnung einer positiven Aussage auf dem Wege kausaler Analyse. Daß nur bei Homogenität des Substrats, bei Gleichförmigkeit der stofflichen, der körperlichen Daten kausalanalytische Wissenschaft überhaupt möglich ist, bedeutet für die Humanmedizin: es sind überhaupt nur jene Aspekte eines Individuums, die es mit allen anderen gemeinsam hat, der kausalanalytischen wissenschaftlichen Erkenntnis zugänglich, nur sie können wissenschaftlich behandelt, korrigiert werden. Mit anderen Worten, der Patient steht nicht als einmalige Persönlichkeit, sondern grundsätzlich als zufälliges Exemplar der Spezies Mensch im Blick der kausalanalytischen Heilwissenschaft. An dieser inneren Logik können weder moralisierende Ermahnungen, ja nicht einmal der persönliche gute Wille des einzelnen Arztes etwas ändern, denn je ernster dieser seine wissenschaftliche Aussage nimmt, um so konsequenter muß er von den Zufälligkeiten des Einzelfalles absehen.

Der diagnostische Befund, den die chinesische Medizin anstrebt und erbringt, ist *per definitionem* die Synthese, die 'Zusammenfassung' absolut aller vergangenen und gegenwärtigen Faktoren, welche im Augenblick der Wahrnehmung im untersuchten Patienten

---

[1] Seite 28.

in einmaliger, unverwechselbarer Weise zusammentreffen und erlebt und erfaßt werden können.

Überdies gründet der wissenschaftliche Positivismus der chinesischen Medizin auf der Stabilität der Funktion; mit anderen Worten, nur solche Funktionen erscheinen ihr überhaupt signifikant, die aus menschlicher Perspektive eine für die genaue Betrachtung hinreichende Stabilität, also Dauer haben. Daraus resultiert in der Praxis eine sehr viel weitergehende Kongruenz von subjektiver und objektiver Erfahrung der Krankheitszeichen, als dies in der kausalanalytischen westlichen Medizin der Fall ist. Und die beiden genannten Momente bewirken aus innerer Notwendigkeit, ohne äußeren Zwang, ohne Willkür, daß jede Krankheit stets als individuelles und einmaliges Geschehen, als die Störungen einer ganz bestimmten Persönlichkeit in den Blick kommt und behandelt werden muß. Somit ist von der Anwendung der chinesischen Diagnostik allmählich auch ein rehumanisierender Einfluß auf die allgemeine Medizinpraxis zu erwarten. Diese Rehumanisierung wird nicht durch die beliebige Verwirklichung moralischer Gebote herbeigeführt, sondern sie ist die unumgängliche Folge der sachgemäßen Anwendung einer wissenschaftlichen Methode.

II. KAPITEL: ALLGEMEINE NORMKONVENTIONEN

Bestimmte Normkonventionen hat die chinesische Diagnostik mit der gesamten chinesischen Medizin, ja darüber hinaus mit allen induktiv-synthetischen Wissenschaften Chinas gemeinsam. Es sind dies die elementaren und allgemeinsten Normkonventionen von Polarität und Direktionalität.[1]

1. Die Grundnormen der Polarität

Bei der Wahrnehmung gegenwärtiger Wirkung offenbart sich als elementarste Unterscheidung die von **Aktion und Struktion**.[2]

Struktives (Yin) und Aktives (Yang)

Der wichtigste, der entscheidende Unterschied bei der Beurteilung gerichter Wirkung, bei der Beurteilung von Direktionalität, ist jener zwischen Wirkung, die von einer Position ausgeht, und jener, die in dieser endet. In ein extremes Beispiel gefaßt ist dies der Unterschied zwischen einer Kugel, die von mir ausgeht, und einer Kugel, die mich trifft; oder allgemeiner, der Unterschied zwischen ausgreifender Wirkung, sich ausbreitender Wirkung, genannt *Aktion* und eintreffender Wirkung, in einer Position aufgenommener Wirkung, genannt *Struktion*. Ehe wir uns den im chinesischen Denken fein differenzierten Bedeutungsnuancen und Assoziationen der Begriffe *yin* und *yang* — hier nur soweit sie für die chinesische Medizin und Diagnostik relevant sind[3] — zuwenden, sei allerdings erklärt, warum wir diese Begriffe durch 'Struktion' und 'Aktion' ersetzen: Obwohl die Begriffe *yin* und *yang* seit mindestens drei, wohl richtiger, fünf Generationen in der ein-

---

[1] Zum Begriff der 'Polarität' vgl. ausführlich das Kapitel über die Polarität im nichtveröffentlichten POLS und bereits jetzt PORKERT, *Greifbarkeit und Ergriffensein . . .* vgl. die Bibliographie.

[2] Die Wortfamilie 'Struktion', 'struktiv', 'struieren' ist abgeleitet vom lateinischen *struere*, wörtlich 'bauen', 'errichten', d. h. zu konkreter Darstellung bringen, und dient als semantisches Äquivalent des chinesischen Begriffs *yin*. Die polare Unterscheidung zwischen Struktion und Aktion, Struktivem und Aktivem stellt sich bei jeder dynamischen Perspektive der Wirklichkeit, weniger abstrakt formuliert, bei jeder direkten Wahrnehmung gegenwärtiger Wirkung ein — so wie dies für die Grundbefindlichkeit der chinesischen Erkenntnishaltung gilt.

[3] Eine umfassendere Betrachtung findet man in PORKERT, *Theoretische Grundlagen . . .*, SS. 8ff, ferner in POLS.

schlägigen europäischen Literatur verbreitet sind, hat dieser Gebrauch mitnichten auch nur näherungsweise im Bewußtsein der westlichen Wissenschaft jene Klarheit und Präzision des denkenden Verständnisses geschaffen, die sich bei allgemeiner Kenntnis ihres Bedeutungsumfelds hätte einstellen müssen. Demgegenüber sind Aktion und Struktion nicht nur den Assoziationsfeldern moderner Wissenschaft näher, sondern vor allem auch den etymologischen und semantischen Strukturen westlicher Sprachen.

Indem wir also Aktion, Aktives, Aktivität und Agieren dem Yang und Struktion, Struktivität, Struieren dem Yin zuordnen, erreichen wir nicht nur unser ausdrückliches Ziel — die Gewinnung von Normen zur Definition der elementarsten Polarität — sondern wir steigern in dramatischer Weise die Schärfe unseres Blicks für Erscheinungen dieser Polarität weit jenseits dessen, was durch die exotischen Begriffe von Yin und Yang im westlichen Bewußtsein angestoßen worden ist. Dies liegt nicht zuletzt daran, daß das chinesische Denken, und wohl auch die chinesische Wissenschaft, bereits im Vorfeld ihrer historischen und sprachlichen Zeugnisse diese polare Unterscheidung in ihren kultischen Objekten vollzogen hatte.[1] Im Folgenden hat chinesische Wissenschaft im engen und historischen Sinn auch die subtilsten und verborgensten ihrer Bedeutungsschattierungen aufgezeigt.

So bedeutet Aktives, Aktion (= yang) nicht nur

Auslösendes (Induzierendes)

Bewegendes (Dynamisierendes)

Bewegtes (Dynamisches)

sich Ausbreitendes

sich Entfaltendes

sondern im gleichen Atem

Bestehendes Verwandelndes

Veränderndes

Zerstreuendes

Auflösendes (Lockeres, Loses)

Zerstörendes.

Bedeutsam ist auch das in China klar erkannte Paradoxon, daß Aktion *zwar alle Determinationenen setzt* — Aktives, Yang ist Determinierendes — *selbst aber absolut undeterminierbar bleibt.* Denn wenn man vermeint, die Wirkung oder Reichweite einer Aktion wahrnehmen oder gar bestimmen zu können, so registriert oder bestimmt man tatsächlich nur ausgewählte Re-Aktionen der genannten Aktion auf struktivem Wege vermittels der menschlichen Sinnesorgane oder durch die Vermittlung von Instrumenten.

---

[1] Man vgl. die Ergebnisse von Carl Hentze, über die Polarität in den archaischen chinesischen Kultbronzen aus dem 2. Jahrtausend vor unserer Zeitrechnung. — Siehe die Bibliographie in PORKERT, *Theoretische.Grundlagen* .. . .

Endlich gilt:

> Aktion ist Negation von Bestehendem,
>
> Negation von positiv Gegebenem.
>
> Aktives, Aktion (Yang) ist mithin Negatives, das sich absolut absolut jeder (erfahrbaren oder gedanklichen) Bestimmung entzieht.

Diese paradoxen Zusammenhänge lassen sich heute am physikalischen Phänomen einer Strahlung sehr genau demonstrieren. Eine Strahlung (= Aktion), die von einem Körper A (= Position A) ausgeht, wird nur dann und insoweit positiv bestimmbar, als sie auf andere Körper B, C, D usw. trifft und insoweit sie in diesen Körpern spezifische Qualitäten struiert, d. h. zu konkreter Darstellung bringen kann. Vergleiche der konkreten Veränderungen, welche die von A ausgehende Strahlung an den Körpern B, C, D usw. hervorruft, ermöglichen eine partielle und zufällige, keine umfassende und definite Aussage über die von A ausgehende Strahlung. Ja, genaugenommen sind die Aussagen über die Veränderungen an B, C und D . . . zunächst und primär nur Aussagen über B, C und D, d. h. über die Fähigkeit der Körper B, C und D, sich in der beobachteten Weise zu verändern. Auf die diagnostische Praxis übertragen: Was positiv konstatiert werden kann, sind *nicht die direkten Wirkungen* (= Aktionen) pathogener oder therapeutischer Agenzien, sondern die dem menschlichen Beobachter momentan signifikant erscheinenden Struktionen in (= Veränderungen an) Erfolgsorganen oder in bestimmten Organismen. Entsprechend gibt z. B. auch eine Arzneimittelprüfung nicht Auskunft über die Gesamtwirkung des Arzneimittels, auch nicht über seine protrahierteste oder intensivste Wirkung, sondern allein über jene Wirkungen, die an bestimmten Organen zu so gearteten Veränderungen führen, daß sie vom menschlichen Beobachter auf Grund seiner augenblicklichen Aufmerksamkeit und Funktionslage wahrgenommen werden können.

Im Vokabular moderner Wissenschaft lagern sich dem so umfassend bestimmten Begriff der Aktion engere Bestimmungen wie

> Extraversives
>
> Expansives
>
> Expansion
>
> Zentrifugales
>
> Agressives, Aggression
>
> Petitives
>
> Negatives, Negation an.

Struktives, Struktivität und Struktion (Yin) bedeutet

Vollendendes (Perfektives)
Bestätigendes (Korrespondierendes)
Ruhendes (Statisches)
Befestigendes
Erstarrendes
Absterbendes
Verdichtendes (Konzentrierendes)
Kompaktes
Festes und Fixes, zugleich
zu Organisierendes
Determinierbares
Determiniertes.

Struktion (Yin), Struktives bedeutet im engeren Zusammenhang der Medizin also Konkretisation, Konkretion, Materialisierung, Somatisierung, letzteres sowohl im physiologischen als auch im pathologischen Sinn. Spricht man etwa von einer Defizienz des Yin oder einer Depletion des Yin[1] so meint man einen pathologischen Mangel an konkretisierender Wirkung, so wie umgekehrt Redundanz des Yin oder Repletion des Yin auf ein pathologisches Übermaß eben solcher Tendenzen weist.

Im Vokabular moderner Wissenschaft lagern sich dem so bestimmten Begriff der Struktion und Struktivität engere Bestimmungen wie

Kontraktives, Kontraktion
Intrasuszeptives, Intrasuszeption
Zentripetales
Responsives
Konservatives, Konservierung
Positives an.

Die unmittelbare Wahrnehmung gegenwärtiger Wirkungen entspricht heuristisch einer induktiv-synthestischen Methodik. In diesem Fall gestattet die Polarisation von Struktivität und Aktivität die eindeutige (Grund-)Qualifikation (= Wertung = Richtungsbestimmung, Bestimmung von Direktionalität) ausnahmslos jedes Phänomens. Dies ist die Funktion, die den Begriffen Yin und Yang im gesamten chinesischen Denken, in allen chinesischen Wissenschaften zukommt. Hat man sich nun die vorgehend aufgezählten Assoziationen der qualitativen Normkonventionen von Struktivität und Aktivität gründlich eingeprägt, dann wird man ohne Schwierigkeit in der Lage sein, jedes beliebige andere dynamische oder lebendige Phänomen oder jeden Aspekt eines Phänomens richtig zu qualifizieren. Man ist dann nicht mehr auf jene Listen von "Entsprechungen" angewiesen, die wir in volkstümlichen und nicht so volkstümlichen Darstellungen der chinesischen Medizin finden. Wenn wir hier dennoch zwei solche Auflistungen bringen, so geschieht dies lediglich zur Illustration und zur Einübung des vom Leser zu entwickelnden Unterscheidungsvermögens. In allen chinesischen Wissenschaften werden qualifiziert als:

aktive (yang-) Aspekte	*struktive (yin) Aspekte*
der Himmel	die Erde
die Sonne (= das "Mächtige Yang")	der Mond (= das "Mächtige Yin")
der Frühling	der Herbst
der Sommer	der Winter
das Männliche	das Weibliche
das Warme, Heiße	das Kalte, Kühle
das Äußere	das Innere
das Helle	das Dunkle
das Große, Starke	das Schwache, Kleine
das Obere	das Untere
das Feuer	das Wasser, der Regen
das Bewegte	das Stille
der Tag	die Nacht
die Linke[1]	die Rechte.

ferner, im engeren Rahmen der medizinischen Thematik *beispielsweise*[2]

als aktive (Yang-) Phänomene	*als struktive (Yin-) Phänomene*
die Zeit von Mitternacht bis Mittag	die Zeit von Mittag bis Mitternacht
die Extima (*biao*)	die Intima (*li*)
das an der Oberfläche Liegende	das in der Tiefe Wirkende
an die Oberfläche Treibende (*fu*)	das Absinkende (*chen*)
der Rücken	das Abdomen
der Körper oberhalb des Zwerchfells	der Körper unterhalb des Zwerchfells
die Aulikorbes	die Horrelaorbes
die konstellierende Kraft (*shen*)	das Struktivpotential (*jing*)
das Qi	das Xue
die Wehrenergie (*wei*)	die Bauenergie (*ying*)
Klares, Hartes	Trübes, Weiches
Süßes, Scharfes	Saures, Bitteres
Geschmackloses	Salziges
Ungeradzahliges	Geradzahliges.

---

[1] Die Wertung von Links und Rechts erscheint in allen Kulturen als das Ergebnis einer frühen Ritualisierung bestimmter manueller Funktionen. Vgl. auch den Hinweis in PORKERT, *Theoretische Grundlagen* . . . , S. 22.

[2] Alle in der folgenden Zusammenstellung einander gegenübergestellten Begriffe werden an anderer Stelle dieses Lehrbuchs eingehend erörtert. Man konsultiere deshalb unbedingt das Register!

2. Die Grundnormen der Direktionalität

(1) Die (Fünf) Wandlungsphasen (*wuxing*)

Struktivität und Aktivität, Yin und Yang bezeichnen die Grundpolarität jeder Bewegung. Bedarf man einer feiner abgestuften Definition von Direktionalität, mit anderen Worten, muß das Gesamspektrum der Übergänge von einem Pol zu seinem Gegenpart abgestuft gegliedert werden, dann sind zusätzliche Normen erforderlich und vorhanden. Nachdem diese weiteren Normen der besseren Beschreibung von Übergängen dienen, und zwar durch Einführung zusätzlicher Polarisationskriterien, dürfen wir sie als 'Phasen' lateinisch *transvectus*, d. h. 'Durchgänge', 'Transvekten' bezeichnen — entsprechend dem chinesischen Fachwort *xing*, dessen Grundbedeutung ist: '(durch-)laufen', 'sich bewegen durch'.

Die Fünf Normwerte der Wandlungsphasen resultieren aus der Kombination von drei Polarisationskriterien, und zwar 1. Aktivität: Struktivität, 2. Potentialität: Aktualität, 3. Differenziertheit: Einheit. Das Zusammenspiel dieser Polaritäten und die aus ihm sich ergebenden Qualitäten lassen sich am zweckmäßigsten anhand eines Achsenkreuzes veranschaulichen, wie es auch in chinesischen Texten gebräuchlich ist (Abb. ≠).

Die Stadien differenzierter Wirkung sind durch die vier Pole dieses Achsenkreuzes dargestellt und werden mit den Namen Holz, Feuer, Metall und Wasser belegt. Der Schnittpunkt, Ursprung, der Ort der Vermischung, Verwandlung, des Attributaustauschs, der Einheit und Undifferenziertheit, der Mittel-, Dreh-, Null- und Schwerpunkt ist mit dem Wort "Erde" bezeichnet.

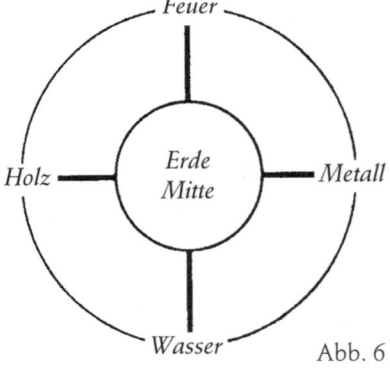

Abb. 6

Offensichtlich knüpft diese Unterscheidung an die Erfahrung tages- und jahreszeitlichen Wandels an, denn Holz entspricht auch dem Morgen, dem Frühling, dem Osten; Feuer entspricht auch dem Mittag, dem Sommer, dem Süden; Metall dem Abend, dem Herbst, dem Westen; Wasser der Mitternacht, dem Winter, dem Norden. Hiervon sind die eingangs genannten Polaritäten unmittelbar abzuleiten: Holz und Feuer (= Morgen und Mittag, Frühling und Sommer) bezeichnen expansive, also aktive (yang) Phasen; Metall und Wasser (= Abend und Mitternacht, Herbst und Winter) bezeichnen kontraktive, konservative, also struktive (yin) Phasen.

Und zwar sind diese Grundqualitäten im Holz (Morgen, Frühling) und Metall (Abend, Herbst) potentiell, im Feuer (Mittag, Sommer) und Wasser (Mitternacht, Winter) aktuell gegeben.

Mithin bezeichnet

"Holz"	eine Phase potentieller Aktivität,
"Feuer"	eine Phase aktueller Aktivität,
"Metall"	eine Phase potentieller Struktivität,
"Wasser"	eine Phase aktueller Struktivität und
"Erde"	eine Phase des Übergangs, der Umpolung, der Umsteuerung, des Ausgleichs.

Halten wir uns stets gegenwärtig, daß im betrachteten Zusammenhang — dem medizinischer Diagnostik — die fünf Wandlungsphasen, nicht anders als Struktivität und Aktivität, als qualitative Normkonventionen verwendet werden: sie sind Hilfsmittel, Werkzeuge für die eindeutige Beschreibung der Wirklichkeit, *nicht aber selbst schon eine Beschreibung der Wirklichkeit!* Deshalb besitzen sie losgelöst von den empirischen Daten, auf die sie bezogen werden, die mit ihrer Hilfe eindeutig beschrieben werden, keinerlei unabhängigen Eigenwert, keine absolute Bedeutung. Sie sind nicht Ausdruck irgendeiner Theorie, Erkenntnis oder eines philosophischen Postulats. Ihr einziger Zweck ist es, Aussagen und Regeln, die aus der positiven Beobachtung dynamischer Vorgänge gewonnen wurden, Präzision und Eindeutigkeit zu verleihen. Um sich dies recht anschaulich zu machen, verweisen wir den Leser auf die nach S. 80 eingefügte Falttafel. Auf dieser Falttafel erscheinen die Wandlungsphasen in der 2. Kolumne. Alle Angaben, die sich horizontal in der gleichen Zeile mit einer Wandlungsphasenbezeichnung finden, dürfen als durch diese Wandlungsphasenqualität hinsichtlich der Direktionalität ihrer Dynamik, ihrer Entfaltung bestimmt gelten. Wenn wir mithin bei der Wandlungsphase Holz den hepatischen Orbis, den sauren Sapor, den säuerlichen Geruch des Schweißes, eine kreischende Stimme, einen grünlichen Teint, die Tageszeit bei Sonnenaufgang oder den Frühling finden, die Funktionen der Muskeln und Sehnen, die Sehfunktion und das Sehorgan, die Emotion Erregung (*ira*), so wird damit ausgedrückt, daß all diesen Phänomenen und Aspekten die Qualität "potentielle Aktivität" oder "potenzierte Aktivität" zukommt. — Und ähnliches gilt für alle anderen Eintragungen jener Falttafel.

(2) Sequenzen (Zählfolgen) der Phasen

Sowohl der chinesische Begriff *xing* als auch die westlichen Begriffe 'Transvekt' oder 'Phase' drücken aus, daß man von einem Bewegungsaspekt spricht. Die Richtung dieser Bewegung liegt dann zwar nicht immer in den einzelnen Phasennamen (Holz, Feuer, Erde . . .) sehr wohl aber in vielen Anwendungsentsprechungen der Phasen: Auf Mitternacht folgt der Morgen, auf den Morgen folgt der Mittag, auf den Mittag der Abend, auf den Abend wiederum Mitternacht; auf den Winter folgt der Frühling, auf den Frühling der

Sommer, auf den Sommer der Herbst, auf den Herbst abermals der Winter ... Aus differenzierterer Systematik der Beobachtung lassen sich dann regelmäßige und normative Folgen der Wandlungsphasen ableiten. Und in diesen Folgen der Wandlungsphasen, in diesen "Sequenzen" kommen wiederum auf der Ebene einer Abstraktion direkt oder in gewandelter Form die bereits bekannten Grundpolaritäten von Struktivität und Aktivität zum Ausdruck.

Im Zusammenhang der chinesischen Medizin und Diagnostik sind unter allen Kombinatorisch möglichen Sequenzen der fünf Wandlungsphasen nur drei aus empirisch-praktischen Gründen, also mit dem Blick auf das Thema durchgeführt, nämlich

1. eine "Hervorbringungsreihenfolge" (chinesisch *xiangshengxu* = Sequenz I)
2. eine "Bezwingungsreihenfolge" (chinesisch *xiangshèngxu*[1], *xiangkexu* = Sequenz II)
3. eine "Überwältigungsreihenfolge" (chinesisch *xiangwuxu* = Sequenz III).

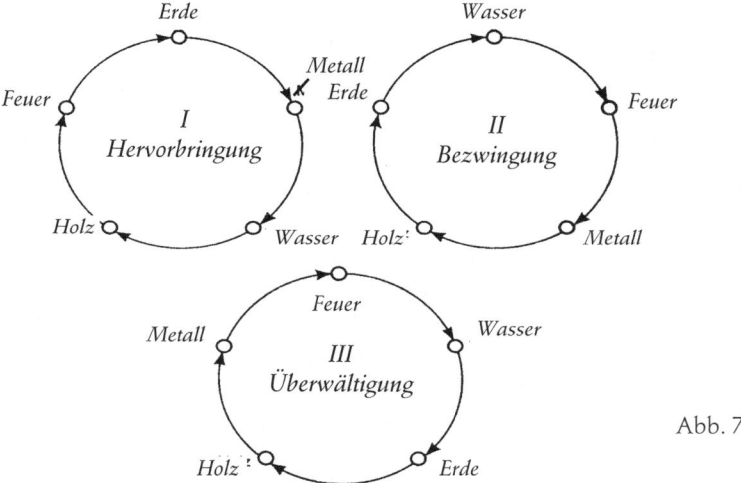

Abb. 7

Alle regelmäßigen kosmischen (also auch die biologischen) Prozesse lassen sich aus dem Zusammenspiel von aktivem Antrieb (Yang) und struktiver Gegensteuerung (Yin) erklären. Der aktive Antrieb wirkt in Richtung einer Hervorbringungsreihenfolge (*sequentia efficiens, xiangshengxu*), die unter Bezug auf die Wandlungsphasen als Holz — Feuer — [Erde] — Metall — Wasser beschrieben werden kann. Der Widerstand des Substrats (= struktive Gegensteuerung) gegenüber diesemAntrieb wirkt in Richtung einer "Bezwingungs- oder Bändigungsreihenfolge" (*sequentia vincens sive cohibens, xiangshèngxu*,[1] *xiangkexu*), die unter Bezug auf die Wandlungsphasen als Holz — [Erde] — Wasser — Feuer — Metall beschrieben werden kann.

[1] Bei diesem zweiten Wort *shèng*, hier im vierten Ton ausgesprochen, handelt es sich nicht um einen Druckfehler; vielmehr wird das gleiche Phonem *sheng* im Chinesischen mit verschiedenen Zeichen geschrieben und in verschiedenen Tönen ausgesprochen und bedeutet einmal 'Hervorbringen', einmal 'Bezwingen', 'Besiegen.'

Hervorbringung ebenso wie Bändigung und das ihnen im Mikrokosmos entsprechende Kräftespiel sind als physiologische Vorgänge zu verstehen, die die unerläßliche Grundlage gesunder Funktionen bilden. Dieses physiologische Kräftespiel kann jedoch durch pathologische Agenzien gestört werden, was sich zunächst in Energiestauungen an einigen, Energiedefizienzen an anderen Stellen bemerkbar macht, Störungen, die schließlich zu einer mehr oder minder ausgedehnten Überlagerung der physiologischen Phasenbeziehungen führen. Dabei ist eine pathologische Sequenz, die sogenannte "Überwältigungsreihenfolge" *(sequentia violationis, xiangwuxu)* zu beobachten, die darin besteht, daß Phasenqualitäten, die durch ungenügendes Energiepotential vertreten sind, durch jene überwältigt werden, die sie eigentlich bändigen sollten, also (in Umkehrung der Sequenz II, der Bändigungsreihenfolge) Holz überwältigt Metall, Metall überwältigt Feuer, Feuer überwältigt Wasser, Wasser überwältigt Erde, Erde überwältigt Holz.

Oder einzelne Phasenqualitäten sind durch überproportionale Energiebeträge vertreten (energetische Redundanz); dann überlagern sie damit jene Phasen, die sie physiologisch nur bändigen sollten — nach der Sequenz II, der "Bändigungsreihenfolge". Unter solchen pathologischen Umständen verwandelt sich also die "physiologische" Bändigungsreihenfolge in eine "pathologische" "Überlagerungsreihenfolge"*(xiangchengxu)*. Man kann auch sagen, die Überlagerung wirkt im gleichen Rhythmus wie die Bändigung.

3. Relationale Normen: Sekundovektion und Kontravektion

Geht es darum, eine zyklische Norm, etwa eine Wandlungsphasensequenz oder den Kreislauf von Stunden, Tagen, Jahren, Jahreszyklen, Umlaufzyklen, kosmischen Zyklen oder selbst nur individuellen biologischen Abläufen zu verklammern, in Beziehung zu setzen ("in Relation zu setzen"), so dienen hiefür die beiden relationalen Normbegriffe von 'Sekundovektion' und 'Kontravektion'.

'Sekundovektion', 'sekundovehent' sind die Entsprechungen des chinesischen Terminus *shun*, der bedeutet "mit dem Strom sich bewegen". Dieser Begriff wird durch ein Zeichen dargestellt, welches ein auf einem Wasserlauf treibendes Blatt zeigt. 'Sekundovehent' bedeutet mithin technisch "eine Bewegung oder Entwicklung, die im Einklang mit einem physiologischen oder kosmischen Prozeß ist und unter Wahrung vitaler Ressourcen zu einem vorhersagbaren Entwicklungsziel führt."

'Kontravektion', 'kontravehent' entsprechen dem chinesischen Begriff *ni*, der bedeutet "gegen einen Strom oder gegen eine natürliche Bewegungsrichtung sich bewegen". *Ni* wird mit einem Zeichen geschrieben, das einen mit dem Kopf nach unten sich bewegenden Menschen darstellt. Kontravektion, kontravehent bedeuten also "im Gegensinn zu einer physiologischen oder kosmischen Entwicklung oder Bewegung voranschreiten" bzw. "unter Vernichtung vitaler Ressourcen ein Ziel anstreben."

Obwohl die Begriffe *shun* und *ni*, Sekundovektion und Kontravektion, in allen Bereichen des chinesischen Denkens, in allen Wissenszweigen und selbst in der Alltagssprache

Verwendung finden, kommt ihnen im Zusammenhang der Medizin und auch der Diagnostik eine betonte und geschärfte Bedeutung zu.

III. KAPITEL:
SPEZIELLE NORMEN DER DIREKTIONALITÄT

Mit "speziellen Normen" sind solche Normkonventionen gemeint, die nur in der chinesischen Medizin, oder sogar nur in einzelnen Bereichen dieser Medizin wie etwa der Diagnostik, Verwendung finden. Diese Normen können gewissermaßen als "Spezialwerkzeuge" für die Feinabstimmung von Diagnose und Therapie gelten — im Unterschied zu den im vorangehenden Kapitel behandelten allgemeinen Normen, durch welche nur eine Grundorientierung ausgedrückt wird. Hier mit Ausführlichkeit zu behandeln sind erstens die für alle Bereiche der chinesischen Diagnostik entscheidungswichtigen und unverzichtbaren *Leitkriterien*, zweitens die nachgeordneten, kaum minder wichtigen *Agenzien der Krankheit*.

1. Normen der ersten Abstraktionsebene:
Die (Acht) Leitkriterien (*bagang*)

Ein 'Kriterium' bezeichnet das Ziel, indirekt die Richtung einer Bewegung. Ein 'Leitkriterium' bezeichnet ein übergeordnetes, maßgebendes, entscheidend wichtiges Ziel und eine entsprechende Bewegung. Die *acht Leitkriterien* sind also direktionale Normkonventionen zur eindeutigen Bestimmung der Richtung von Funktionsabweichungen relativ zur orthopathischen Grundnorm, also bezogen auf die Orthopathie. Die eingehende Beschäftigung mit den Leitkriterien wird dem bereits einleitend gebrauchten Begriff der Direktionalität größere Anschaulichkeit verleihen: nicht bloß sinnliche Richtungen im Raum, wie wir sie in der klassischen Physik, in der Architektur und im Handwerk erfahren, oder in der Zeit, wie sie uns die Kernphysik und Elektrodynamik, die Wissenschaften und die Erfahrung vom Leben zeigen, sondern komplexe Relationen von beobachteten *und gedachten* Bewegungen (= Funktionen) gilt es mit Eindeutigkeit und Allgemeinverbindlichkeit zu bestimmen.

Die acht Leitkriterien umfassen vier Paare polarer Qualitäten, nämlich

Struktivität und Aktivität (Yin und Yang)
Extima und Intima (*biao* und *li*)
Algor und Calor (*han* und *re*)
Depletion und Repletion[1] (*xu* und *shi*).

Der Gebrauch der Leitkriterien bei der Qualifikation beobachteter Symptome führt auf eine erste Ebene der Abstraktion. *Wenn man die — wie immer geartete — Beschreibung eines Symptoms durch Anwendung eines oder mehrerer Leitkriterien ergänzt oder ersetzt, so vollzieht man einen Übergang von subjektiver Beschreibung zu eindeutigen und allgemeinverbindlichen Aussagen über die beobachteten Phänomene.*[2]

Die Anwendung der Leitkriterien bestimmt praktisch die gesamte erste Ebene der systematisierenden Abstraktion. Ihre fraglose und selbstverständliche Kenntnis ist daher nicht in das Ermessen irgendeines lernenden oder anwendenden Therapeuten gestellt, sondern absolut unverzichtbar für jede diagnostische Aussage und therapeutische Schlüssigkeit. Deshalb bedürfen sie hier einer eingehenden Darstellung.

(1) Struktivität und Aktivität (Yin und Yang)

Nicht trotz, sondern wegen ihrer überbauenden Geltung kommt Struktivität und Aktivität in der Tafel der Leitkriterien ein hervorragender Platz zu. Dort wo Krankheit ein kritisches Stadium erreicht hat, eklatante Symptome hervorbringt und sofortige Hilfe erfordert, aber auch dort, wo eine vertrakte Chronizität vorliegt, wird man auf die Bewertung nach Struktivität und Aktivität nicht verzichten können. In Weiterführung des im vorangehenden Kapitel Ausgeführten verstehen wir in medizinischem Zusammenhang

Struktivität (Struktives, Struktion und Struieren) als die Tendenz von Prozessen in Richtung auf Verminderung der Aktivität, Schwächung der Aktivität, Hemmung der Aktivität, Fixierung von Aktivität, Somatisierung, Materialisierung von physiologischen Funktionen und (pathologischen) Dysfunktionen; die Zunahme von Substanz, die Anlagerung von Substanz; die Vermehrung von Flüssigkeiten, die Ansammlung von Flüssigkeiten, die Stauung von Flüssigkeiten; die Vermehrung von Gewebe, die Verhärtung von Gewebe; die Abnahme von Aktivität, die Abnahme von Lebenswärme, die Verlangsamung, Schwächung von Aktionen und Re-Aktionen, die Dämpfung des Sensoriums, die Abnahme der Schmerzempfindlichkeit, das Weichen von Schmerz.

---

[1] Vgl. unten die Liste der im Zuge der internationalen Normierung der medizinischen Nomenklatur vollzogenen Anpassungen .

[2] Vgl. oben die Ausführungen zu 'Abstraktion' S. 13 und unten jene bei Algor und Calor, SS. 58.

Demgegenüber bedeutet **Aktivität** (Aktion, Agieren, Aktives) **die Tendenz von Prozessen in Richtung auf** gesteigerte Dynamik, beschleunigte Bewegung, beschleunigte Aktion und Re-Aktion, gesteigerte Empfindlichkeit, Aufmerksamkeit, Sensibilität; in Richtung auf die Verminderung von Struktivität — die Zerstreuung, die Schmälerung von Substanz, von Flüssigkeiten, das Schwinden von Flüssigkeiten, die Verkürzung, u. U. extreme Verkürzung von Reaktionen und Reaktionszeiten.

Ist man sich der soeben gegebenen Zuordnungen von Struktivität und Aktivität vollkommen sicher, dann haben auch beliebige Qualifikationen von Symptomen, die wir in der Kasuistik der chinesischen Medizin heute, wie vor zweitausend Jahren antreffen, Transparenz und Selbstverständlichkeit. Erwägen wir also folgende Beispiele:

Diagnose erhoben durch	*Qualifikation der Symptome als*	
	Struktivittät	*Aktivität*
Inaugenscheinnahme	Gesicht: schmutzig, blaß, grünlichweiß,	Gesicht: hochrot oder intermittierend gerötet; trockene, rissige Lippen
	Haltung: spannungslos, gebückt, müde kraftlos; Bewegungsunlust, liegender Patient.	Haltung: unruhig, dauernder Bewegungsdrang, Zittern;
	Zungenkörper: blaß, gedunsen, weich, mit Zahneindrücken; Zungenbelag feucht, glatt, schlüpfrig.	Zungenkörper: tiefrot bis scharlachrot; Zungenbelag gelb bis lehmfarben, im Extremfall trocken und rissig oder gar schwarz und mit vorspringenden Erhebungen
Die Beurteilung von Geruch und Klang	Leise, schwache Stimme; Wortkargheit; schwacher, mühsamer Atem, Kurzatmigkeit.	Laute, kräftige, schrille Stimme; geräuschvolles Benehmen, Geschwätzigkeit; lauter Atem, Keuchen, Schleimrasseln, irre Reden, Schreien und Fluchen.
Befragung	Appetit und Durst vermindert; mitunter Verlangen nach heißen Getränken;	Hitzegefühl, Verlangen nach Kühlung, trockener Mund, heftiger Durst;
	Urin: klar und reichlich oder vermindert;	Urin: stets vermindert, rötlich gefärbt Stuhl: hart oder verstopft; deutlich,
	Stuhl: nach Fisch oder Fleisch riechend;	mitunter sehr übelriechend.
Tastung:	Schmerzen im Unterleib, durch Druck gebessert; Körper und Extremitäten kalt bis kühl Pulse: *mersi, evanescentes, minuti, asperi, tardi, invalidi,* stets kraftlos	Schmerzen im Unterleib werden durch Druck verschlimmert; Körper und Extremitäten warm oder heiß. Pulse: *superficiales, exundantes, (magni) celeri, lubrici, repleti,* stets kraftvoll.

Struktivität und Aktivität, Yin und Yang bedeuten, für sich genommen. jenseits der eingangs gegebenen Normdefinitionen keine weitere (positive oder negative) pathologische oder physiologische Qualifikation Eine intakte oder mächtige Orthopathie, das Gefühl oder der Eindruck guter Gesundheit, beruhen auf einem ausgewogenen Zusammenspiel von Struktivität und Aktivität: starker Aktivität steht eine mächtige Struktivität gegenüber; oder umgekehrt, eine mächtige Struktivität wird in kräftiger, anhaltender Aktivität entfaltet.

Treten bestimmte Beeinträchtigungen des Wohlbefindens, wie sie in der eben gegeben Tafel nur angedeutet sind, auf, so kann diese Verschiebung der Orthopathie sowohl in der Redundanz oder Repletion — zwei verschiedene Begriffe! — des einen oder der Defizienz oder Depletion des anderen Aspekts, oder in einer Kombination von Repletion auf der einen und Defizienz auf der anderen Seite bestehen. Die sichere Unterscheidung und Gewichtung solcher Befunde ergibt sich nicht nur aus einer sorgfältigen Beobachtung, sondern auch aus einer methodisch sauberen Anwendung der Werkzeuge der Diagnostik und einer überlegten Begrifflichkeit — letztere stets im Hinblick auf die klar und eindeutig definierten Normen der Leitkriterien.

Hierzu ein einziges Beispiel: Schwäche und Kräfteverfall kann als ein Zeichen defizienter oder depleter Aktivität verstanden werden, Langsamkeit, Trägheit der Bewegungen als die Redundanz von Struktivität. Müdigkeit hingegen läßt sich ohne Anwendung weiterer Kriterien und Symptome nicht durch die Normkonventionen von Aktivität und Struktivität allein fassen.

Besonders lehrreich und eindrucksvoll sind natürlich Symtome, die auf eine extreme Defizienz von Struktivität oder Aktivität im konstitutionellen Zentralbereich eines Individuums schließen lassen oder aber, noch extremer, auf einen sogenannten Totalverlust struktiver oder aktiver Ressourcen.

Nach klassischer Lehre der chinesischen Medizin hat die angeborene konstitutionsbedingte Energiereserve (gennannt qi nativum) *ihren Sitz im Renalorbis.*[1] Nun darf man zwar jede Schmälerung oder Stärkung der energetischen Ressourcen im Renalorbis als konstitutionelle Veränderungen oder Wirkungen betrachten. Spricht man jedoch in den klassischen Texten von "echter Struktivität" oder "echter Aktivität" — lateinisch: *yin merum, yang merum,* chinesisch: *zhenyin, zhenyang* — und von Defizienz eines der beiden Aspekte, so ist die Rede von kritischen, unbedingt therapiewürdigen Zeichen.

Als Symptome einer Defizienz der "echten Struktivität" sieht man ein bleiches Gesicht bei roten Wangen, wie mit Zinnober bemalte Lippen, trockenen Mund, tiefrote, doch trocken wirkende Zunge ohne Belag, trockenen Hals, unruhigen Herzschlag, Schwindel, *mouches volantes,* Ohrensausen, schmerzhafte, kraftlose Lenden, Schweiße während des Schlafs, Alpträume, Samenerguß im Schlaf; zögernde, stockende Ausscheidung von Urin und Kot; heiße Handteller und Fußsohlen; beschleunigte und deplete Pedalispulse.

---

[1] Zum Renalorbis vgl. unten die Ausführungen auf SS. 121 ff; zum *qi nativum* vgl. PORKERT, *Theoretische Grundlagen* ... SS. 121 und 142.

Zeichen einer Defizienz der "echten Aktivität" sind ein bleiches Gesicht mit blassen Lippen, ein blasser Zungenkörper; der fade Geschmack der Speisen, Eßunlust, schwer gehender Atem, gedunsener Leib, geschwollene Beine, spontane Schweißausbrüche, Schwindel, "kaltes Fleisch"[1] Diarrhoe allgemein oder am Morgen; Atrophie des Genitale, Impotenz und Unfruchtbarkeit; Schwäche oder Lähmung der Füße; große, exundante, zugleich kraftlose Pulse.

Noch extremer erscheinen jene Symptome, die auf den systematisch zu untertellenden "Totalverlust" von Struktivität und Aktivität schließen lassen. Unbehandelt führt ein solcher Totalverlust rasch zum Tod. Zeichen wie die nachfolgend aufgezählten treten bei extremem Fieber, extremem Schweiß, ja allgemein bei extremen Verlusten von Körperflüssigkeit durch Schwitzen, Erbrechen, Diarrhoe oder Blutung auf. Die wichtigste Symptomatik

eines Totalverlusts von Struktivität ist	eines Totalverlusts von Aktivität ist
Schweiß heiß, salzig schmeckend, nicht klebrig	Schweiß kalt, geschmacklos, doch klebrig
Extremitäten warm,	Flexus[2], mithin kalte Extremitäten
Zunge rot und trocken/	Zunge weiß und feucht
Pulse insbesondere am Pedalissitus deplet, *concitatus, agitatus*, aber auch replet oder exundant	Pulse besonders an den pollikaren Situs deplet, zugleich superfizial, *celer, minutus, evenescens*, auch innen hohl: *cepacaulicus*.
Haut warm, Atem schwer gehend	Haut kalt, kaum hörbare Atmung
Durst, Verlangen nach kalten Getränken; das Befinden wird durch Hitze verschlimmert.	Durstlosigkeit; eventuell das Verlangen nach warmen Getränken; das Befinden wird durch Kälte verschlimmert.

Schon hier seien auch noch einige klassische Zitate angeführt, die die praktische Anwendung in der klinischen Diagnostik der Leitkriterien von Struktivität und Aktivität weiter veranschaulichen. Allerdings ist klar, daß sich die volle Bedeutung dieser Zitate nur aus der gleichzeitigen Kenntnis der weiter unten zur Orbisikonographie gegebenen Daten erschließt, auf die wir deshalb in Fußnoten hinweisen.

"Ist der Pollikarpuls hinfällig (*invalidus*) [gedacht ist vor allem an jenen der linken Hand] — was auf Depletion des Yang schließen läßt — so darf man [den Patienten] nicht schwitzen lassen. Ließe man ihn schwitzen, so träte völliger Verlust des Yang (der aktiven Energie) ein. Sind die Pedalispulse hinfällig *(invalidi)* — was auf Depletion des Yin schließen läßt — darf man [den Patienten gleichfalls] nicht schwitzen lassen, denn durch Schwitzen tritt häufig ein Totalverlust des Yin ein"[3].

[1] Zu 'Fleisch' vgl. unten die Ausführungen beim Lienalorbis.

[2] Vgl. unten das Hilfsglossar.

[3] Abschnitt über das Schwitzen in "Wesentliche Einsichten in die Medizin" (*Yixue xinwu*) des Cheng Zhongling.

Alle Körperflüssigkeiten sind, unbeschadet ihrer sekundären Qualifikation, struktive Formen der Energie.[1] Bei extremem Flüssigkeitsverlust droht mithin ein Totalverlust der Struktivität, womit indirekt auch die aktive Energie ihrer Grundlage beraubt wäre.

"Im [Innern] Klassiker heißt es: "Wer Xue (individualspezifisch struktive Energie) verloren hat, ist ohne Schweiß, wer Schweiß verloren hat, ist ohne Xue. Xue gehört zum Yin. Durch profuses Schwitzen geht man des Yin total verlustig. Ein Verfahren, den Schweißverlust einzudämmen ist daher die Anwendung von Drogen, die die Energie des Cardialorbis kühlen, die Energie des Pulmonalorbis sammeln — aus folgenden Überlegungen: Der Cardialorbis reguliert das Xue;[2] Schweiß ist die dem Cardialorbis entsprechende intermittierend sezernierte Flüssigkeit.[3] Deshalb gilt es [zunächst], den cardialen Ardor abzukühlen.[4] Schweiß tritt [im übrigen] durch Haut und Behaarung nach außen. Der Pulmonalorbis reguliert die Funktionen von Haut und Behaarung.[5] Deshalb gilt es auch, die Energie des Pulmonalorbis zu sammeln. Soweit die direkten therapeutischen Maßnahmen. Hat allerdings schon ein zu starker Schweißverlust stattgefunden, dann ist oben [d. h. im Cardialorbis] die aktive Energie bereits total erschöpft und der die Struktivität des Renalorbis affizierende Ardor schlägt mit [den Qualitäten der Wandlungsphase] Wasser nach oben. Würde man diesen Ardor durch kalte und kühle Arzneien zu brechen versuchen, so würde er nur um so heftiger nach oben lodern. Nur indem man im Hauptrezept massiv Ginseng und Aconit gebraucht und deren Wirkung durch salzige, absenkende[6] Sapores wie *Urina puerum* oder *Concha Ostreae* unterstützt, und davon kalt einen Becher trinken läßt, so daß die Arznei direkt ins Untere Calorium[7] gelangt, so daß das *yang merum* mit hinabgeführt wird, kann auch der die Struktivität des Renalorbis affizierende Ardor an seinen eigentlichen Platz zurückgeführt werden und die Schweißabsonderung kommt zum Stillstand."[8]

Die wechselseitige Bedingtheit der energetischen Qualitäten in der Symptomatik ist bei vollkommenem Verlust einer Energie besonders eklatant. Ist die struktive Energie völlig versiegt, so sehen wir eine Symptomatik, die auf ein Übermaß von aktiver Energie hindeutet (replete, exundante Pulse, roten Zungenkörper usw.). Auch bei genauer Diagnose bemerkt man allenthalben die Depletion (z. B. an den hier kritischen Pedalpulsen, die deplet, *concitati*, *agitati* sind). Ist die aktive Energie völlig versiegt, könnte man geneigt sein, auf eine Überfülle der Yin zu schließen (Abkühlung des Patienten, Bleichheit des Gesichts, der Lippen, der Zunge usw.). Aber die kraftlosen Pollikarpulse, die zunächst

---

[1] Vgl. auch PORKERT, *Theoretische Grundlagen* . . . SS. 147 und 149.

[2] Vgl. ebenda S. 104 f.

[3] *Op. cit.* S. 105.

[4] Fachausdruck *refrigerare, qing*: 'erfrischen'.

[5] Vgl PORKERT, *op. cit.*, SS. 114ff.

[6] Zum "Salzigen" vgl. das Ikonogramm des Renalorbis; "absenkend", d. h. das Qi in die Intima, die Innenorbes zurückdrängend.

[7] D. h. Renal- und Vesikalorbis.

[8] Xu Lingtai: "Abhandlung über den Totalverlust von Yin und von Yang."

oberflächlich sein können, schließlich minut oder gar evaneszent werden, weisen uns auf die richtige Diagnose hin.

Alle folgenden sechs Leitkriterien drücken gewissermaßen Verengungen, Spezifizierungen, Unteraspekte der mit Struktivität und Aktivität bezeichneten Polarität aus.

(2) Extima und Intima (*biao* und *li*)

Extima (*biao*) und Intima (*li*) dienen zur Präzisierung der Aussagen darüber, ob eine Heteropathie in äußerlich sichtbaren Funktionsanomalien und Veränderungen der Körperoberfläche oder tief, d. h. nicht in solchen Veränderungen, wohl aber in subjektiven Empfindungen und Mißbefindlichkeiten des Patienten sich entfaltet. Für die Entwicklung dieser Begriffe ist beiläufig von Interesse, daß die chinesischen Worte *biao* = Extima und *li* = Intima gemeinsprachlich früher wie heute die Außenseite eines Kleidungsstücks bzw. die Innenseite (= das Futter) eines Kleidungsstücks bezeichnen. Aber seit den frühesten Zeiten werden diese Begriffe in der Medizinliteratur schon als konventionelle Normen gebraucht. Dabei weist die Extima auf Bewegungen und Funktionsanomalien im Außenbereich, dem man zurechnet die Haut, die Haare und die in der Haut liegenden Leitbahnen (Sinarterien);[1] und Intima weist auf den Innenbereich, dem man zurechnet das (unscharf oder nicht definierte) Substrat der Orbes, das Substrat, die Körperlichkeit, das Somatische ganz allgemein, ausdrücklich definiert als Renalorbis[2] bzw. als Paraorbis der Knochen und des Marks; endlich die im Verborgenen, in der Tiefe dieses Substrats ablaufenden, allein vom individuellen Subjekt empfindend wahrzunehmenden Funktionen.

Damit direkt zusammenhängend, bedeuten extimale Affektionen rezente, neue, leichte oder schwindende Erkrankungen, und intimale Affektionen ältere, chronische, tiefsitzende Erkrankungen.

Nur der Vollständigkeit halber ist zu erwähnen, daß in einer bestimmten Schicht der ältesten Klassiker (Innerer Klasssiker und Algorlaedens-Traktat) ein verengtes und schematisches Verständnis der Begriffe anzutreffen ist, nämlich Extima = Außenorbis (Aulikorbis, *fu*) und Intima = Innenorbis (Horrealorbis, *zang*).

Wie bereits gewöhnliche klinische Erfahrung und die schlichte Selbstbeobachtung zeigen, erfassen die Mehrzahl aller Gesundheitsstörungen in ihrem Verlauf nacheinander wechselweise oder gleichzeitig Oberfläche und Tiefe. Dieser Erfahrung entspricht die Tatsache, daß die Leitkriterien von Extima und Intima bei der Beurteilung der meisten Symptomenkomplexe gleichzeitig angewendet, ja sehr häufig sogar mit den übrigen Leitkriterien kombiniert werden müssen. Es entspricht daher eher einer idealen Konstruktion

---

[1] Vgl. unten das Kapitel IV/2, SS. 131ff.
[2] Vgl. unten die SS. 121ff.

als der verbreiteten Erfahrung, wenn man bezeichnet als Zeichen für

Extima-Symptome	*Intima-Symptome*
Fieber mit Frostschaudern, Kopfschmerzen, diffuse Schmerzen an Rumpf und Extremitäten; verstopfte Nase; oberflächliche Pulse; Zungenbelag: dünn, weißlich.	Hohes Fieber, verminderte Präsenz (Weggetretensein), Unruhe, Durst, Schmerzen in Brust oder Unterleib, Stuhlverstopfung oder Durchfall; Urin: wenig, rötlich gefärbt; untergetauchte Pulse (*pp. mersi*); Zungenbelag: gelb, grau bis schwarz.

"Die Unterscheidung von Extima- und Intima-Erkrankungen ist durchaus danach zu treffen, ob Fieber intermittierend und leicht oder anhaltend und hoch auftritt, ob der Patient über Frostschauder oder quälende Hitze, über Kopfschmerzen oder Leibschmerzen klagt, ob der Zungenbelag fehlt oder vorhanden ist, ob die Nase verstopft oder der Mund trocken ist, ob die Pulse oberflächlich (*pp. superficiales*) oder tief (*mersi*) sind. Wenn Fieber von Frostschaudern begleitet ist, wenn der Kopf schmerzt und die Nase verstopft ist, wenn der Zungenbelag fehlt (oder dünn ist) und oberflächliche Pulse [beobachtet werden], so ist dies eine extimale [Erkrankung]. Wenn das Fieber periodisch steigt und fällt, wenn der [Patient] über Schmerzen im Unterleib und über einen trockenen Mund [klagt], wenn der Zungenbelag gelb bis schwarz ist und die Pulse untergetaucht (mersi), dann ist dies eine Intima-Erkrankung."[1]

"Ein Intima-Symptom bedeutet, daß die Krankheit im Innern, in den Orbes herrscht. Krankheiten, die innen entstehen, sei es durch eine Emotion, sei es durch Übermüdung, Diätfehler, durch Exzesse *in vino et venere*, führen zu Intima-Symptomen.[2] Insofern ist ihre Qualität leicht zu bestimmen. Schwieriger ist es bei Krankheiten, die teils durch innere Schädigungen, teils durch äußere Einflüsse bedingt, eine unbestimmte Symptomatik zeigen, bei welcher es nicht klar ist, ob man sie der Intima oder der Extima zuordnen muß — wodurch schwere Therapiepannen eintreten können. Deshalb muß man sehr sorgfältig unterscheiden. Hat ein Patient z. B. nur eine leicht erhöhte Temperatur und schwitzt dennoch fortgesetzt, so ist dieses Fieber auch dann kein Extima-Symptom, wenn im übrigen noch keine Leibschmerzen und Krämpfe und keine *pulsus intenti aut celeri* aufgetreten sind.

Oder [in einem anderen Fall] erweckt die allgemeine Symptomatik den Eindruck, daß es sich nur um eine außeninduzierte Krankheit handelt. Da aber der Schüttelfrost fehlt, und der Patient stattdessen nach Kühlung verlangt,[3] handelt es sich sicher nicht um eine Extima-Symptomatik; vielmehr hat sich Calor in der Intima [schon] mächtig entfaltet. [Man kann sagen], daß bei allen Krankheiten mit Extima-Symptomen die Krankheit so lange nicht nach innen gedrungen ist, als heller und reichlicher Urin vorhanden ist. Vollzieht sich trotz

---

[1] Cheng Zhongling, *op. cit.* Kap. "Über die Unterscheidung von Algor und Calor, Depletion und Repletion, Yin und Yang."

[2] Dieser in der Ming-Zeit (16. Jh.) von einem der berühmtesten Mediziner vertretene Standpunkt begründet eine erweiterte, wenngleich durchgängig akzeptierte Ätiologie der Intima-Symptome.

[3] Wörtlich *wure*, "die Hitze verabscheut".

Extima-Symptomen die Aufnahme von Nahrung und Getränken wie gewohnt, gehen die Ausscheidungen unbehindert ab, so ist die Intima nicht affiziert. Treten hingegen Brechreiz, übler Mundgeschmack oder Völlegefühl mit Appetitverlust auf, so dringt die ursprüngliche Extima-Erkrankung allmählich in die Intima. Zeichen dafür, daß die Intima tatsächlich erfaßt wurde, sind Unruhe, Schlaflosigkeit, trockener Mund, Durst, wirre Reden, Schmerzen im Unterleib, Durchfall usw. . . ."[1]

Kombinationen von Extima und Intima mit den übrigen Leitkriterien

Wie schon angedeutet, entspricht es allgemeiner Praxiserfahrung, die sechs unter Struktivität und Aktivität subsumierten übrigen Leitkriterien *kombiniert* zur Qualifikation der ermittelten Symptome zu verwenden. Daraus ergeben sich folgende Definitionen:

Extimaler Algor

Fieber mit Frostschaudern, Kopfschmerzen ohne Schweiß; steifer Nacken, ischiatische Schmerzen, Gelenkschmerzen; Pulse: *superficiales* oder *intenti*; Zungenbelag: dünn, weiß.

Extimaler Calor

Frostschauder,[2] Kopfschmerz; Schweiß kann vorhanden sein oder fehlen, desgleichen Durst; oberflächliche, beschleunigte Pulse; Zungenbelag: weiß, an der Spitze fehlend.

Depletion der Extima

Große Erkältlichkeit; Schweiße anfallsweise oder fortgesetzt; Pulse oberflächlich, languid, stets kraftlos; blasser Zungenkörper.

Repletion der Extima

Fieber mit Frostschaudern; Schmerzen im ganzen Körper, kein Schweiß; Pulse: oberflächlich und replet oder oberflächlich und intent; Zungenbelag: dünn, weiß.

Intimaler Algor

Kalte Extremitäten; Kälteverschlechterung; Leibschmerzen mit Durchfall, Übelkeit, Erbrechen; fehlender Durst; Pulse: *mersi* oder *tardi;* Zungenbelag: weiß, schlüpfrig.

Intimaler Calor

Kein Frostschauder, aber quälende Hitze, Schweiß, Durst; Skleren injiziert, Lippen tiefrot; Pulse: *celeri;* Zungenkörper: hellrot; Zungenbelag: gelb.

Depletion der Intima

Allgemeine Schwäche, leise Stimme, Wortkargheit, geringer Appetit, Schwindel, kalte Glieder, Durchfall, Urininkontinenz, unwillkürlicher Samenverlust, ja sogar nicht zu beherrschender Urin- oder Stuhlabgang; Zungenkörper: zartrosa; Zungenbelag: farblos bis weißlich, mitunter in der Zungenmitte fehlend.

---

[1] *Jingyue Quanshu,* "Vollständige Schriften des Zhang Jiebin", Kap. 1/28.
[2] 'Windabscheu', *wufeng,* vgl. S. 203 unten.

Repletion der Intima

Fieber mit Unruhe, keuchender Atem, Stuhlverstopfung, Unterleib gebläht, fest; im Extremfall wirre Reden, Tobsuchtsanfälle; Pulse: *mersi* et *repleti;* Zungenbelag: gelb und trocken.

Gleichzeitiges Auftreten von Heteropathien in Extima und Intima

In der Praxis sind solche Fälle, bei welchen heteropathische Entgleisungen (analoger oder antagonistischer Dynamik) *gleichzeitig* in Intima und Extima zu konstatieren sind, die weitaus häufigsten, sei es, daß eine äußere Störung allmählich nach innen dringt oder eine innere allmählich an die Oberfläche kommt, sei es, daß äußere und innere Agenzien in verschiedener Stärke gleichzeitig die Orthopathie angreifen. In der diagnostisch direktionalen Definition resultieren daraus komplexere Kombinationen der Kriterien Extima/Intima mit den Kriterien Algor/Calor und Depletion/ Repletion, also

Calor der Intima und Extima

Zu einer endogenen Calor-Affektion kommt eine exogene hinzu.[1] Man beobachtet mithin zunächst ein rotes Gesicht, Kopfschmerzen, quälende Hitze, Durst, trockenen Hals und trockene Zunge, später Unruhe und wirre Reden.

Algor der Intima und Extima

Zu einer exogenen Algor-Heteropathie tritt eine endogene struktive Stauung. Dabei beobachtet man zunächst plötzliche Leibschmerzen mit Erbrechen und Durchfall, kalten Gliedern, später Frostschauder ohne Schweiß, Schmerzen im Kopf und im ganzen Körper.

Calor der Extima mit Algor der Intima

Ein zunächst Lienal- und Stomachorbis befallender depletiver Algor unterliegt zusätzlich der fieberauslösenden Wirkung einer Ventus-Heteropathie. Dabei treten auf: Fieber ohne Schweiß, Kopfschmerz, Husten; Durchfall; der Urin ist hell bis farblos, der Zungenkörper geschwollen, der Zungenbelag gelblich, feucht, verwaschen.

Extimaler Algor mit intimalem Calor

Frostschauder, Fieber, kein Schweiß; Schmerzen im Kopf und im ganzen Körper; Keuchen, Unruhe, Durst; *pp. superficiales* oder *intenti.*

Repletion in Extima und Intima

Fieber mit Frostschaudern, kein Schweiß; Schmerzen in Kopf und Körper; Unterleib schmerzhaft, dabei druckempfindlich; stockender Urin und Stuhl; *pulsus repleti.*

---

[1] Vgl. beiläufig die S. 140 unten.

Depletion von Extima und Intima

Ventus-Permotion äußert sich durch spontane Schweiße, Schwindel; Sehstörungen, pectanginöse Zustände; Durchfall, *pulsus invalidi.*

Extimale Depletion mit intimaler Repletion

Ventus-Permotion: spontane Schweiße; Stuhlverstopfung, Unterleib hart und schmerzhaft, druckempfindlich; Zungenbelag: dick, verwaschen.

Extimale Repletion mit intimaler Depletion

Frostschauder, kein Schweiß; Kopfschmerzen, diffuse Schmerzen im Körper; Brechreiz; harter Unterleib, Wechsel von Leibschmerzen und Durchfall; Durstlosigkeit.

Die soeben gegebenen Beispiele für die kombinierte Anwendung der Leitkriterien auf typische Symptomenkomplexe veranschaulichen zugleich die Flexibilität und Präzision der Werkzeuge bei der Definition des einmaligen Gepräges aller nur denkbaren Krankheiten. Eine allein aus der fortgesetzten praktischen Anwendung erwachsende Vertrautheit mit diesen Werkzeugen eröffnet die Möglichkeit — nicht: Notwendigkeit! — weiterer Abstufungen, wie deren in China besonders vor dem Hintergrund der algorläsiven Pathologie[1] häufig anzutreffen sind. Als Beispiele aus letzterer nenne ich:

Halb Extima-, halb Intima-Symptome

Alternanz von Fieber und Frieren, Völlegefühl auf der Brust und unter den Rippenbögen; Unruhe, Übelkeit, Brechreiz, Anorexie; bitterer Mundgeschmack, trockener Mund; Trübsichtigkeit, saitenförmige Pulse (*pp. chordales*).

Übergang aus der Extima in die Intima

Dabei ist zunächst der Urin klar und reichlich — ein reines Extima-Zeichen. Später tritt Übelkeit, bitterer Mundgeschmack, Druck auf der Brust, Appetitverlust auf (= Übergangssymptome); endlich zeigt sich Unruhe, Schlaflosigkeit, Durst bei klebrigem Gaumen, wirren Reden; Stuhlverstopfung oder Bauchschmerzen mit Durchfall (= Intima-Zeichen).

Übergang aus der Intima in die Extima

Anfänglich besteht innere Hitze, Unruhe, Hustenreiz, Druck auf der Brust, später folgen Fieber mit Schweißausbrüchen, auch Exantheme.

(3) Algor und Calor (*han* und *re*)

Die Leitkriterien von Algor und Calor dienen zur Qualifikation der Lebensdynamik, bedeuten also eine erneute Polarisation der Aktivität, des Yang.

Die Qualifikation als 'Algor' weist auf eine Verlangsamung von Funktionen, von Aktivität des Metabolismus, der Reaktionsgeschwindigkeit und beiläufig, unter bestimm-

---

[1] Vgl. unten die SS. 136 - 145.

ten Umständen, auch eine Verminderung der Körperwärme, ein Gefühl lokaler oder allgemeiner innerer Kälte.

Die Qualifikation als 'Calor' weist demgegenüber auf eine Beschleunigung der Funktionen, der Aktivität, der Aktionen und Re-Aktionen des Metabolismus — und nur unter bestimmten Voraussetzungen auch auf eine Steigerung der Körperwärme, auf lokale und allgemeine Hitze und auf eine gesteigerte Verdunstung, Zerstreuung der Flüssigkeiten einschließlich der Gewebeflüssigkeiten.

Algor bedeutet also eine Hemmung, Stauung, Einstauung jener Dynamik, Calor demgegenüber eine Beschleunigung, Entfesselung, Zerstreuung (und damit drohende Erschöpfung) jener Dynamik bzw. Aktivität. Entsprechend können diese Leitkriterien zur Differentialdiagnose der vielfältigsten Symptome und Syndrome dienen, wie die gegenüber zusammengestellte Tafel erkennen läßt.

Die chinesischen Worte für die Leitkriterien Algor und Calor lauten *han* und *re*. Zwar bedeutet *han* zu allen Zeiten in der Gemeinsprache, aber auch noch bei der Beschreibung der sinnlich registrierten Symptome, 'kalt', 'Kälte'; und *re* ebenso 'heiß' und 'Hitze'. Doch besteht natürlich kein Zweifel, daß in China die abstrakte Verwendung von *han* und *re* als unsinnliche Leitkreiterien — wie das Wort 'Abstraktion' = "Abziehung", "Ableitung" ja ausdrückt — von den sinnlichen und alltäglichen Begriffen hergeleitet ist. Festzustellen ist allerdings, daß im Chinesischen die begriffliche Unterscheidung der semantisch-gedanklichen bis heute nicht gefolgt ist.[1] Auf jeden Fall haben sich daraus zu allen Zeiten in China bei in der Theorie nur oberflächlich unterwiesenen Medizinern schwerste Probleme ergeben, und in der Neuzeit sogar dramatische Fehlbehandlungen am laufenden Band: wenn die gedankliche Unterscheidung zwischen konkret sinnlich und abstrakt qualifizierend nur gedanklich und nicht explizit verbal vollzogen wird, so bemerkt der Anfänger und Dilettant nicht, daß auch ein tagelang anhaltendes Fieber Zeichen eines Algor-Befundes, ja einer Algor-Heteropathie[2] sein kann, und wird dann bedenkenlos Refrigeranzien in Rezepturen einsetzen, die dann in kürzester Zeit den unvermeidlichen Exitus des Patienten herbeiführen. In unserer westlichen Terminologie, in der sich von der Sprachstruktur her deutliche Unterscheidungen für abstrakte und sinnliche Aussagen anbieten, ist solchen Mißverständnissen weitgehend vorgebeugt.[3]

---

[1] Diese Unterlassung hat nicht nur historische sondern vor allem strukturelle Gründe der chinesischen Sprache, auf die ich an anderer Stelle, vor allem auch in meinen sinologischen Lehrveranstaltungen fortgesetzt eingehe, die hier zu erörtern aber nicht der Platz ist. Ich nenne nur die Stichworte extrem kleiner Phonembestand und *voces mediae*. — Vgl. auch PORKERT, *Die Verweigerung des Kreuzes auf dem Kreuzweg* . . . , ERANOS-Jahrbuch 1987

[2] Vgl. unten S. 69.

[3] Aus Gründen, die ich im Vorwort genannt habe, bestand auch bei mir zum Zeitpunkt der Abfassung des Lehrbuchs der chinesischen Diagnostik vor zwei Jahrzehnten nur eine prinzipielle und allgemeine Klarheit über diesen Sachverhalt. Deshalb hatte ich damals zwar schon die Begriffe von Algor und Calor für die Leitkriterien (und ein Agens) gebraucht, zugleich aber der nur aus der chinesischen Sprachsituation verständlichen Diskussion über *algor falsus* und *calor falsus* Raum gegeben. Tatsächlich verhält es sich so, daß dann, wenn in der Fallkritik einer chinesischen Diagnose *jiahan* und *jiare* erörtert werden, der methodisch unzureichend geschulte Mediziner die Unterscheidung zwischen Sinnlich und Abstrakt, Kälte und Algor, Hitze und Calor nicht vollziehen konnte.

Diagnoseverfahren	Algor-Zeichen	Calor-Zeichen
Inaugenscheinnahme	Der Patient liegt zusammengekrümmt, mit angezogenen Beinen, er zeigt ein starkes Ruhebedürfnis, eine blasse bis grünliche Gesichtsfarbe, klare und feuchte Augen, das Verlangen, diese zu schließen; entweder bleiche oder bläulich-violett verfärbte Lippen, ebensole Nagelfelder. Der Zungenbelag fehlt oder ist weiß, schlüpfrig und in jedem Fall feucht. Der Zungenkörper ist blaß, höchstens zartrosa. Auswurf ist reichlich vorhanden, dünnflüssig, klar bis weiß.	Der Patient liegt mit ausgestreckten Beinen auf dem Rücken, bewegt sich leicht und gern, zeigt auffällige Unruhe; sein Gesicht ist gerötet, die Skleren sind injiziert, die Augen weit geöffnet; sie blicken neugierig umher. Lippen trocken und rissig oder rot und gedunsen, die Nagelfelder intensiv gerötet bis dunkel-violett. Zungenbelag verdickt, gelb bis schwärzlich, darauf mitunter stachelige Erhebungen, trocken; der Zungenkörper geschrumpft, hart, lederartig. Auswurf ist spärlich, gelblich und zäh.
Die Beurteilung von Klang und Geruch	Der Geruch der Ausscheidungen und Ausdünstungen ist schwach, äußerstenfalls dem von rohem Fisch oder rohem Fleisch ähnelnd. Der Patient ist still und wortkarg oder spricht langsam und zögernd.	Der Geruch der Ausscheidungen und Ausdünstungen ist intensiv, oft penetrant und auffallend. Der Patient ist laut und geschwätzig, oft erregt.
Befragung	Sofern Schmerzen vorhanden sind, sind diese ortsfest, beharrlich, chronisch, in der Intensität stark bis extrem, doch wenig moduliert, daher dumpf und quälend. Durstlosigkeit, evtl. das Verlangen nach warmen Speisen;viel Speichel. Klarer, reichlicher Urin, durchfällige Stühle.	Schmerzen fortwährend moduliert, plötzlich auftretend, wenn heftig, dann nicht beharrlich; so reagieren sie deutlich und rasch auf therapeutische Einwirkungen oder gesteigerte Belastungen. Durst und zumeist das Verlangen nach kühlen Getränken; Speichel und Urin vermindert, der Urin stets dunkelgelb bis rötlich gefärbt; Stuhlverstopfung.
Tastung	Die Extremitäten fühlen sich kühl bis kalt an; die Pulse sind vertieft (*mersi*), geschmälert (*minuti*), verlangsamt (*tardi*), gemächlich(*languidi*), intent (*intenti*).	Die Extremitäten fühlen sich warm an; die Pulse zeigen Beschleunigung in allen Varietäten, also *pp. celeri, agitati, concitati*, u. U. auch Oberflächlichkeit, also *pp. superficiales, exundantes et magni.*

(4) Depletion und Repletion (*xu* und *shi*)

Die Leitkriterien von Depletion und Repletion sind in semantischer und (zumindest was die westlichen Begriffe anlangt, auch in) etymologischer Hinsicht komplementär, sie beziehen sich aber zugleich auch auf komplementäre Grundpostulate, nämlich die Orthopathie und (eine oder viele) Heteropathie(n).[1]

Depletion deutet metaphorisch und von der lateinischen Etymologie her einen "ungenügenden Füllungszustand", eine "Unterfüllung" einer Reserve oder eines Potentials an. Und dies ist exakt die Bedeutung des chinesischen Begriffs *xu*. Eine solche qualifizierende Aussage einer verminderten Füllung oder Fülligkeit kann kategorisch nur in Bezug auf die Orthopathie gemacht werden.

Repletion bedeutet von der lateinischen Etymologie und vom Bild her einen "übermäßigen Füllezustand", die Überladung eines Potentials an — entsprechend dem im chinesischen Begriff *shi* liegenden Bild eines prall gefüllten Sacks. Repletion kann kategorisch nur im Hinblick auf die oder verschiedene Heteropathien konstatiert werden, also jene abgespaltenen, schrägläufigen, verfremdeten, der Orthopathie "entfremdeten", diese störenden und pervertierenden Potentiale und Energiebeträge.[2]

Anders herum formuliert, die diagnostische Wertung 'Depletion' drückt stets eine Schmälerung, Labilität, Anfälligkeit, verminderte Kraft der Orthopathie aus. Und die diagnostische Qualifikation 'Repletion' unterstellt zwingend das Auftreten, die Wirksamkeit, das Vorhandensein von Heteropathien. Wären solche Heteropathien nicht durch Energiebeträge aufgeladen, die der Orthopathie entzogen, von dieser abgetrennt worden sind, so würden sie überhaupt nicht existieren, ließen sich also sinnlich diagnostisch nicht wahrnehmen.[3]

Die Begriffe 'Depletion' und 'Repletion' sind sauber und ausdrücklich von anderen in der chinesischen Medizin gebräuchlichen Begriffen wie 'Defizienz' und 'Hinfälligkeit' (*shuai*) auf der einen, 'Redundanz' (*taiguo*) und 'Vigor' (*sheng*) auf der anderen Seite abzugrenzen. Hinfälligkeit ist ein deutliches und evidentes Krankheitszeichen, ein Symptom: auffallender Kräftemangel, Leistungsschwund. Defizienz ist eine allgemeine Charakterisierung von Funktionsintensitäten sowohl im Mikrokosmos als auch im engeren und weiteren (kosmischen) Milieu, eine Aussage über einen zu niedrigen Energiepegel. Depletion hingegen bezieht sich eng und streng auf die Orthopathie eines Individuums. Depletion ist an sich kein Krankheitszeichen (sondern ein Leitkriterium!); noch ist sie die Behauptung oder Definition einer pathologischen Entgleisung, sondern nur der Disposition zu einer solchen. Mit anderen Worten, unter bestimmten Voraussetzungen, beispielsweise während der Rekonvaleszenz oder im hohen Alter, kann unter Schonbe-

---

[1] Vgl. oben die SS. 14ff.

[2] Vgl. S. 16 oben und die Abb. 4.

[3] Vgl. die gleiche Abbildung 4.

dingungen eine "Depletion" (der Orthopathie) von vollkommenem Wohlbefinden und im wesentlichen uneingeschränkter Präsenz und Leistungsfähigkeit begleitet sein.

Völlig entgegengesetzt verhält es sich mit Repletion. Diese bedeutet, wie schon gesagt, die energetische Besetzung, ja Übersetzung, also die Bindung von Kräften in desintegrierten und desintegrierenden Funktionen und Prozessen und, nach deren Somatisierung, auch in solchen Geweben. Daher bedeutet Repletion *per definitionem* stets eine Beeinträchtigung, Belastung, Schmälerung des Wohlbefindens, der Gesundheit, der Leistungsfähigkeit, der Verfügungsgewalt über die vitalen Ressourcen. Ja schlimmer noch, die Korrektur von Repletion ist — wiederum *per definitionem* — selbst bei sorgfältiger Diagnose und Therapieführung nur dann relativ konservativ, d. h. die vitalen Ressourcen erhaltend, möglich, wenn es sich um extimale (= Yang-), also funktionelle Repletionen handelt; intimale und Yin-Repletionen hingegen entsprechen angesammelter Dysfunktion im Gewebe, entsprechen entartetem Gewebe, dessen Entfernung eine Schmälerung, Amputation vitalen Potentials bedeutet.

Der Vollständigkeit halber sei angemerkt, daß Vigor eine übermäßige Entfaltung von Potential im Mikrokosmos und Makrokosmos bedeutet und Redundanz (*taiguo*) ein übermäßiges Angebot einer bestimmten Energieform, in der Regel aus dem Milieu bzw. aus dem Kosmos.[1]

Endlich ist an dieser Stelle bereits zu erwähnen, daß die Leitkriterien von Depletion und Repletion streng und eng zu zwei speziellen Therapiemaßnahmen der chinesischen Medizin korreliert sind, nämlich zu Suppletion und Dispulsion (*bu* und *xie* bzw. *xiao*). Die Suppletion[2] bedeutet die Wiederherstellung der harmonischen Integrität der Orthopathie. Die Dispulsion[3] bedeutet die Auflösung und Ableitung, Auflösung heteropathischer Energien oder Stoffansammlungen. Praktisch kennen alle Heilverfahren der chinesischen Medizin, also die Arzneimitteltherapie, die Aku-Moxi-Therapie, die Premoprehension suppletive wie dispulsive Verfahren, wobei aus in den entsprechenden Lehrwerken erläuterten Gründen die Stärke und Leistungsfähigkeit der einzelnen Techniken unterschiedlich akzentuiert ist.[4]

Typische Symptomatik von Depletion und Repletion

Wie schon angedeutet, sind die Qualifikationen von Depletion und Repletion sowohl auf Zeichen funktioneller als auch somatischer Anomalien anzuwenden, in die Begrifflichkeit der chinesischen Medizin übersetzt, sowohl auf das Qi als auch das Xue.[5]

---

[1] Vgl. auch PORKERT, *Theoretische Grundlagen...*, SS. 64ff.

[2] Vom Lateinischen *supplere* = 'ergänzen', 'auffüllen', entsprechend dem chinesischen Äquivalent *bu*, 'auffüllen', 'ergänzen', 'vervollständigen', 'vollständig machen'.

[3] Vom Lateinischen *dispellere* = 'zerstreuen', entsprechend dem chinesischen *xie* oder *xiao* = 'ableiten', 'zerstreuen'

[4] Vgl. PORKERT, *Klinische chinesische Pharmakologie, Klassische chinesische Rezeptur* und PORKERT/HEMPEN, *Systematische Akupunktur.*

[5] Vgl. unten die SS. 146f.

Entsprechend kann man sowohl von Depletion als auch Repletion des Qi, von Depletion und Repletion des Xue sprechen — oder von in verschiedenen Bereichen des Körpers gleichzeitig festzustellenden Depletionen und Repletionen.

Was mit solchem gleichzeitigen Auftreten von depletiven und repletiven Symptomen gemeint ist, sei an folgenden Beispielen und Kommentaren bekannter chinesischer Mediziner veranschaulicht.

Der Kliniker Yu Genchu meint: "Unter lauter depletiven Symptomen tauchen plötzlich Zeichen von Repletion auf. Wenn bisher auch im ganzen Körper nur depletive Symptome vorhanden waren und jetzt sich Repletion nur an einer oder zwei Stellen manifestiert, so erfordern gerade letztere die dringlichste Aufmerksamkeit. Tauchen unter lauter repletiven Symptomen plötzlich Zeichen von Depletion auf, so erfordern diese, auch wenn bisher nur repletive Symptome vorhanden waren und die Depletion nur an ein oder zwei Stellen auftritt, jetzt die dringendste Aufmerksamkeit. Es gilt hier, wie Zhang Jingyue dies formulierte: "Der Einzelgänger führt Verrat im Schilde."

"Nennen wir als konkreten Fall zunächst den einer Frau, bei der alle Zeichen der "trockenen Ausmergelung des Xue" gegeben sind: ihr Gesicht ist welk und schmal, ihr Körper abgemagert, ihr Fleisch geschrumpft, ihre Haut trocken; sie ist unruhig und voll innerer Hitze, ihr Appetit ist vermindert — all dies durchwegs eklatante Depletion-Symptome. Tritt nun zu diesen plötzlich ein purpurn gefärbter oder dunkler Zungenkörper oder ein Zungenkörper, der am Rande Stauungspunkte zeigt, stockt der Monatsfluß bei ihr über längere Zeit, wird der Puls kraftlos doch *asper*, so bedeutet dies, daß sich in der Depletion eine Repletion ausbildet, und daß das erste Augenmerk des Behandlers der Behebung der Stauung gelten muß.

"Oder man hat den Fall eines abgemagerten Patienten, dessen Leib sogleich nach Aufnahme von Nahrung und Getränken anschwillt. Sein Gesicht hat einen grünlichen, gelblichen oder schwärzlichen Stich; Körper und Gesicht sind abgemagert, die Extremitäten aber gedunsen, die Ausscheidungen erfolgen stockend, der Zungenkörper ist tief- bis scharlachrot, der Zungenbelag trocken und rauh oder gelb und klebrig; bei den Pulsen beobachtet man *pp. lenes, languidi* oder *mersi, minuti, chordales, celeri*. Daraus ist zu schließen, daß inmitten von Repletion Depletion auftritt, weshalb in der Therapie neben vorsichtiger Purgation eine reichliche Suppletion angezeigt ist.

"Zu erinnern ist noch an die beiden entgegengesetzten Fälle — einmal, daß ein schwächlicher labiler (der Konstitution nach zu Depletion disponierter) Patient von einer repletive Symptome hervorrufenden Krankheit befallen wird (etwa von *algor laedens*, oder durch den Genuß unbekömmlicher Nahrung), das andere Mal, daß ein kräftiger und robuster Patient von einer zu Depletion-Symptomen führenden Krankheit erfaßt wird (etwa als Folge starken Blutverlustes oder körperlicher Überanstrengung)."[1]

---

[1] Zitiert nach S. 112 des *Zhongyi Zhenduanxue Jiangyi*, vgl. die Bibliographie.

Als konkrete Symptomatik ist nun zunächst zu nennen:

Diagnoseverfahren	*Zeichen der Depletion*	*Zeichen der Repletion*
Inaugenscheinnahme	Der Patient wirkt leicht und zerbrechlich, seine Haut zeigt einen nur leichte Rötung; Schweißausbrüche sind häufig, doch auf einzelne Körperteile wie Achselhöhlen, Stirn, Rücken oder Hals beschränkt, nicht profus.	Der Patient wirkt schwer, hart und kräftig, oft gespannt. Seine Poren sind geschlossen, die Haut wirkt eher fettig als feucht, ohne Rücksicht auf ihre Tönung. Die Schweißabsonderung ist auffällig gering.
Beurteilung von Klang und Geruch	Die Stimme des Patienten wirkt dünn, oft leise oder brüchig; die Atmung geht leise, oft unhörbar und flach.	Die Stimme klingt markig, dröhnend, polternd, mitunter "knödelnd", d. h. verdrückt und gestaut; die Atmung ist vernehmlich, geräuschvoll, oft keuchend; mitunter besteht Schleimrasseln.
Befragung	Schmerz, *durch Druck gebessert*. Der Patient ist wetterfühlig und nur gering belastbar; seine Reaktionen auf Reize sind disproportional, d. h. zu gering oder übersteigert.	Schmerz, *durch Druckanwendung verschlimmert*. Der Patient ist relativ reaktionsarm gegenüber Umwelteinflüssen; Appetit und Ausscheidungen sind beeinträchtigt bzw. gehemmt.
Tastung	Ohne Rücksicht auf das Geschlecht des Patienten wirkt ein depleter Situs oder das Gewebe bei Depletion allgemein auffällig nachgiebig — trotz äußerer Fülle der Gestalt. Es können deplete Pulse aller Varianten, also *pp. minuti, lenes, invalidi, evanescentes, breves, diffundentes, lenes, molles,* . . . bestehen.	Das Gewebe am getasteten Situs oder allgemein fühlt sich auffallend hart, unnachgiebig, verspannt an. Die Pulse zeigen Repletion aller Varianten, also *pp. repleti, mobiles, lubrici, intenti.*

Depletion des Qi

Depletion des Pulmonalqi
Asthma, Kurzatmigkeit, spontane Schweiße, kraftlose Stimme;

Depletion des Qi der Mitte (d. h. in Lienal- und Stomachorbis)
Mangelnde Lebenswärme in den Extremitäten, intermittierende Gedunsenheit des Bauches, Bauchschmerzen, durch Druck gebessert; Appetitlosigkeit, Darniederliegen der

Verdauung; Stühle: durchfällig oder flüssig; Kraftlosigkeit und Taubheitsgefühl in Händen und Füßen.

Depletion des Renalqi ('qi primum')

Emporwallen der erschöpften aktiven Energie, mithin rote Flecken auf den Wangen; belegte Stimme; Halsschmerzen; Ohrensausen, temporäre Taubheit auf Grund von Erschöpfung; Schwindel, Herzklopfen, träge, schwerfällige Rede, Speichelfluß aus dem Mund; abwechselnd Verengung und Weitung der Pupillen, Lidzucken, Zucken der Glieder, der Hände; unregelmäßiger Atemrhythmus.

Repletion des Qi

Repletion des Pulmonalqi

Verspannte, harte Brust; Schwindelgefühl, viel Schleim, Atembeschwerden bis zur Unerträglichkeit einer horizontalen Lage; der Patient atmet durch den Mund, zieht die Schultern hoch.

Repletion des Stomachqi

Mitte gestaut, Geräusche und Kollern im Magen, fauliges oder saures Aufstoßen; im Extremfall Unmöglichkeit jeder Nahrungsaufnahme, Würgen und Erbrechen;

Repletion des Qi aller Intestinalorbes

Träge Funktionen im Bauch; Bauch gedunsen, angefüllt; Nabelgegend schmerzhaft; Stuhl entweder trocken und hart oder durchfällig, dabei rot oder weiß gefärbt; im Extremfall ringt der Patient nach Atem, kann nicht liegen, redet irre, hat periodisch steigendes und sinkendes Fieber.

Repletion des hepatischen Qi

Kopfschmerz, Schwindel.

Depletion des Xue

Blasse Lippen, bleiches Gesicht, nervöse Unruhe, Schlaflosigkeit, geistige Erschöpfung; Defizienz der Säfte, daher trockene Zunge, rissige Lippen, nächtliches Fieber mit Schweißen im Schlaf; Muskelzuckungen; im Extremfall Krämpfe und *tics convulsifs*.

Repletion des Xue

Hämatome; schmerzhafte, verspannte Muskulatur, lanzinierende Schmerzen in Brust, Flanken, Leibesmitte, in Schultern und Armen; von der Brust ausstrahlende Hitzesensationen; Schmerzen und Schwellungen in der Magengegend; lanzinierende Schmerzen in der Nabelgegend, im Unterbauch; Zungenkörper purpurfarben oder dunkelrot oder mit purpurnen Flecken am Rand; Stühle schwarz; Pulse: *asperi aut fixi.*

Wie die soeben gegebenen Aufzählungen zeigen, haben auch funktionelle, nach Depletion und Repletion zu qualifizierende Befunde eine sehr deutliche Bereichsbezogenheit oder sogar topologische Lokalisation der Störung. Daher erweist es sich oft als sinnvoll, in die normierende Qualifikation der Befunde über die direktionalen Normkonventionen hinaus sogleich auch deren systematischen Bezug[1] einzubeziehen, also von orbisbezogener oder leitbahnbezogener Depletion und Repletion zu sprechen. Als Beispiele für erstere mögen die nachfolgenden typischen Zuordnungen dienen.

Depletion des Qi in bestimmten Orbes

Depletion des Cardialorbis
Verzagtheit, Traurigkeit; Spannung in Brust und Abdomen, Schmerzen am Rippenbogen; Erschöpftheit.

Depletion des hepatischen Orbis
Verschwommene Sicht; Schrumpfung des Skrotums, Krämpfe; Ängstlichkeit.

Depletion des Lienalorbis
Paretische Extremitäten; darniederliegende Verdauung, harter, gespannter Unterleib; verzagte, gedrückte Stimmung.

Depletion des Pulmonalorbis
Atemnot, flacher Atem; trockene Haut.

Depletion des Renalorbis
Schwindelgefühl, Vergeßlichkeit, steifer Rücken, Glieder schmerzhaft und bewegungsunfähig; Morgendurchfälle oder vergeblicher Stuhldrang, Urinverhaltung oder unwillkürlicher Urinabgang; unwillkürlicher Samenverlust.

Repletion des Qi in einzelnen Orbes

Repletion des Cardialorbis
Launenhaftigkeit, seltsame Anwandlungen; Lachkrämpfe.

Repletion des hepatischen Orbis
Schmerzen in der Flankengegend und im Mittelbauch; cholerische Stimmung.

Repletion des Lienalorbis
Gespannter, harter Leib, Völlegefühl; Stuhlverstopfung; Gedunsenheit des Körpers.

---

[1] Vgl. das folgende Kapitel IV.

Repletion des Pulmonalorbis
Kontravektionen des Qi mit Atemnot, Keuchen, Hustenreiz.

Repletion des Renalorbis
Stauung im Bereich des Unterbauchs, dabei Schmerzen und Schwellung.

Mit dem Blick auf die vorangehenden Beispiele sei daran erinnert, daß sowohl die Außenorbes (Aulikorbes) als auch die Leitbahnen indirekt an der Symptomatik des Innenorbis (Horrealorbis) teilhaben.[1]

---

[1] Was unten im Kapitel IV, SS. 75ff und auch in der Falttafel nach S. 80 zum Ausdruck kommt.

2. Normen der zweiten Abstraktionsebene: Die Agenzien der Krankheit (*bingyin*)

Durch Anwendung der Leitkriterien zur eindeutigen Definition beobachteter und registrierter Symptome kann man zwar bereits einen so hohen Grad der Eindeutigkeit und Allgemeinverbindlichkeit erreichen, daß dieser für die Behandlung einfacher, unkomplizierter Störungen einerseits, und für eine allgemeine Grundorientierung des Diagnostikers und die Festlegung einer Grunddiagnose ausreicht. Er reicht jedoch nicht aus für die Behandlung komplexer Befunde, sehr untypischer Befunde und wohl auch nicht für den völlig eindeutigen Austausch diagnostischer Daten mit unbeteiligten Dritten oder für eine rational schlüssige Wiederaufnahme, eine Weiterbeschäftigung mit den Untersuchungsergebenissen aus längerem zeitlichen Abstand. Seit den Anfängen ihrer Wissenschaftlichkeit hat sich denn auch die chinesische Medizin in maßgebenden Schriften,[1] ausformuliert sodann in dem bis ins 20. Jahrhundert für die einschlägige Begriffs- und Theorienbildung maßgebenden Werk "Erörterung darüber, wie die drei[Arten von] Agenzien letztlich der Ursprung aller Krankheit sind" (*Sanyin ji yibing Yuanlun*)[2] auf eine zweite Ebene der Abstraktion erhoben, jener der Agenzien (*yin* oder *bingyin*). Diese Agenzien sind durch direktionale Normkonventionen definierte Heteropathien oder, wir können auch umgekehrt sagen, als Normkonventionen definierte Heteropathien.

Entsprechend dem induktiv-synthetischen Erkenntnismodus der chinesischen Medizin haben diese auf der 2. Ebene der Abstraktion definierten Heteropathien im Kontext der chinesischen Medizin eine analoge Funktion wie in der kausal-analytischen westlichen Medizin die "Ursachen" (*causae*) — natürlich mit dem Unterschied, daß Heteropathien und Agenzien als in der Gegenwart gegebene und wirksame Faktoren postuliert werden, wohingegen Ursachen auf einer vergangenen Zeitebene postuliert sind.[3] Was beide Arten von Faktoren — Agenzien und Ursachen — gemeinsam haben, ist daß ein einziger solcher durch eine Kette von Vernunftschlüssen abstrahierter Faktor für eine große, u. U. unendliche Vielfalt von Einzelwirkungen als bedingend angenommen wird.Und auch für die Agenzien trifft zu, daß diese Normkonventionen trotz des hohen Grads ihrer Abstraktion historisch und begrifflich — nicht anders als solches durch viele Jahrhunderte für die westlichen Wissenschaften gilt — aus dem empirischen Umfeld der Disziplin, also der chinesischen Medizin, abgeleitet worden sind. Dies bedingt eine große Einfachheit der Begriffe, die in jüngster Zeit vor dem völlig veränderten Hintergrund westlicher Wissenschaft auch in China, aber natürlich im Westen, fehlgedeutet wird: aus Einfachheit und bildlicher Nähe zur Erfahrung schließt man auf Primitivität, auf

---

[1] Im *Zabinglun* des Zhang Zhongjing, 2. Jahrhundert unserer Zeitrechnung.

[2] Im Jahr 1174, also unter der südlichen Song-Dynastie veröffentlicht von dem hochbegabten Chen Yan (Wuze).

[3] Vgl. hierzu die Ausführungen in POLS..

"Erfahrungsheilkunde", "archaische Volksmedizin", "Ethnomedizin" — und was der Mißverständnisse mehr sind. Man übersieht dabei geflissentlich, daß die große Mehrzahl der heute in den nichtexakten westlichen Wissenschaften üblichen Konstrukte weder den Grad der Abstraktheit der chinesischen Agenzien erreichen, noch gar als direktionale Normkonventionen verstanden werden können.

Im oben zitierten Werk werden drei Gruppen von Agenzien unterschieden, denen wir uns nun im einzelnen zuwenden wollen, nämlich a. äußere Agenzien: die (Sechs) Exzesse, b. Innere Agenzien: die (Sieben) Emotionen, schließlich c. neutrale Agenzien, das sind weder innere noch äußere Agenzien.

Die (sechs) Exzesse (liuyin)

Als 'Exzesse' (yin) sind sechs Agenzien direktional normiert, von denen man unterstellt, daß sie primär von außen auf ein Individuum einwirken und dadurch im Individuum eine oder mehrere Heteropathien identischer Qualität induzieren können. Die (sechs) Exzesse sind: Ventus (feng), Algor (han), Aestus (shu), Humor (shi), Aridität (zao) und Ardor (huo).

(1) Ventus (feng)

Das chinesische Wort feng bedeutet, wie das lateinische ventus, 'Wind'. Ventus hat als Grundqualifikation[1] die der Wandlungsphase Holz: potentielle Aktivität, womit zugleich seine besondere Affinität zum Frühling, zum hepatischen und fellealen Orbis ausgedrückt ist. Dies ist der erste Grund, weshalb die Aufzählung der Exzesse mit Ventus beginnt; der zweite ist, daß Ventus als 'caput' (yuan), d. h. als Anführer aller übrigen exogenen Agenzien betrachtet wird, zugleich der einzige Exzess ist, der mit allen übrigen kombiniert werden kann im Hinblick auf die Definition entsprechend komplexer Symptomenbilder; also Ventus-Algor, Ventus-Aestus, Ventus-Calor, Ventus-Aridität und Ventus-Ardor.

Entsprechend der Wandlungsphasenqualifikation — potentielle Aktivität, Potenzierung von Aktivität — sind die allgemeinsten, durch Ventus definierten, induzierten Störungen jede Art von Spastizität, und in der Gegenphase Lähmungserscheinungen. Dieser Grundbefund erhellt auch die Qualität von Ventus-Schmerzen: sie sind wandernd, also öfter den Ort und die Intensität wechselnd, können plötzlich auftreten und auch wieder abklingen; sie sind flüchtiger Natur. Ebenso ergeben sich zwanglos aus der Spastizität Sehstörungen, Schwindel und Benommenheit. Eine extreme Ausprägung von Ventus ist die percussio venti (also "Ventus-Schlag"), die im wesentlichen prä-apoplektischen und apoplektischen Ereignissen entspricht, sowie deren Sequelen: Ohnmacht, Paresen, Sensibilitätsverlust.

---

[1] Vgl. hier und bei allen übrigen Eintragungen die Falttafel nach S. 80.

Das typische Zeichen von Ventus ist die Saitenförmigkeit (*chordalitas*) des Pulses.

Als häufige Syndrome mit Ventus sieht man: Fieber begleitet von Frostschaudern, Benommenheit, Kopfschmerzen, eine verstopfte Nase, belegte Stimme, Tränenfluß, Schmerzen im Hals, *pp. superficiales sive languidi* und einen dünnen, weißen Zungenbelag bei extimaler Ventus-Symptomatik. Hingegen betrachtet man bestimmte Exanthemkrankheiten, bestimmte die eben gegebene Charakterististik aufweisende Gelenkschmerzen, aber auch schmerzhafte, doch flüchtige Beulen und Höcker unter der Haut als tiefere, mithin intimale Ventus-Affektionen.

(2) Algor (han)

Algor, im Chinesischen morphologisch das gleiche Wort *han*, mit dem das Leitkriterium Algor und das sinnliche Erlebnis von "Kälte" bezeichnet wird, ist durch die Wandlungsphase Wasser als 'aktuelle Struktion', 'aktuelle Struktivität' qualifiziert, hat mithin eine besondere Affinität zum Winter und zu Renal- und Vesikalorbis. Aber selbstverständlich kann der Exzeß in jeder Jahreszeit und in allen Orbes Symptome induzieren. Definiert als 'Übersteigerung der Struktivität', bedingt der Exzeß Algor zwingend Schädigungen oder zumindest Hemmungen des Qi, der Aktivität.

Entfaltet sich eine Algor-Heteropathie in der Intima, so zeitigt sie die für Algor typischen Pulsikonogramme von *pp. tardi, mersi, intenti*. Auch treten Bauchschmerzen, Rumpeln in den Eingeweiden, Durchfall, Erbrechen auf, sowie ein blasser Zungenkörper mit weißem Belag.

Im Alltag häufig sind auch — beim Auftreten einer extimalen Algor-Heteropathie: Fieber ohne Schweiß, doch mit Schüttelfrost und Gänsehaut, mit Schmerzen in Nacken, Kopf, Rücken, Lendengegend oder diffus im ganzen Körper; dabei *pp. superficiales aut intenti*; weißlicher, feuchter Zungenbelag.

Affiziert die Algor-Heteropathie nur die Leitbahnen, so beobachtet man Krämpfe, schmerzhafte Beugung der Extremitäten, purpurne Verfärbung der Haut, sogar Algor-Flexus an Händen und Füßen; evaneszente Pulse.

(3) Aestus (shu)

Aestus weist auf die "drückende Hitze des Sommers". Der Exzeß ist durch die Wandlungsphase Feuer qualifiziert und hat eine Affinität zu den Cardial-, Pericardial-, Tenuintestinal- und Tricalorialorbes. Zwar stehen im Vordergrund der durch diesen Exzeß bedingten Symptomatik fiebrige Zustände mit ihren Begleiterscheinungen wie Benommenheit, Atemnot, extreme Müdigkeit, Schweißausbrüche, fahles, schmutzig aussehendes Gesicht, Durst, spärlicher, rotgefärbter Urin; *pp. celeri, depleti, superficiales*, ein roter Zungenkörper, dünner, gelber Zungenbelag; im Extremfall, bei Hitzschlag (*percussio aestus*) beobachtet man plötzliche Ohnmacht, beschleunigte Atmung, profuse Schweiße.

Nicht selten induziert Aestus in Verbindung mit anderen Exzessen syndromale Erscheinungen wie etwa:

Wenn der Patient sich zu heftig abgekühlt hat, entsteht ein Krankheitsbild, das man "in den Monaten der Sommerhitze induzierte Algorperkussion" (*shuyue zhonghan*) oder auch "struktiven Aestus" (*yinshu*) nennt — mit schweißnasser Haut, Schüttelfrost, Kopfschmerz, Benommenheit, evtl. auch mit Bauchschmerz, Erbrechen und Durchfall: denn das Qi, die aktive Energie wird durch die Struktivität von Algor in ihrer Entfaltung behindert.

Ein Zusammentreffen von Aestus und Humor wirkt sich vor allem auf die intestinalen Orbes aus: Dysenterie mit roten und weißen Faeces; sogar Cholera, die mit Erbrechen und Durchfall, Bauchschmerzen und Krämpfen einhergeht.

Ein "Subrepter Aestus", chinesisch *fushu*, wörtlich "sich verkriechender Aestus", ist zu postulieren, wenn gegen Ende des Herbstes malariaähnliche Krankheitszeichen eine typische Aestus-Infektion anzeigen — mit Symptomen wie: Druck in der Magengrube, träge Verdauung; am Nachmittag zunehmender, am Abend sehr heftiger Durst; Erleichterung nach einem in der Morgendämmerung einsetzenden Schweißausbruch.

Malaria (Wechselfieber).

(4) Humor (shi)

Humor, chinesisch *shi*[1], bezeichnet auf der Ebene sinnlicher Erfahrung "Feuchtigkeit". Als abstrakter Exzeß weist Humor auf eine Störung, also Schwächung oder Übersteigerung, aller durch die Wandlungsphase Erde bezeichneten integrativen Funktionen.[2] Damit ist zugleich eine spezielle Überlastung der mittleren Orbes, also von Lienal- und Stomachorbis (durch emotionale, intellektuelle, soziale, klimatische, diätetische Faktoren) konstatiert. Im Puls zeigt sich eine solche zunächst durch Behäbigkeit (*languiditas*), sodann durch Schlüpfrigkeit (*lubricitas*), endlich durch Mobilität (*mobilitas*).

Je nach topologischer Akzentuierung oder Wirktendenz von Humor-Heteropathien kann man unterscheidend wahrnehmen:

Benommenheit, verstopfte Nase, gelber Teint, schwer gehender Atem: 'humor superior';

Schwellung der Nase, Frauenleiden mit trübem Ausfluß: 'humor inferior';

Schweiß ohne Rücksicht auf die Umgebungstemperatur; Abgeschlagenheit, Gelenkschmerzen, Schwellungen: 'humor externus';

Druckgefühl auf der Brust, Schwellung in der Magengrube, Appetitlosigkeit, Brechreiz; Ikterus; Durchfälle: 'humor internus'.

---

[1] Ein anderer Begriff als der 'Repletion' ausdrückende — oben S. 60.
[2] Vgl. oben die SS. 42f.

(5) Ariditas (zao)

Ariditas, chinesisch *zao*, bezeichnet sinnlich "Trockenheit". Durch die Wandlungsphase Metall als "potenzielle Struktion" bzw. "potentielle Struktivität" qualifiziert, wird die besondere Affinität dieses Exzesses zu Herbst und zu Pulmonal- und Crassintestinalorbis verständlich.

Bei den aus diesem Exzeß resultierenden Heteropathien beobachtet man leichten Kopfschmerz, Schüttelfrost, Schweißlosigkeit, Husten, Halsschmerzen, verstopfte Nase, trockenen, weißlichen Zungenbelag bei "kühler Ariditas"; Fieber mit Schweiß, Halsschmerz und Durst, heftigen Hustenreiz mit Brustschmerzen; im Extremfall blutigen, eitrigen Auswurf, Trockenheit der Nase, gelben, trockenen Zungenbelag bei "warmer Ariditas". Die typischen Pulse bei Ariditas sind oberflächlich oder exundant, oft deplet oder minut.

(6) Ardor (huo)

Ardor, chinesisch *huo*, bezeichnet im Bereich sinnlicher Wahrnehmung 'Feuer'. Als Exzeß wird Ardor gleichfalls durch die Wandlungsphase Feuer als "aktuelle Aktivität" qualifiziert, bezeichnet mithin deren übersteigerte Entwicklung oder Auswirkung: extreme, lebensgefährliche, die struktiven Reserven schmälernde, rasch aufzehrende Dynamik.

Ardor kann als Mutation aus jedem der anderen klimatischen Exzesse hervorgehen. Die resultierende Heteropathie führt zu sehr heftigem und gefährlichem Krankheitsgeschehen, in dessen Verlauf die Säfte und damit die struktive Energie allgemein gefährdet sind. Symptome: Heftiges Fieber mit großer Unruhe, Durst, Halsschmerzen, gerötetes Gesicht, gerötete Skleren, trockener, gelber Zungenbelag mit spitzen Vorsprüngen, roter bis tiefroter Zungenkörper. Im Puls zeigt sich Ardor in allen Varietäten von Beschleunigung: *pp. celeri, mobiles, concitati, agitati.*

Die (Sieben) Emotionen (qiqing)

Der mit 'Emotion' wiedergegebene chinesische Ausdruck *qing* hat im Zusammenhang der chinesischen Medizintexte eine technisch verengte Bedeutung, nämlich "pathologisch entgleiste oder übersteigerte Gefühlsregung". Nachdem aber alle als *qing*, also "pathologische Emotionen" aufgezählten Begriffe in Wort und Zeichen absolut kongruent sind mit den Namen der gesunden, physiologischen Gefühlsregungen (hierfür der chinesische Ausdruck: *zhi*!) von denen indes im Kontext der chinesischen Medizin und Diagnostik praktisch nie zu reden ist, haben wir ohne Einbuße an Klarheit den als lateinisches Fremdwort hinreichend abgehobenen Begriff der Emotion für diese "erlebnismäßigen Exzesse" beibehalten.

Wie der Ausdruck 'Emotionen' schon andeutet, versteht man unter diesen Agenzien solche, die von innen heraus heteropathische Veränderungen induzieren.

Auch für die Emotionen besteht eine Wandlungsphasenqualifikation, die jedoch aus praktischen Gründen — die Gewinnung einer differenzierteren komplementären Bezugsnorm — durch die der Orbes ersetzt wird.[1] Dadurch wird für die Praxis das Verhältnis zwischen äußeren Exzessen und (inneren) Emotionen mediatisiert, d. h. ein mittelbareres. Die (sieben) Emotionen zählt man auf als

1. **Voluptas** ('Lust', *xi*)
2. **Ira** ('Erregung', *nu*)
3. **Sollizitud** ('Sorge', *you*)
4. **Kogitation** ('Grübeln', *si*)
5. **Maeror** ('Trauer' *bei*)
6. **Timor** ('Furcht', *kong*)
7. **Pavor** ('Schreck', *jing*).

Zwar stehen bei den auf Emotionen zurückgeführten Störungen die gemütsmäßigen Veränderungen im Vordergrund; diese sind aber übergangslos mit Dysfunktionen zu korrelieren, die primär durch Exzesse qualifiziert werden. Beispielsweise kann man eine Bewußtseinstrübung (= eine Affektion des koordinierenden Cardialorbis[2]) als Gegenphase zu übersteigerter Dynamik und Aktivität verstehen, also sowohl von dem Exzess Ardor oder der Emotion Voluptas her begründen; oder extreme Spastizität, die in einer Apoplexie gipfelt, sowohl vom Exzess Ventus als auch von der Emotion Ira ('Erregung') her verstehen.

(1) Voluptas ('Lust', xi)

Diese Emotion ist durch die Wandlungsphase Feuer — aktuelle Aktivität — qualifiziert und damit auf den Cardialorbis bezogen. Lust im Exzess bedingt eine Depletion des Qi dieses Orbis, mithin eine Zerstreuung der konstellierenden Kraft[3] und zu Überlagerungen der Energien des Cardialorbis durch jene des Renalorbis — mit Symptomen wie Bewußtseinstrübung, zusammenhanglosen wirren Reden, unkoordinierten Bewegungen und erratischem Gesamtverhalten.[4]

---

[1] Man vergegenwärtige sich die einzelnen Orbisikonogramme im folgenden Kapitel IV.

[2] Vgl. unten das entsprechende Ikonogramm auf SS. 89ff.

[3] Vgl. hierzu unten die S.148 und im Zweiten Teil die SS. 154f.

[4] Vgl. im übrigen die durch die Wandlungsphase Feuer qualifizierten Exzesse von Aestus und Ardor oben.

(2) Ira ('Erregung', nu)

Diese Emotion wird durch die Wandlungsphase Holz — potentielle Aktivität — qualifiziert und ist damit direkt auf den hepatischen Orbis, indirekt auf den Fellealorbis, des weiteren auf Cardial- und Renalorbis bezogen. Der hepatische Orbis fungiert als "Speicher" bzw. "Ausgleichsreservoir" des Xue, der individualspezifisch struktiven Energie. Repletion dieses Orbis begünstigt Erregung, Zornesausbrüche, die wiederum auf diesen Orbis zurückwirken, von dort Kontravektion des hepatischen Qi bedingen — mit Symptomen wie: roter Kopf, im Extremfall Ohnmacht und Schlaganfall.

(3) Sollizitud ('Sorge', you)

Sollizitud ist über die Wandlungsphasenqualifikation zunächst zu den Funktionen des Pulmonal- und Crassintestinalorbis korreliert. Hängt man fortgesetzt sorgenvollen Gedanken nach, so wird der Pulmonalorbis und mit seinen Funktionen die rhythmische Energieverteilung in allen Orbes beeinträchtigt, retrograd auch die harmonisierende Funktion des Lienalorbis — was Symptome bedingt wie: allgemeiner Tonusverlust, flache Atmung, Husten, Kurzatmigkeit, viel Schleim, Kraftlosigkeit in den Extremitäten, Schwellung des Bauchs, verminderter Appetit, Durchfälle.

(4) Kogitation ('Grübeln', si)

Kogitation ist über ihre Wandlungsphasenqualifikation als integrierende Funktion ("Nachdenken", "Überlegung") im Hinblick auf Merk- und Sinnesreize definiert. Zugleich ist damit ihr Bezug zum zentral ausgleichenden Lienalorbis ausgedrückt.

Übersteigerte Kogitation, pathologisch als "Grübeln" zu beschreiben, wird nicht selten ausgelöst durch vermehrte aktive Impulse wie überhaupt übersteigerte Aktivität — man beachte die die Verfassung von Cardial- und hepatischem Orbis — und führt zu einer Schädigung des Lienalorbis, die sich in Symptomen bekundet wie: Müdigkeit, Appetitverlust, Vergeßlichkeit, Herzklopfen, starkes Ruhebedürfnis, Schweiße im Schlaf und Abmagerung.

(5) Maeror ('Trauer', bei)

Maeror — diese Emotion wird ähnlich wie Sollizitud durch die Wandlungsphase Metall als "potentielle Struktivität" qualifiziert — wirkt deshalb primär auf den Pulmonalorbis zurück, mittelbar auf den Cardialorbis; Anhaltender Maeror bedingt Symptome wie: ein blasses, eingefallenes Gesicht, Teilnahmslosigkeit, verminderte Präsenz.

(6) Timor ('Furcht', kong)

Timor, das Spannungsgefühl gegenüber einer vermuteten oder erwarteten Gefahr, ist über die Wandlungsphasenqualifikation primär zum Renalorbis korreliert. Dessen energetische Defizienz, mitunter mittelbar jene des Cardialorbis (und eine in diesem gegeben Schmälerung der konstellierenden Kraft (shen)) begünstigt Ängstlichkeit und Furchtsamkeit. Umgekehrt kann beständige Furcht zu eben solchen Störungen führen, die sich dann äußern durch: Verzagtheit, Entschlußlosigkeit, Unruhe, Verfolgungswahn und den Drang, sich abzuschließen.

(7) Pavor ('Schreck', jing)

Pavor ist die durch eine unerwartete (echte oder vermeintliche) Gefahr ausgelöste Spannung. Die Emotion wird bedingt und indirekt zur Wandlungsphase Feuer korreliert; entsprechend wird Schreckbereitschaft primär auf eine Defizienz des Cardialorbis zurückgeführt — so wie umgekehrt Schreckerlebnisse in erster Linie den Cardialorbis affizieren. Symptome: Unregelmäßiger, hastiger Atem, Unruhe, zusammenhanglose, widersprüchliche Handlungen, wirre Reden.

Neutrale Agenzien

Bei dieser Kategorie für "Verschiedenes" handelt es sich im Grunde um eine entwicklungsgeschichtlich verständliche, bei klarer methodischer Perspektive jedoch völlig entbehrliche Kategorie von "heteropathischen Faktoren". Chen Wuze, der — nicht anders als sein noch berühmterer, in der Literatur brillierender, in der Medizin aber nachhaltig dilettierender Zeitgenosse, der Dichter Su Dongpo — die Medizin praktisch und lehrend nicht bis zu jenem Stadium getrieben hatte, in dem ihm hätte klarwerden müssen, daß Diätfehler, körperliche Überanstrengung und sexuelle Ausschweifungen auch nur Symptome nach sich ziehen, die vollkommen unter Verwendung der bereits vorhandenen Bestimmungswerkzeuge normativ zu definieren sind. Bei geklärter Sicht auf der Höhe unseres heutigen Kenntnisstands können wir also in einem praktischen Lehrbuch der Diagnostik ohne Nachteil auf sie verzichten.

IV. KAPITEL: SYSTEME

Nachdem wir uns mit den allgemeinen und speziellen definitorischen Werkzeugen der chinesischen Medizin und Diagnostik vertraut gemacht haben, können wir uns jenen systematischen Postulaten zuwenden, in denen die chinesische Medizin die Vielfalt der empirisch gesammelten, rational abstrahierend qualifizierten Beobachtungsdaten integriert. Es sind dies im wesentlichen die in historischer Wechselwirkung entstandenen und in gedanklicher Osmose stehenden Systeme, jene der Orbisikonographie (*zangxiang*) und der Sinarteriologie (*jingmo*).

1. Orbisikonographie — die übergreifende Systematik aller nomologischen wie pathologischen Funktionsgefüge

Der Orbisikonographie, wörtlich der "Beschreibung der Erscheinungsweisen (Manifestationen) der Orbes", chinesisch *zangxiang*, liegt die Vorstellung von Orbes, chinesisch *zang* oder *zangfu* zu Grunde. Aus der induktiv-synthetischen Perspektive chinesischer Wissenschaft erscheint *zang* als ein Komplex aufeinander bezogener, mithin verwandter und zusammengehörender Funktionsabläufe. Und Funktionsabläufe, daran erinnern wir uns, sind in der Gegenwart unmittelbar positiv erfahrbare, dynamische Wirkungen. Für solche Funktionsabläufe ist zwar ein Substrat, ein körperlicher Träger anzunehmen. Doch kann dieser Träger, diese Körperlichkeit nur durch eine andere, nämlich die kausal-analytische Methode, einigermaßen detailliert und präzis ergründet werden — etwas, das in der chinesischen Wissenschaftsgeschichte nur ganz episodisch zu konstatieren, also ohne Einfluß auf ihre Postulate und Ergebnisse geblieben ist. Dies erklärt, weshalb viele Orbes zwar Namen tragen, die noch aus der Frühzeit der Entwicklung der chinesischen Medizin als Wissenschaft rühren, und die auf ein naives Bewußtsein von organischem Substrat verweisen. Für die Praxis und Wirksamkeit der chinesischen Medizin aber viel entscheidender ist, welche tatsächlichen Inhalte mit den Begriffen der einzelnen Orbes verbunden worden sind. Und es sind, im konsequenten Einklang mit der induktiv-synthetischen Erkenntnisperspektive, positiv nur funktionelle Daten. Also sind wir nicht nur berechtigt, sondern gezwungen, die Orbisikonographie als ein System von Funktionen und die einzelnen Orbes als Untersysteme des Gesamtsystems zu verstehen.

Festzuhalten ist an dieser Stelle auch, daß mit Ausnahme jener Funktionen, die physiologisch in bestimmten Organen — den Sinnesorganen, den Knochen, Muskeln, Sehnen und der Haut — eine bestimmte Konzentration und betonte Ausprägung erfahren oder auf Grund der menschlichen Gestalt oder pathologischen Veränderungen auf bestimmte Stellen des Körpers konzentriert erscheinen, wenn nicht als einzelne Funktionen, *so gewiß als Funktionskomplexe (Orbes) als delokalisiertes Geschehen verstanden werden müssen.* Dies bedeutet nichts anderes als, daß jede Affektion eines Individuums prinzipiell das ganze System erfassen kann, und daß solches erst recht für in Untersystemen, also in den einzelnen Orbes nachgewiesene, Dysfunktionen und Alterationen gilt. So ist es zwar richtig, daß die Sehfunktionen im Auge konzentriert erscheinen, und bestimmte Funktionen der Assimilation von Speisen im Verdauungstrakt. Ebenso richtig ist aber, daß Funktionsanomalien aus der nahen und fernen funktionellen Umgebung diese Funktionen mittelbar beeinträchtigen, verändern können; und richtig ist natürlich auch, daß keiner der erwähnten Funktionsbereiche aus dem System herausgelöst seine Funktion unverändert aufrechterhalten kann. Wir werden also im folgenden immer wieder sehen, daß die Postulate der einzelnen Orbes durch spezifische Funktionen, nicht aber aus willkürlich abgegrenztem Substrat gebildet und bestimmt werden.

Nachdem ein Orbis in der konkreten Erfahrung und rationalen Bestimmtheit jenseits der allerallgemeinsten Anklänge nichts mit "Organen", einem bestimmten "Organ" gemeinsam hat — die Orbisikonographie ist das komplementäre Gegenstück der Anatomie, nicht eine minderwertige Variante derselben! — verwenden wir nun, um jede Verwechslung zu vermeiden, auch in der Namensgebung der einzelnen Orbes konsequent eine neue, vom Lateinischen abgeleitete Terminologie. In dieser kommt zum Ausdruck, daß ein Cardialorbis nichts zu tun hat mit einem Organ "Herz", ein Renalorbis nichts mit den "Nieren", u.s.w., und daß Vergleiche zwischen beiden auf jeden Fall unergiebig, oft schlicht absurd sind.

Die vollständige Beschreibung aller zu einem Orbis zusammengefaßten Funktonen bildet jenes als "Orbisikonogramm" bezeichnete, konventionell gewachsene Beschreibungsmuster. Auch bei der in unserem praktischen Lehrbuch gebotenen Beschränkung auf das Wesentliche gehören hierzu:

1. *Wandlungsphasenqualifikation* des Orbis — das ist die allgemeinste direktionale Bestimmung der in und durch den Orbis wirkenden Funktionen;

2. *Sapor*[1] — das ist Nahrung oder Medikation jener Geschmacksrichtung, die diagnostisch auf eine Störung des Orbis deuten kann, oder die, diätetisch angewandt, für die gezielte Therapie einer Störung des Orbis herangezogen werden kann;

3. *Geruch* — anamnestische Geruchsaffinität ebenso wie diagnostisch bedeutsame Ausdünstung des Körpers;

4. *Stimmliche Manifestation* — deren Auftreten (diagnostisch) auf eine funktionale Präponderanz des Orbis schließen läßt;

---

[1] Der vom Lateinischen gewonnene Begriff des Sapors entspricht exakt dem Bedeutungsumfang des chinesischen Wortes *wei*. Zum Praxisbezug vgl. auch unten die S. 211.

[2] Zur Farbdeversanz vgl. unten die SS. 156, 159ff *et al.*.

[3] Ausführliches über die Tastung der Radialispulse unten im Kapitel IV des Zweiten Teils, SS.225ff.

5. *Farbe* — deren kritische Deversanz[2] bei der Inaugenscheinahme als Hinweis auf Heteropathien im entsprechenden Orbis verstanden werden kann;

6. *Tageszeit und Jahreszeit* — während der der Orbis eine besondere Labilität zeigt, mithin Störeinflüssen wie therapeutischen Maßnahmen gegenüber gleichermaßen mit besonderer Empfindlichkeit reagiert;

7. *Komplementärorbis* — das ist jener energetisch komplementäre Orbis, der mit dem betrachteten gewissermaßen ein funktionelles Gespann bildet und ganz eng an seinen Funktionen partizipiert. — Viele diagnostische Aussagen über die Aulikorbes (*fu*) d. h. die aktiven Außenorbes, sind nur indirekt — eben auf Grund dieser Komplementarität möglich;

8. *Bändigender Orbis* — Die nomologische Gegensteuerung eines jeden Orbis geht von jenem Orbis aus, der durch eine Wandlungsphase qualifiziert ist, welche nach Sequenz II (= Bezwingungsreihenfolge) die Funktionen der eigenen Direktionalität bändigt.

9. *Sinarterie* — Jedem Orbis entspricht eine eigene (paarige) Hauptleitbahn (*sinarteria cardinalis*), die seinen Namen trägt und deren Foramina ("Reizpunkte") diagnostische Schlüsse und therapeutische Einwirkungen auf die Funktionen des Orbis zulassen.

10. *Perfektion (= Vollkommene funktionelle Darstellung)* — Jeder Orbis hat in bestimmten Körperteilen bzw. deren Lebensäußerungen seine „funktionelle Darstellung"— was diagnostisch von Belang ist.

11. *Äußere Entfaltung (Flos)* — Jeder Horrealorbis hat direkt, jeder Aulikorbis indirekt in einem sichtbaren Körperteil eine diagnostisch leicht zugängliche Darstellung.

12. *Spezifischer Radialispuls* — Den wichtigsten Horrealorbes wird ein spezieller Situs der Radialispulse[3] direkt, den Aulikorbes indirekt zugeordnet.

13. *Spezifisches Sinnesorgan (Organum)* — das den meisten Horrealorbes direkt, den meisten Aulikorbes indirekt zugeordnet wird.

14. *Spezifische Körperöffnung (kaiqiao)* — Diese mit der vorangehenden Rubrik sich nur teilweise überdeckende Kategorie ist von ähnlicher diagnostischer Relevanz.

15. *Emotion (qing)* — Den wichtigsten Orbes ist eine bestimmte Emotion ("Gefühlsregung") zugeordnet. Das Auftreten dieser Emotion ist vom Energieniveau im betreffenden Orbis abhängig. Völlige Unfähigkeit zu einer bestimmten Gefühlsregung , oder, im Gegenteil, zu heftiges oder zu häufiges Ausleben derselben führt zu einer Schädigung des entsprechenden Orbis oder ist symptomatisch für eine solche Schädigung.

16. *Spezifische Funktion* — Generalrubrik für die Funktion, welche den Orbis im Konzert aller Funktionskomplexe unverwechselbar charakterisiert.

17. *Dominante Funktion* — Diese kann mit der vorgenanten identisch sein oder aber vornehmlich der Wirkung an der Perfektion des Orbis (Vgl. die Position 10 oben) entsprechen.

18. *Fundamentale Funktion* — Manchem Orbis wird eine umfassende Rolle bei der Erhaltung des zeitlichen Fortbestands einer Persönlichkeit zugeschrieben: der Orbis begründet („fundiert", *ben)* auf näher definierte Weise die Existenz des Individuums.

19. *Speicherfunktion* — Jeder Horrealorbis "speichert" eine bestimmte Form der nomologischen Energie.

20. *Sonstige Funktionen* — Rubrik für Funktionen, die nur einzelnen Orbes auf Grund der Beobachtungsdaten zugeschrieben werden.

Es mag sinnvoll sein, sich die praktische Bedeutung dieses Paradigmas an Hand der nach der S. 80 eingefügten Falttafel zunächst im Überblick und insgesamt zu vergegenwärtigen.

Unter Verwendung der allgemeinen Normkonventionen von Polarität und Direktionalität werden alle medizinisch relevanten Funktionen zu insgesamt zwölf Orbes zusammengefaßt.[1]

Die Anwendung der Polarität auf die Orbes führt zur Unterscheidung von struktiven und aktiven Orbes (Yin-Orbes und Yang-Orbes). Erstere werden auch als intimale oder horreale[2] und in aktive Orbes, extimale, Yang-Orbes oder Aulikorbes[3] In der Literatur werden auch noch als Reminiszenzen früherer Theoreme eine kleine Zahl von Paraorbes genannt — die Paraorbes des Hirns, des Marks und des Uterus — deren Funktionen indes ohne Schwierigkeit zwanglos in jene der übrigen Orbes eingegliedert werden können. Folgerichtig sind jene Paraorbes systematisch, und natürlich in der Diagnostik ohne instrumentale Bedeutung.

Aus der qualifizierenden Anwendung von Extima und Intima auf die Orbes ergibt sich eine Paarung von je einem intimalen mit einem extimalen Orbis. Diese Paarung hat mehr didaktisch mnemotechnische denn methodische Bedeutung. Man zählt jedenfalls auf:

Horrealorbis (= Intima, Innenorbis)	*Aulikorbis (= Extima, Außenorbis)*
Hepatischer Orbis	Fellealorbis
Cardialorbis	Tenuintestinalorbis
Lienalorbis	Stomachorbis
Pulmonalorbis	Crassintestinalorbis
Renalorbis	Vesikalorbis
Pericardialorbis	Tricalorialorbis (Tricalorium).

---

[1] Die Zuordnung von Funktionen zu den Orbes mit Hilfe der bekannten Normkonventionen war das Ergebnis einer historischen Entwicklung, die in China im wesentlichen bereits im 4. Jahrhundert unserer Zeitrechnung abgeschlossen war.

[2] 'horreal' vom lateinischen *horreum* = der Speicher, entsprechend einer Bedeutung des chinesischen Wortes *zang*.

[3] Vom lateinischen *aula* = 'Halle in der öffentliche Angelegenheiten verhandelt werden', entsprechend der Grundbedeutung des chinesischen Begriffs *fu*.

Wie man bei Betrachtung der Falttafel nach S. 80 sieht, ist das hier besprochene Paradigma nur bei den Horrealorbes annähernd vollständig ausgefüllt. Die Funktionen und Qualitäten der Aulikorbes erschließen sich hingegen nach chinesischer Auffassung mittelbar aus den Ikonogrammen der Horrelaorbes.

(1) Der hepatische Orbis und der Fellealorbis

Nomologisches Muster

Hepatischer und Fellealorbis werden durch die Wandlungsphase Holz als potentielle Aktivität, als potenzierte Aktivität, u. U. als Potential von Aktivität qualifiziert. Aus dieser Qualifikation erhellen die Grundfunktionen des hepatischen Orbis: in ihm sieht man den Ursprung und Sitz der Phantasie, der Einbildungskraft, Vorstellungskraft, der Initiative, der Entscheidungen, der Entschlußkraft; er ist die Quelle der Pläne und Planungen, die Wurzel von Mut und Geistesgegenwart. Deshalb wird seine Funktion im Innern Klassiker bildlich mit dem eines "Generals" und "Feldherrn" verglichen. Im hepatischen Orbis sind alle Potenzen zusammengefaßt, in ihm liegen alle Mittel, durch welche ein Individuum befähigt wird, seine Absichten ins Werk zu setzen und seine Begabungen zu projizieren.

Der komplementäre Aulikorbis, der Fellealorbis, wird als das Werkzeug der Orientierung beschrieben, durch welchen die Initiativen und Entscheidungen, die vom hepatischen Orbis ausgehen, gesteuert, modifiziert werden.

Des weiteren wird der hepatische Orbis als das "Ausgleichsreservoir" des Xue, also der individualspezifisch struktiven Energie[1] bezeichnet. Und dem Fellealorbis wird eine allgemeine Zuständigkeit für den Energieaustausch, insbesondere für die Bewegung der Energie, für die Bewegung der Bauenergie in den Leitbahnen und die der Wehrenergie außerhalb der Leitbahnen zugeschrieben.[2]

Die Perfektion, also die "vollkommene funktionelle Darstellung" des hepatischen Orbis, liegt in den Nervus, mit anderen Worten in den Muskeln und Sehnen und ihren Funktionen. Diese zeigen besonders eindrucksvoll ob und wie die aktive Projektion einer Persönlichkeit vorbereitet und durchgeführt werden kann; ihre Verfassung und Leistungsfähigkeit, also die Kraft der Muskulatur, spiegeln die Gesamtverfassung des hepatischen Orbis wider.

Als Flos, besondere Manifestation der Funktionen des hepatischen Orbis, gelten die Nägel der Finger und Zehen.

---

[1] Vgl. die genauen Ausführungen unten S. 147.

[2] Letzteres erscheint von Belang, wenn bestimmte Hautaffektionen (Urtikaria und Ekzeme) mit Dysfunktionen des Fellealorbis in Zusammenhang stehen.

Augen und Sicht entsprechen dem Organ und der Sinnesfunktion des hepatischen Orbis.

Die spezifische Emotion des hepatischen Orbis — im Einklang mit seiner Wandlungsphasenqualifikation von potenzierter, also eingestauter Energie — ist Erregung und Zorn sowie unterdrückte Aggression.

Unter den Jahres- und Tageszeiten entsprechen der Frühling und die Stunden des Sonnenaufgangs dem hepatischen Orbis; unter den Exzessen Ventus, unter den Sapores die sauren, unter den Gerüchen der Geruch nach saurem Schweiß oder nach Urin. Unter den Farben entsprechen die grünen und blaugrünen diesem Orbis.

Unter den Leitbahnen ist dem hepatischen Orbis die *Cardinalis yin flectentis pedis*, also die Leitbahn des Weichenden Yin des Fußes, dem Fellealorbis die *Cardinalis yang minoris pedis*, die Leitbahn des Jungen Yang des Fußes zugeordnet.

Klingen im Konzert der Orbes die Energien des hepatischen Orbis hervor, zeigt sich dies in Saitenförmigkeit (*chordalitas*) der Pulse.

Pathologisches Muster

Hepatischer wie Fellealorbis können sowohl Depletion als Repletion zeigen. In der Praxis herrschen Symptome von letzterer vor.

So z. B. läßt sich der Krankheitsmechanismus des endogenen Ventus (*ventus internus*) folgendermaßen rekonstruieren: Schädigungen des hepatischen Orbis durch Emotionen bewirken, daß in ihm das Qi nicht abfließt, sondern eingestaut Ardor induziert. Durch solchen Ardor wird die Speicherung (und Bändigung) der aktiven Energiekomponenten beeinträchtigt, was dann zur Symptomatik des endogenen Ventus führt. Dabei sind je nach Schwere des Falls u. U. Zeichen von repletivem Calor, von Einstauung des hepatischen Qi, ein Emporschlagen des hepatischen Qi oder eine erratische Bewegung des hepatischen Yang zu beobachten.

Eine weitere, häufig feststellbare Störung ist jene Art von Repletion, die durch exogene Algor-Noxen bedingt ist, die sich als Heteropathie in den Leitbahnen des hepatischen Orbis festsetzen.

Ein Wirkzusammenhang ganz anderer Art resultiert, wenn infolge von Defizienz der renalen Struktivität das Struktivpotential (*jing*) nicht hinreichend in Xue verwandelt wird. Dies führt wiederum zu einer unzulänglichen Stützung der Funktionen des hepatischen Orbis, es kommt indirekt zu einer Defizienz der hepatischen Struktivität und als Folge dieser zu Depletion-Zeichen infolge von Interferenzwirkungen der nach oben schlagenden hepatischen Aktivität.

Krankheitsmechanismen des hepatischen Orbis

Agens	Differentialdiagnostische Befunde	Symptome
Emotion ('Erregung')	Stauung des hepatischen Qi- > Ardor: Nach oben schlagender hepatischer Ardor erratische Bewegung der hepatischen Aktivität	
Algor	> Induktion einer Algor-Heteropathie mit Blockaden der Leitbahnen des hepatischen Orbis und ungenügender Dynamik in den Leitbahnen von hepatischem und Fellelalorbis	
		Repletive Symptome
Defizienz der renalen Struktivität Defizienz der hepatischen Struktivität	> Interferenz mit der hepatischen Aktivität	
		Depletive Symptome

Allgemeine klinische Symptomatik bei Heteropathien in hepatischem und Fellealorbis

Krämpfe und Verspannungen und daraus resultierende Schmerzen; Drehschwindel, Schwindel und Sehstörungen; Ohnmachten; Empfindungs- und Tonusverlust der Muskulatur, spastische Paresen; Erregungszustände und damit einhergehende Schlafstörungen, Zittern; saitenförmige Pulse (*pp. chordales*).

Differentialdiagnose der typischen Heteropathien

Symptome von Repletion

(1) Stauung des hepatischen Qi

Krankheitsmechanismus

Angestauter Zorn (oder verwandte Gefühle) haben die Gesamtfunktion des hepatischen Orbis gestört. Mithin kann sich die der Wandlungsphase Holz entsprechende energetische Qualität (als Phantasie, Vorstellungsgabe, Initiative, Entschlußkraft) nicht harmonisch durchsetzen. Stattdessen kommt es zu "Übergriffen" und Kontravektionen des hepatischen Qi (d. h. der aktiven Energie des hepatischen Orbis), zu allgemeiner

Kraft- und Antriebslosigkeit, zu Schmerzen und Kongelationen; mittelbar treten Hämatome und Stauungen auf, auchVerspannungen, Tympanie und Verstopfung, schließlich auch Konkretionen.[1]

Besondere Symptomatik

Schmerzhafte Flanken, Aufstoßen, Bauchschmerz mit Durchfall, wobei Stuhlgang keine Erleichterung bringt; Konkretionen und Kongelationen[2] in der Abdominal- und Plexusgegend; dünner Zungenbelag; saitenförmige Pulse (*pp. chordales*). Der Patient klagt über Schmerz in den Flanken, der ihn daran hindert, sich auf die Seite zu legen. Dieser Schmerz ist durch gestautes Qi, also eine Repletion bedingt. Die Verdauungskontravektion äußert sich durch das Erbrechen von Gallensaft.

Das ungewöhnliche Symptom Bauchschmerz + Durchfall, der keine Erleichterung bringt, ist durch eine unterdrückte und/oder fehlgeleitete Emotion bedingt.

Die tastbaren struktiven Verhärtungen (Konkretionen) treten beidseitig unter den Rippenbögen auf, die aktiven (Kongelationen) zeigen sich intermittierend, und beide sind bisweilen von Schwellungsschmerz oder von stechendem Schmerz begleitet. Außerdem werden eine leichte Erregbarkeit und Anorexie beobachtet.

Behandlung

Dispulsion der den hepatischen Orbis affizierenden Heteropathien durch Normalisierung des Qi-Flusses, Zerschlagung der struktiven Verhärtungen unter Verwendung beispielsweise des *Pulvis Bupleuri solvens Orbem hepaticum.*[3]

(2) Ardor des hepatischen Orbis lodert empor

Krankheitsmechanismus

Der Energieabfluß aus hepatischem und Fellealorbis ist drastisch vermindert; infolge einer Eingestauung des Qi kann sich Ardor ausbilden. Dieser Ardor breitet sich mit dem Qi in den verschiedensten Körpergegenden aus, u. U. bis ans Schädeldach.

Besondere Symptomatik

Durch Ardor bedingte Schmerzen unterhalb der Rippenbögen; bitteres, galliges Erbrechen; Drehschwindel; heißer Kopf, dabei lanzinierender, selten dumpfer Kopfschmerz; unwillkürliche Muskelzuckungen, Pulsieren in verschiedenen Körperteilen. Heftiges Ohrensausen und Taubheit, abebbend und wiederkehrend, durch Druck auf die Ohrpunkte nicht zu bessern. Augenlidränder stark gerötet, heftig schmerzend, auch geschwollen. Heftige, profuse, plötzlich einsetzende Blutungen aus Nase und Mund. Erschwerte Miktion, gelber bis rötlicher Urin; heißes, rotes Gesicht; trockener Mund,

---

[1] Man vgl. das Glossar.

[2] Das sind tastbare struktive bzw. aktive Verhärtungen — vgl. das Glossar.

[3] Vgl. PORKERT, *Klassische chinesische Rezeptur*, S. 285.

bitterer Mundgeschmack; heftige Wutanfälle; Zungenspitze und Zungenrand stark gerötet, im übrigen gelber oder trockener bis klebriger Zungenbelag. Die Pulse sind saitenförmig und beschleunigt (*pp. chordales et celeri*).

Behandlung

Dispulsive Medikation des hepatischen und des Fellealorbis, Absenkung des Calor, zu bewerkstelligen beispielsweise durch das *Decoctum Gentianae Dispulsionis Orbis hepatici*.[1]

(3) Erratische Bewegung des hepatischen Yang

Krankheitsmechanismus

Hat sich im Qi des hepatischen Orbis Ardor ausgebildet, so führt dies zu einer heftigen Expansion des Yang, genauer, der im ("als") heptischen Orbis potenzierten Aktivität. Deren Hyperdynamik ('Ardor') breitet sich in allen Körperbereichen aus und tobt in unkontrollierter Weise durch die Leitbahnen. Dadurch wird schließlich auch das Xue, die struktive, individualspezifische Energie, nach oben in Bewegung gesetzt, bis sie sich am Schädeldach bricht. Man bezeichnet diesen Vorgang als "Hepatischen Ventus, der sich im Innern erhebt".

Besondere Symptomatik

Flexus occaecans, ("blendender Flexus", das ist plötzliche Ohnmacht mit kalten Extremitäten, krampfartigen Zuckungen, Schleimfluß aus dem Mund); Spasmen mit Nackensteife und gekrümmten Extremitäten; Paresen, Gefühlsverlust, u. U. Ameisenlaufen an Händen, Füßen, Gesicht und Lippen; Drehschwindel im Gefolge der reißenden Kopfschmerzen. Nach Ohnmacht bleibt mitunter eine halbseitige Lähmung der Extremitäten und des Facialis zurück; zitternde Zunge, undeutliche Sprache. Zungenkörper rot, Zungenbelag gelb, *pp. chordales.*

Behandlung

Pacation des hepatischen Orbis, Pacation von hepatischem Ventus — durch Medikationen wie des *Decoctum Cornus Antelopis et Uncariae.*[2]

(4) Algor blockiert die Leitbahnen des hepatischen Orbis

Krankheitsmechanismus

Eine exogene Algor-Heteropathie ist in die Leitbahnen des hepatischen Orbis, also die *sinarteriae yin flectentis pedis* eingedrungen, so daß in ihnen der Energiefluß gehemmt oder gar unterbunden wird.

---

[1] Vgl. PORKERT, *Klassische chinesische Rezeptur,* SS. 108ff.
[2] Vgl. *op. cit.* SS. 209ff.

Besondere Symptomatik

Spannungsgefühl und Schmerz im Unterbauch, die in Skrotum und Hoden ausstrahlen können; Schwellung der Hoden, Schrumpfung des Skrotums. Weißer Zungenbelag, Zunge glänzend, schlüpfrig; *pp. mersi atque chordales aut tardi.*

Behandlung

Tepefaziente Behandlung des hepatischen Orbis und seiner Leitbahnen, beispielsweise unter Verwendung der *Fervefactio Caleficiens Orbem hepaticum.*[1]

Symptome von Depletion

Defizienz der Struktivität des hepatischen Orbis

Krankheitsmechanismus

Der hepatische Orbis ist infolge seiner Qualifikation durch die Wandlungsphase Holz sekundär yang,[2] bedarf daher in struktiver Hinsicht der Erhaltung durch die renale Struktivität ("*aqua renalis*"). Besteht jedoch eine Defizienz der renalen Struktivität, so wird dadurch die Umwandlung von Struktivpotential (*jing*) in Xue (struktive, individualspezifische Energie) beeinträchtigt. Infolge der so gegebenen Defizienz der hepatischen Struktivität kommt es zu einer unkontrollierten Expansion der hepatischen Aktivität, des hepatischen Yang.

Besondere Symptomatik

Kopfschmerz mit Drehschwindel; Ohrensausen, allmählich auftretend, verhältnismäßig leise, durch Bedecken der Ohren nicht zu beeinflussen; Taubheit; Paresen, Parästhesien der Extremitäten, Zucken in der Gliedermuskulatur, subjektiv und objektiv durch Massage gebessert; Nachtblindheit bei verminderter Tränenflüssigkeit; auch hitziges, rotes Gesicht und rote Wangenflecken nachmittags; trockener Mund und Hals; wenig Schlaf, viele Träume. Zungenkörper rot, trocken oder fast trocken; verminderter Zungenbelag; *pp. minuti, chordales, celeri.*

Behandlung

Mollifikation, d. h. Brechung der sich in Spastizität und Erregbarkeit, Aggressivität äußernden Defizienz des hepatischen Qi, Rigation und Suppletion der struktiven Energien des Renalorbis, Absenkung des hepatischen Qi durch Stützung der Struktivität — all dies zu bewerkstelligen durch Verordnungen wie die *Pilula Rehmanniae cum Lycio et Chrysanthemo*[3] oder die *Pilula magne Suppleens Yin.*[4]

---

[1] *Nuanganjian* — bestehend aus Radix Angelicae sinensis, fructus Lycii, lignum Aquilariae, cortex Cinnamomi, radix Linderae, fructus Anisi stellati, Poria, rhizoma Zingiberis.

[2] Vgl. die allgemeinen Ausführungen in PORKERT, *Theoretische Grundlagen* . . . SS. 92ff. sowie oben S. 79.

[3] PORKERT, *Klassische chinesische Rezeptur* S. 452.

[4] Ebenda S. 456.

Besondere Symptome des Fellealorbis

(1) Depletion des Fellealorbis

Symptome

Drehschwindel und Übelkeit, Schreckhaftigkeit, Nervosität, Schlafstörungen; Sehstörungen. Feuchter oder klebriger Zungenbelag, *pp. chordales sive minuti.*

Behandlung

Stützung der konstellierenden Kraft und Harmonisierung des Qi im hepatischen und Fellealorbis durch Verwendung von Verordnungen wie des *Decoctum Zizyphi.*[1]

(2) Repletion des Fellealorbis

Symptome

Schwindel, Gehörstörungen, Benommenheit, Druck auf der Brust, Schmerzen in den Flanken, bitterer Mundgeschmack; Erbrechen bitterer Flüssigkeit. Große Reizbarkeit, gestörter Schlaf, häufige Alpträume; fliegende Hitzen und Frostschauder, *pp. chordales, celeri, repleti*; roter Zungenkörper und gelber Zungenbelag.

Behandlung

Dispulsion des fellealen Qi und Refrigeration von Calor unter Verwendung von Verordnungen wie des *Decoctum Dispulsionis Orbis hepatici.*[2]

Komplexe Symptome

(1) Das Qi des hepatischen Orbis affiziert den Stomachorbis

Symptomatik

Schmerzen bzw. Gefühl eines Klumpens in der Magengrube, ausstrahlende Schmerzen unterhalb der Rippenbögen; Verdauungsstillstand, übelriechendes oder saures Aufstoßen. Zungenbelag dünn und gelb; saitenförmige Pulse (*pp. chordales*).

Behandlung

Ableitung des hepatischen und Harmonisierung des Stomachorbis unter Verwendung von Verordnungen wie des *Pulvis quattuor Contravectionum*[3] oder der *Pilula Adiuvans Metallum (Zuojinwan).*[4]

---

[1] PORKERT, *Klassische chinesische Rezeptur*, SS. 255 bzw. 471.

[2] PORKERT, *Klassische chinesische Rezeptur*, SS. 108f.

[3] *Op. cit.*, SS. 284ff.

[4] Bestehend aus Rhizoma Coptidis und fructus Evodiae.

(2) Dysharmonie zwischen hepatischem und Lienalorbis

Symptomatik

Eßunlust, Durstlosigkeit; Bauch gedunsen, Kollern in den Eingeweiden, Durchfall. Zungenbelag weiß und klebrig; *pulsus chordales et languidi.*

Behandlung

Composition von hepatischem und Lienalorbis unter Verwendung des *Pulvis Serenitatis.*[1]

(3) Gleichzeitige Labilität des hepatischen und des Fellealorbis

Symptomatik

Erschöpfungsunruhe, Schlaflosigkeit, auch Alpträume mit schreckhaftem Erwachen; große Ängstlichkeit und Schreckhaftigkeit; Kurzatmigkeit; leichte Erschöpfbarkeit; Sehstörungen; bitterer Mundgeschmack. Züngenbelag dünn und weiß. *Pp. chordales, minuti.*

Behandlung

Stützung (Sustentation) des hepatischen Orbis und Klärung (Refrigeration) des Fellealorbis, Sedierung der konstellierenden Kraft unter Verwendung des *Decoctum Zizyphi.*[2]

(4) Depletion der struktiven Energien von hepatischem und Renalorbis

Symptomatik

Erschöpfte, eingefallene Gesichtszüge, Wangen zart gerötet; Schwindel, schmerzhafte Augen durch vermindertes Sekret; Rücken und Knie schmerzhaft und kraftlos; Kehle trocken und schmerzhaft. Zungenkörper: tiefrot, ohne Belag; *pulsus minuti.*

Behandlung

Rigation des Yin und Absenkung des Ardors unter Verwendung von Verordnungen wie der *Potio sibi Constans.*[3]

(5) Ardor im hepatischen Orbis affiziert den Pulmonalorbis

Symptomatik

Stechende Schmerzen in Brust und Flanken, anfallweiser Husten; Aufhusten hellroten Blutes; erhöhte Erregbarkeit und Zornesbereitschaft; Gefühl drückender Hitze; bitterer Mundgeschmack; Drehschwindel und rotgeränderte Augen. Zungenkörper tiefrot, Zungenbelag dünn. *Pulsus chordales et celeri.*

---

[1] PORKERT, *Klassische chinesische Rezeptur*, SS. 286f.

[2] Ebenda, SS. 255 bzw. 471.

[3] Ebenda, SS. 470f.

Behandlung

Refrigeration des hepatischen Orbis und Purgation des Pulmonalorbis unter Verwendung von Verordnungen wie des *Pulvis Indiginis et Meretricis*[1] oder des *Pulvis Dispellens Candidum.*[2]

Häufigste Heteropathien des hepatischen und des Fellealorbis

Heteropathie	Augenschein	Geruch/Gehör	Befragung	Tastung	Interaktion mit anderen Orbes
In Ardor empor-schlagendes hepatisches Yang	Gerötetes, gedunsenes Gesicht; Augen-lider, Zungen-spitze und Rand auffallend gerö-tet, eher trocke-ner Zungenbelag; Urin gelb bis rötlich; auch Blutungen aus Nase und Mund.		Heftige Kopf-schmerzen, Drehschwindel, auch Ohrensau-sen; erschwerte Miktion, bitterer Mundgeschmack bitteres Erbre-chen, Schmerzen unterhalb der Rippenbögen; Wutausbrüche.	Heißes Gesicht; *pp. chordales et celeri.*	Übergreifen des Ardor auf den Cardialorbis
Erratische Bewegung des hepatischen Yang, also der aktiven Energien des hepatischen Orbis:	Ohnmacht mit krampfartigen Zuckungen und Schleimfluß, anschließend verbleibende Hemiplegie, zitternde Zunge; roter Zungen-körper, gelber Zungenbelag	Gereizter Ton, undeutliche Sprache.	Schwindelgefühl und rasende Kopfschmerzen, Gefühlsverlust, Ameisenlaufen in den affizierten Teilen, so in den Händen, Füßen, im Gesicht und an den Lippen.	*Pp. chordales, intenti*	Begünstigt durch Defizienz der renalen Struktivität
Algor-Blockade der Leitbahnen des hepatischen Orbis:	Weißer, auffal-lend feuchter Zungenbelag.		Spannungs-gefühl und Schmerz im Unterbauch, der in Scrotum und Hoden aus-strahlen kann; Schwellung der Hoden, Schrumpfung des Scrotums.	*Pp. mersi atque chordales,* stets verlangsamt.	Defizienz der renalen Energien

[1] Vgl. PORKERT, *Klassische chinesische Rezeptur*, SS. 352.

[2] *Op. cit.* S. 118

Heteropathie	Augenschein	Geruch/Gehör	Befragung	Tastung	Interaktion mit anderen Orbes
Einstauung des hepatischen Qi	Gerötetes Gesicht, geröteter Zungenkörper, verdünnter Zungenbelag	Geruch sauren Aufstoßens, gereizte oder nörglerische Stimme	Schmerzen in Flanken, und Bauch, durch Stuhlentleerung nicht gebessert; Antriebs- und Kraftlosigkeit, Appetitverlust.	Spastizität, *pp. chordales* heißes Gesicht,	Einbeziehung des gesamten mittleren Caloriums: Säftemetabolismus
Defizienz der Struktivität im hepatischen Orbis	*Gerötetes* Gesicht mit roten Flecken auf den Wangen; roter Zungenkörper, trocken wirkender Zungenbelag.	Übelriechendes, saures Aufstoßen.	Kopfschmerz, Schwindel; allmählich auftretender Tinnitus, Taubheit; Paresen und Parästhesien; Nachtblindheit; Schlafstörungen	*Pp. minuti, chordales, celeri.*	Begünstigung der Störung durch Depletion des Renalorbis; Übergreifen der Störung auf den Cardialorbis
Das hepatische Qi affiziert den Stomachorbis	Zungenbelag verdünnt, gelblich.	Kollern in den Eingeweiden.	Schmerzen unterhalb der Rippenbögen, in d. Magengrube; Klumpengefühl dort und Verdauungsstillstand.	*Pp. chordales.*	Affektion der gesamten Assimilation, mithin auch des Lienalorbis.
Dysharmonie zwischen hepatischem und Lienalorbis	Gedunsenes Abdomen; weißer, klebriger Zungenbelag.		Appetitverlust; Durstlosigkeit, Durchfall.	*Pp. chordales, pp. languidi.*	
Labilität von hepatischem und Fellealorbis — durch Depletion bedingt	Kurzatmigkeit, dünner, weißer Zungenbelag; fahrige Bewegungen.		Schlafstörungen Alpträume; schreckhaft, rasch erschöpft; Sehstörungen; bitterer Mundgeschmack	*PP. chordales et minuti.*	Affektion auch des Cardialorbis
Depletion der struktiven Enerergien von hepatischem und Renalorbis	Eingefallenes Gesicht, zugleich zartrosa Wangen; tiefroter Zungenkörper ohne Belag.		Schwindel, Schmerzen in Rücken und Knie; Hals trocken, schmerzhaft..	*Pp. minuti.*	

Heteropathie	Augenschein	Geruch/Gehör	Befragung	Tastung	Interaktion mit anderen Orbes
Ardor des hepatischen Orbis affiziert den Pulmonalorbis	Erregte Bewegungen, rotes Gesicht, rotgeränderte Augen; tiefroter Zungenkörper, verdünnter Belag.		Stechende Schmerzen in Brust und Flanken; Husten, z.T mit Auswurf von Eiter und Blut; Gefühl drückender Hitze; bitterer Mundgeschmack Drehschwindel.	Pp. chordales.	Auswirkungen auf Crassintestinal und Tenuintestinalorbis

(2) Cardialorbis und Tenuintestinalorbis

Nomologisches Muster

Cardialorbis und Tenuintestinalorbis werden durch die Wandlungsphase Feuer als aktuelle Aktivität qualifiziert, mit anderen Worten als in der Gegenwart des Beobachters sich entfaltende Aktivität. Entsprechend steht der Cardialorbis für die umfassende Projektion der Anlagen eines Individuums, ein Phänomen das durch Präsenz und Kohärenz aller Lebenszeichen und Funktionen angezeigt wird.

In den chinesischen Medizinklassikern wird die Rolle des Cardialorbis im Konzert aller übrigen Orbes als die eines "Fürsten" beschrieben, von dem auf alle anderen Orbes richtungsweisender Einfluß ausgeht; oder er wird als der Sitz der konstellierenden Kraft (*shen*) bezeichnet,[1] also jener Kraft, durch deren Vorhandensein geistige Präsenz und die Kohärenz aller Lebenszeichen aufrechterhalten wird. Solche Kohärenz und Integrität der Persönlichkeit zeigt sich in schlüssiger, klarer Rede, in der Festigkeit des Blicks, in Geistesgegenwart, Mut und der Koordination aller Bewegungen und Funktionen, einschließlich jener der Pulse. (Hier ist schon darauf hinzuweisen, daß der Pulsrhythmus — wie jeder andere Rhythmus auch — im Pulmonalorbis seinen Ursprung hat; doch ist die Harmonie von Atmung und Pulsen und der Pulse untereinander Ausdruck der intakten Orthopathie des Cardialorbis).

Aus allem Gesagten ist deutlich, daß der Cardialorbis als oberste Koordinationsinstanz fungiert. Die Stärke seiner Orthopathie kommt in der Kohärenz und inneren Schlüssigkeit aller Lebensvorgänge und Funktionen, einschließlich jener des Metabolismus, zum Ausdruck.

---

[1] Vgl. unten S. 148.

Im allgemeinen wird die Regulierung des Metabolismus, der Flüssigkeiten und nährenden Säfte, dem Tenuintestinalorbis zugeschrieben. Auf Grund klassischer Aussagen nämlich besteht dessen Funktion in der Scheidung von Leichtem und Grobem, Klarem und Trübem, Hartem und Flüssigem — im Hinblick auf die aus der Nahrung gewonnenen Energien.

Als Perfektion, d. h. vollkommene funktionelle Darstellung des Cardialorbis nennt man die "das Xue führenden Leitbahnen". In ihnen werden die individualspezifisch struktiven Energien (d. h. die Körperflüssigkeiten und das Blut) im ganzen Körper verteilt. Eine starke Orthopathie des Cardialorbis zeigt sich also im kräftigen und gesunden Aussehen des Körpers, in wohlgerundeten, gut entwickelten Formen, in großen doch relativ zarten Händen und Füßen, in raschen, lebendigen, entschlossenen und kohärenten Bewegungen und Handlungen ebenso, wie in einer klaren, kräftigen Stimme und einem klaren Blick.

Die "äußere Darstellung" (Flos) des Cardialorbis ist der Teint (das Antlitz).

Das dem Cardialorbis entsprechende Sinnesorgan ist die Zunge, zugleich das Werkzeug wohl artikulierter Rede, durch welche sich eine Persönlichkeit eindrucksvoll und mit Kraft darstellen kann.

Nach den gültigen Überlieferungen teilt sich der Cardialorbis mit dem Renalorbis in die Ohren als spezifische Körperöffnungen.

Die dem Cardialorbis zugeordnete spezifische Emotion ist die Lust (Voluptas). Eine übertriebene Hingabe an die Lust kann durch Erschöpfung seiner Orthopathie den Cardialorbis schädigen. Umgekehrt äußert sich die intakte Orthopathie des Cardialorbis in der Bereitschaft zu frohem Lebensgenuß, häufigem Lachen, dem gegenüber eine geschmälerte Orthopathie in unbeherrschter Heiterkeit und Maßlosigkeit im Genuß, in Geistesstörungen, Schlafstörungen, in Exaltiertheit, Unruhe, Delirien sich bekundet.

Depletion der Orthopathie des Cardialorbis kann aber auch in Ängstlichkeit, Bedrücktheit, Scheu vor gesellschaftlichem Umgang, Vergeßlichkeit, inkohärenter Rede oder Handlung sich äußern, Störungen, die durch Interferenz seitens der Energien des Renalorbis noch verstärkt werden. Wie wir sogleich sehen werden, sind die Leitbahnen von Renal- und Cardialorbis als *yin minor* qualifiziert.

Als stimmliche Manifestation des Cardialorbis gilt das Lachen.

Von den Tages- und Jahreszeiten sind dem Cardialorbis, im Einklang mit der Wandlungsphasenqualifikation, der Mittag und der Sommer zugeordnet. Entsprechend zeigt der Cardialorbis zu diesen Zeiten eine erhöhte Labilität, damit auch eine gesteigerte Empfindlichkeit gegenüber pathologischen wie therapeutischen Einwirkungen. Das Gegenteil trifft für den Winter und Mitternacht zu, wenn die Empfindlichkeit des Cardialorbis auf ihrem Tiefpunkt ist.

Von den Exzessen ist dem Cardialorbis Aestus, also die drückende Hitze des Sommers, zugeordnet. Unter den Sapores werden dem Cardialorbis die bitteren zugewiesen, die indes die Entfaltung und Projektion von Aktivität hemmen. Die Verwendung bitterer Sapores in mäßiger Konzentration stabilisiert und erhält die Funktionen des Cardialorbis;

werden sie hingegen im Übermaß angewandt oder eingenommen, ergibt sich eine übermäßige Hemmung der Aktivität, ein allgemeiner Tonusverlust und sogar möglicherweise ein Verlust der allgemeinen Sinnesschärfe. Wenn es daher darum geht Repletion aus dem Cardialorbis zu dispulsieren, so werden hierfür die süßen Sapores empfohlen. Mit ihrer Affinität zu der in der Wandlungsphasensequenz folgenden Qualität Erde wird eine dosierte Dispulsion und Ableitung von gestauten Energien bewerkstelligt.

Im Einklang mit der Wandlungsphasenqualifikation ist der dem Cardialorbis zugeordnete typische Geruch jener nach Verbranntem.

In gleicher Weise entspricht dem Cardialorbis unter den Farben das intensive Rot und Scharlachrot.

Unter den Hauptleitbahnen wird dem Cardialorbis die *Yin minor*-Leitbahn der Hand und dem Tenuintestinalorbis die *Yang maior*-Leitbahn der Hand zugeordnet.

Pathologisches Muster

Wie wir im vorausgehenden Abschnitt erfuhren, hat der Cardialorbis seine Perfektion, seine vollkommene funktionelle Darstellung, in den Leitbahnen. Solches ist eine Erklärung dafür, daß Dysfunktionen des Cardial- und des Tenuintestinalorbis meist unmittelbar auf den Fluß von aktiven und vor allem struktiven Energien zurückwirken — was sich symptomatisch am häufigsten in Stauungen manifestiert. Stauungen sind auch im Spiel bei einer Wechselwirkung zwischen einer gestörten Projektion der Persönlichkeit und entsprechenden somatischen Veränderungen.

Im Fall des kontravektiven Vordringens von Heteropathien im Zuge von Infektionen wird zwar der Pericardialorbis[1] als sogenannte "äußere Wehr" des Systems als erster affiziert. Dennoch beobachtet man auch Blockaden des cardialen Qi im Gefolge innerer Läsionen und angeborener, also konstitutioneller Schwächen am häufigsten: sogenannte Pituita-Blockaden[2] und auch Blutaustritte aus Nase und Mund und über die Harnwege gehören hierher. Mit solchen Heteropathien gehen Schmälerungen der konstellierenden Kraft, ·also eine gelockerte Kohäsion der Persönlichkeit, eine Erschütterung des Selbstbewußtseins, mangelnde Zuversicht und beeinträchtigte motorische Koordination einher. Im folgenden Überblick über die Krankheitsmechanismen des Cardialorbis finden wird die häufigsten Wirkzusammenhänge.

---

[1] Vgl. weiter unten die SS. 100f.

[2] Pituita, wörtlich "Schleim", ist ein empirisch gut gesichertes Postulat der chinesischen Diagnostik auch und gerade im Zusammenhang mit dem Cardialorbis. Bei einer Reihe schwerer Störungen, wie etwa dem Irrsinn und der Schizophrenie, finden wir an den Pollikarpulsen auffällige Lubrizität, mit deren therapeutischen Korrektur auch die äußerlich erwähnte Symptomatik sich lichtet.

Krankheitsmechanismen des Cardialorbis

Agens	Differentialdiagnostische Befunde	Symptome
Konstitutionelle Schwäche, energetische Defizienz des Orbis	> Defizienz des cardialen Qi Defizienz des card ialen Xue > Defizienz des *shen*, also der konstellierenden Kraft	
		Fehlregulation als Krankheitsfolge **Depletive Symptomatik**
Übermäßige Kogitation	> Pituita-Heteropathie Zusammenballung > Blockade des cardialen Yang	Stauung und Blockade des cardialen Qi
Ardor	> Pituita, die,nach oben drängend, den Pericardialorbis hemmt	> Stauungen des Qi-Flusses, Hämatome . . . **Repletive Symptomatik**

Allgemeine klinische Symptomatik bei Heteropathien in Cardial- und Tenuintestinalorbis

Störungen des Tag- und Nachtrhythmus, Schlafstörungen; Vergeßlichkeit; Koordinationsstörungen, Desorientiertheit, Irrsinn [Schizophrenie], verschiedene Arten der geistigen Umnachtung. Blutaustritte über die Schleimhäute (aus Mund, Nase und den Harnwegen); auch Hämatome, Geschwüre auf der Zunge und im Mund; Rhythmusstörungen aller Art, Palpitationen; beschleunigte Pulse (*pp. celeri*).

Differentialdiagnose der typischen Heteropathien

Symptome von Depletion

(1) Depletion der Aktivität des Cardialorbis

Krankheitsmechanismus

Defizienz, herbeigeführt durch übermäßiges Nachdenken und dem damit einhergehenden überproportionalen Energieverbrauch in Lienal- und Cardialorbis.

Besondere Symptomatik

Palpitationen; asthmatische Zustände, akute Herzschmerzen. Zungenbelag: farblos bis weißlich; *pp. minuti et invalidi* oder *magni et depleti*.

Die Palpitationen sind von Präkordialangst und der Sensation des unmittelbar drohenden Herzversagens begleitet, werden durch Bewegung verschlimmert. Asthma anfallsweise, ebenfalls durch Bewegung verschlimmert. Heftige Herzattacken mit kalten Extremitäten; *pulsus concitati, celeri* oder gar *diffundentes*, unregelmäßig; im Extremfall zunehmende Zyanose der Extremitäten, der Nase und Lippen oder wächsernes Gesicht, spontane Schweiße, kalte Haut.

Behandlung

Tepefaktion des cardialen Yang (also der Aktivität des Cardialorbis), Suppletion des cardialen Qi — unter Verwendung von Rezepturen wie des *Decoctum quattuor Contravectionum*[1] oder des *Decoctum Suppletionis Orbis cardialis*.[2]

(2) Depletion der Struktivität des Cardialorbis

Krankheitsmechanismus

Das gleiche Verhalten wie unter (1) hat zu einer Defizienz aller Formen struktiver Energie, also von Xue und Bauenergie (*ying, qi constructivum*), vielleicht sogar des Struktivpotentials (*jing*) geführt, so daß das cardiale Qi, unzureichend fixiert und gebändigt, nach außen diffundiert.

Besondere Symptomatik

Palpitationen, von Angst und Nervosität begleitet; schlechter, kurzer Schlaf, durch Alpträume gestört; Übelkeit, von Brenn- und Hungerschmerz begleitet; außerdem Vergeßlichkeit, Samenverlust und Schweiße im Schlaf; oft mißtrauische und dabei leicht zu täuschende Natur.

---

[1] Vgl. PORKERT, *Klassische chinesische Rezeptur*, SS. 241f.

[2] *Op. cit.* SS. 252f.

Behandlung

Rigation der Struktivität, Suppletion des cardialen Xue, Pacation der konstellierenden Kraft — all dies unter Verwendung von *mm. humectantia* zur Komplettierung der struktiven Energien und von von *mm. sedativa* zur Sammlung der konstellierenden Kraft — in Gestalt von Rezepturen wie dem *Spagyricum Suppletionis Orbis cardialis Regis caelestis[1]* oder der *Pilula Cinnabaris Pacans Ventum.[2]*

Symptome von Repletion

(1) Störung des Cardialorbis durch ardorinduzierte Pituita

Krankheitsmechanismus

Gewaltsam unterdrückte Emotionen induzieren Ardor, durch welchen sich zäher Pituita bildet. Diese affiziert die Funktionen von Pericardial- und Cardialorbis, so daß die konstellierende Kraft (*shen*) aus ihrem normalen Bereich — dem Cardialorbis — herausgedrängt wird.

Besondere Symptomatik

Häufige Palpitationen, von Herzstichen und Hitzewallungen begleitet; Geistesstörung mit irren Reden, im Extremfall Weinen und Lachen ohne Regel; Schlaflosigkeit von Erregtheit und Alpträume begleitet. Des weiteren beobachtet man oft eine Rötung des Gesichts, Durst und Verlangen nach kalten Getränken, Hämoptoe, Epistaxis; der Urin ist rötlich; mitunter Hämaturie und Miktionsstörungen. Der Zungenkörper ist tiefrot bis scharlachrot, mitunter trocken und zerklüftet, weist wenig Belag auf; *pp. lubrici et celeri.*

Behandlung

Refrigeration des Cardialorbis, zugleich aber auch Exstillation von Humor und Absenkung des Ardor — durch Mittel wie die *Pilula pro Refrigeratione Qi et Transformatione Pituitae[3]* oder die *Pilula Phlogopiti Evacuans Pituitam.[4]*

---

[1] Vgl. PORKERT, *Klassische chinesische Rezeptur*, SS. 252f.

[2] *ibidem* S. 249.

[3] *Qingqi Huatanwan* — bestehend aus R. et tuber Pinelliae, rhizoma Arisaematis praep., pericarp. Aurantii extern., fructus Aurantii immaturus, semen Trichosanthis, radix Scutellariae, Poria.

4 *Mengshi Guntanwan* — bestehend aus Phlogopitum, Bolus rubra, lignum Aquilariae; rhizoma Rhei, radix Scutellariae.

5 PORKERT, *Klassische chinesische Rezeptur*, SS. 347f.

[6] *Xuefu Zhuyutang* — bestehend aus R. Angelicae sinensis, radix Achyranthis, flos Carthami, r. et rh. Rehmanniae viridis, semen Persicae, fructus Citri immaturus exsiccat., radix Paeoniae rubrae, radix Bupleuri, radix Glycyrrhizae, rad. Platycodi, rhizoma Ligustici.

(2) Eine Pituita-Heteropathie staut das cardiale Yang ein

Krankheitsmechanismus

Stockende bzw. subrepte Pituita hat sich im Brustbereich gebildet und behindert die Entfaltung und Verteilung der aktiven Energien des Cardialorbis.

Besondere Symptomatik

Palpitationen, von Druck auf der Brust und Atemnot begleitet; Drehschwindel, oft mit Übelkeit und Brechreiz, Erbrechen von Schleim und Speichel; mitunter auch Frösteln, Klumpengefühl in der Magengrube, Borborygmen. Zungenbelag: weiß und klebrig; Pulse: *lubrici* oder *mersi et intenti*.

Behandlung

Animation des Xue und Wiederherstellung des Energieflusses in den Netzbahnen, Aufbrechung der Blockaden — unter Verwendung von Rezepturen wie dem *Decoctum Educens Pituitam*.[5]

(3) Stockung des Xue, d. h. der individualspezifisch struktiven Energie des Cardialorbis

Krankheitsmechanismus

Durch Überanstrengung ist der Cardialorbis geschädigt worden, so daß sein Qi sich nicht im erforderlichen Maße entfaltet, sondern in den Leitbahnen stockt. Infolgedessen kommt es auch zu einer Stagnation des Xue, wobei das harmonische Zusammenspiel aller Haupt- und Netzbahnen (*cardinales et reticulares*) verlorengeht.

Besondere Symptomatik

Palpitationen mit innerer Unruhe; stechende Schmerzen in Brust, Flanken, Rücken, Schultern. Zungenkörper: tiefrot, bisweilen mit blau-roten Streifen oder Flecken; Zungenbelag vermindert; *pp. asperi*.

Behandlung

Animation, d. h. Aktivierung des Xue, Durchgängigmachen der Netzbahnen, Bewegung der Stagnation — durch Anwendung von Rezepturen wie des *Decoctum Expellens Stasis ex Aula xue*.[6].

Komplexe Symptome

(1) Gleichzeitige Depletion von Cardial- und Lienalorbis

Symptomatik

Eingefallenes, gelbliches Gesicht, geringer Appetit, große Müdigkeit, Kurzatmigkeit, Nervosität und Schreckhaftigkeit; Vergeßlichkeit, Herzklopfen, schlechter Schlaf; unregelmäßige Menses. Zungenkörper: blaß; Zungenbelag: weiß. Pulse: *minuti, lenes, invalidi,* stets kraftlos.

Behandlung

Suppletion und Vermehrung des Qi in diesen Orbes — unter Verwendung von Rezepturen wie dem *Decoctum Rediens in Orbem lienalem[1]*.

(2) Gestörter Rapport zwischen Cardial- und Renalorbis[2]

Symptomatik

Schlaflosigkeit infolge von depletiver Unruhe; Samenverlust im Schlaf; täglich zur gleichen Zeit wiederkehrendes Fieber; Schweiße im Schlaf; trockener Hals, Schwindel bei offenen Augen; Ohrensausen, Beine und Lenden kraftlos, auch schmerzhaft; Polyurie während der Nacht. Zungenkörper: tiefrot, ohne Belag; *pp. celeri et depleti.*

Behandlung

Wiederherstellung des Rapports zwischen Cardial- und Renalorbis — unter Verwendung klassischer Rezepturen wie dem *Decoctum Coptidis et Gelatinae[3]* oder der *Pilula Pacis Copulae.[4]*

Besondere Symptomatik des Tenuintestinalorbis

Der Tenuintestinalorbis hat im Gesamtorganismus die Aufgabe, die Nahrungsfülle aufzunehmen und zu verwandeln und dabei klare und trübe Komponenten zu scheiden und weiterzuverteilen — erstere auf alle Orbes, letztere nur auf Crassintstinal- und Vesikalorbis. Als Extima zum Cardialorbis partizipiert er an dessen Affektionen, insbesondere bei Krankheiten, bei den Calor-Symptome auftreten.

(1) Algor auf Grund einer Depletion des Tenuintestinalorbis

Symptome

Dumpfer Schmerz im Unterbauch, durch Druck gebessert; Borborygmen, Durchfall; Urin wiederholt in kleinen Mengen. Zungenkörper: blaß; Zungenbelag weiß und dünn; *pp. minuti atque languidi.*

Behandlung

Tepefaktion und Wiederherstellung des Energieflusses im Tenuintestinalorbis — unter Verwendung von Verordnungen nach dem Modell des *Decoctum Evodiae.[5]*

(2) Calor auf der Grundlage einer Repletion des Tenuintestinalorbis

Symptome

Nervöse Unruhe, Palpitationen; Aphthen; Halsschmerz; Schwerhörigkeit; Urin rot und spärlich, Glied schmerzhaft; Abdominalschwellung und Spannung, nach Stuhlgang leicht gebessert. Zungenkörper tiefrot; Zungenbelag gelb; *pp. lubrici et celeri.*

Behandlung

Refrigeration und Absenkung des Calor — durch Verordnungen wie das *Pulvis Conducens Ruborem*[6] oder das *Pulvis Refrigerans Diaphragmatem.*[7]

(3) Blockade des Qi im Tenuintestinalorbis

Symptome

Heftiger Bauchschmerz, der bis in die Lenden und den Rücken sowie die Hoden ausstrahlt; weißer Zungenbelag; *pp. mersi atque chordales* oder *chordales atque lubrici.*

Behandlung

Antreibung des Qi und Dispulsion der Blockade unter Verwendung von Verordnungen wie dem *Pulvis Tiantai cum Lindera.*[8]

---

[1] PORKERT, *Klassische chinesische Rezeptur*, SS. 440f.

[2] Entsprechend der Bändigungsreihenfolge (Sequenz II) der Wandlungsphasen bildet der Renalorbis die nomologische Gegensteuerung des Cardialorbis.

[3] Vgl. PORKERT, *Klassische chinesische Rezeptur*, SS. 254f.

[4] *Jiaotaiwan* — Es gibt mindestens drei Rezepturen dieses Namens. Die für diesen Befund indizierte umfaßt nur rhizoma Coptidis und cortex Cinnamomi.

[5] Vgl. PORKERT, *Klassische chinesische Rezeptur*, SS. 239f.

[6] Vgl. *op. cit.* S. 181.

[7] Vgl. *op. cit.* SS. 137f.

[8] Vgl. *op. cit.* SS. 366f.

Häufigste Heteropathien des Cardial- und Tenuintestinalorbis

Heteropathie	Augenschein	Geruch/Gehör	Befragung	Tastung	Interaktion mit anderen Orbes
Deplete Aktivität des Cardialorbis	Zyanose der Extremitäten, der Nase und des Gesichts, auch wächsernes Gesicht, farbloser, weißlicher Zungenbelag	Unsichere Rede.	Palpitationen; Schmerzen in Brust, Körper und Extremitäten; Präkordialangst; spontane Schweiße.	*Pp. minuti et invalidi* oder *magni et depleti;* kalte Haut.	Depletion des Lienalorbis begünstigt diese Depletion.
Depletion der Struktivität des Cardialorbis	Gedrücktes, mutloses, mißtrauisches Auftreten;	Zurückgetretene Stimme	Palpitationen, Angst und Nervosität; schlechter Schlaf, häufige Alpträume, Schweiße im Schlaf; Übelsein;, Vergeßlichkeit.	*Pp. depleti et invalidi*	Depletion des Lienalorbis begünstigt diese Depletion.
Ardor-Repletion	Rotes Gesicht, tiefroter bis scharlachroter Zungenkörper, mitunter trocken mit wenig Belag; Nervös, verwirrt, wirre Reden; Weinen und Lachen ohne Regel		Schlaflosigkeit wegen Aufregung und Alpträumen; Blutungen aus Mund, Nase und Harnwegen; Miktionsstörungen; Palpitationen, Hitzewallungen; Stiche in der Herzgegend.	*Pp. celeri, mobiles, repleti.*	Geschmälerte Struktivität, gerade auch des Renalorbis
Pituita-Heteropathie blockiert die Aktivität des cardialen Yang	Bleiches, eher trocken wirkendes Gesicht, weißer, klebriger Zungenbelag		Palpitationen, zugleich Druck auf der Brust und Atemnot; Drehschwindel, oft Übelkeit, Brechreiz, Erbrechen von Schleim und Speichel; mitunter Frösteln, Klumpengefühl	*Pp. lubrici, mersi, intenti, repleti.*	Heteropathien im Lienal- und Stomachorbis

Heteropathie	Augenschein	Geruch/Gehör	Befragung	Tastung	Interaktion mit anderen Orbes
Stagnation des cardialen Xue	Gestaute Facies, gehemmtes Auftreten; Zungenkörper tiefrot, bisweilen mit blauroten Streifen oder Flecken, wenig Belag.	Zögernde, gehemmte Rede	Palpitationen mit Unruhe, stechenden Schmerzen in Brust, Flanken, Rücken Schultern.	Pp. asperi	
Depletion von Cardial- und Lienalorbis	Eingefallenes, gelbliches Gesicht, blasser Zungenkörper, weißer Zungenbelag	Kurzatmigkeit.	Nervosität und Schreckhaftigkeit Vergeßlichkeit, Schlafstörungen, Regelstörungen.	Pp. minuti, lenes, invalidi, depleti.	
Gestörter Rapport zwischen Cardial- und Renalorbis	Müdes, geschwächtes Aussehen, tiefroter Zungenkörper und Belag		Schlaflosigkeit, Samenverlust im Schlaf; Polyurie in der Nacht; Schweiße im Schlaf. Fieber periodisch; Hals trocken; Schwindel; Beine und Lenden schmerzhaft, schwach.; Tinnitus.	Pp. celeri et depleti	
Algor auf der Grundlage von Depletion des Tenuintestinalorbis	Blasser Zungenkörper, weißer, dünner Zungenbelag		Dumpfer Schmerz im Unterleib, durch Druck gebessert; Borborygmen	Pp. minuti et languidi.	
Calor auf der Grundlage von Repletion des Tenuintestinalorbis	Tiefroter Zungenkörper, gelber Zungenbelag		Nervosität, Palpitationen; Aphthen; Halsschmerz; Schwerhörigkeit; gespanntes Abdomen	Pp. lubrici et celeri.	Der Cardialsorbis ist stets mitbeteiligt
Blockade des Qi des Tenuintestinalorbis	Weißer Zungenbelag, ein eher blasser Teint		Heftiger Bauchschmerz bis in die Lenden, den Rücken sowie die Hoden ausstrahlend	Pp. mersi atque chordales oder chordales atque lubrici.	Ventus-Befunde aus dem hepatischen Orbis.

(3) Pericardialorbis und Tricalorialorbis (Tricalorium)

Die Postulate dieser beiden Orbes finden sich im Innern Klassiker nur angedeutet. Sie werden erst mit der vollen Entwicklung des sinarteriologischen Systems aus Gründen der Symmetrie als feste systematische Konventionen definiert. Wie wir sogleich sehen werden, können die meisten der in diesen Orbes zusammengefaßten Funktionen als Bestandteile oder Weiterungen von Cardialorbis und Tenuintestinalorbis verstanden werden — was nicht nur in ihrer identischen Qualifikation durch die Wandlungsphase Feuer zum Ausdruck kommt. Feinere Unterscheidungen sind im Verlauf späterer Jahrhunderte auf Grund der von der Symptomatologie einzelner Foramina abgeleiteten Befunde hinzugekommen.

Nomologisches Muster

Pericardialorbis und Tricalorialorbis werden durch die Wandlungsphase Feuer als aktuelle Aktivität qualifiziert. Im Innern Klassiker werden die Funktionen des Pericardialorbis bildlich mit jenem eines "Gesandten, der Freude und Vergnügen verbreitet" verglichen.[1] Überdies wird der Pericardialorbis als ein "Ausgleichsreservoir" (*mare, hai*) für das *qi genuinum*, mit anderen Worten für jenes Qi, jene Energie verstanden, die von Geburt her als Anlage zur Verfügung steht.

Ähnlich dem Cardialorbis werden dem Pericardialorbis koordinierende Funktionen zugewiesen. Solches wird besonders im Verlauf infektiöser Krankheiten deutlich, wenn solche Funktionen zusammenbrechen.

Das Tricalorium, der Tricalorialorbis wird analog dem Tenuintestinalorbis als ein extimaler (= Außenorbis) verstanden, dem ein maßgebender Einfluß auf die Steuerung des Metabolismus von Säften und Flüssigkeiten zukommt. Dies erklärt, weshalb er bildlich im Klassiker mit "verbindenden Wasserwegen" verglichen wird.[2] Das Tricalorium sichert den Nachschub und Fluß struktiver Säfte, aber auch ihre kohärente Bewegung. Es trägt damit indirekt zur Leistungsfähigkeit der Wehrenergie bei, die sich an der Körperoberfläche entfaltet.

Was die übrigen Einzelheiten der beiden Orbisikonogramme anlangt, so decken sie sich weitgehend mit jenen von Cardial- und Tenuintestinalorbis. [Es ist mir immer noch nicht klar, aus welchen dunklen Gründen diesen beiden Orbes, oder zumindest den ihnen in der westlichen Literatur zugeordeneten Begriffen, in bestimmten Teilen der westlichen Akupunkturliteratur eine eigenartige Affinität zu den Funktionen von Kreislauf und Sexualität zugesprochen wird. Diese Auffassung hat weder in den klassischen chinesischen Texten, noch in einer rational schlüssigen chinesischen Diagnostik irgendeine Grundlage.]

---

[1] PORKERT, *Theoretische Grundlagen . . .* , S. 122.

[2] Ebenda, S. 132.

Nachdem, wie gerade erläutert worden ist, die Selbständigkeit von Pericardial- und Tricalorialorbis im wesentlichen auf der Entwicklung der Sinarteriologie beruht, werden diesen Orbes natürlich eigene Hauptleitbahnen zugeordnet, und zwar dem Pericardial-orbis die *Cardinalis yin flectentis manus*, die Hauptleitbahn des Weichenden Yin der Hand, und dem Tricalorialorbis die *Cardinalis yang minoris manus*, die Hauptleitbahn des Jungen Yangs der Hand.

Pathologisches Muster

Mit Ausnahme solcher Symptome, die direkt von der Symptomatologie von Foramina abgeleitet sind, die auf den genannten Leitbahnen liegen, gibt es wenige Störungen, die sich ausdrücklich auf Pericardial- und Tricarlorialorbis beziehen oder gar beschränken lassen. So weit dennoch in der chinesischen Literatur solche Symptome, Syndrome oder Störungen erwähnt werden, lassen sie sich methodisch ebensogut oder besser unter Bezug auf Cardialorbis, Tenuintestinalorbis und Crassintestinalorbis verstehen.

(4) Lienalorbis und Stomachorbis

Nomologisches Muster

Lienalorbis und Stomachorbis werden durch die Wandlungsphase Erde als die Instanzen der Integration und Assimilation von Fremdeinflüssen qualifiziert, d. h. Lienal-orbis und Stomachorbis sind zuständig für die Integration, den Einbau und die Assimi-lation aller Kräfte, Einflüsse, Potentiale, welche auf ein bestimmtes Individuum fördernd oder feindlich von außen einwirken oder in dieses eindringen, eingehen. Die Nahrung ist nur ein Aspekt dieser Einflüsse; die kosmischen und sozialen Einflüsse in Gestalt von Strömungen, Ideen, Stimmungen und Gefühlen sind für die Aufrechterhaltung der Lebensfunktionen und der Entwicklung eines Individuums nicht minder unentbehrlich als die Nahrung. Und all diese Einflüsse müssen assimiliert, integriert, "verdaut" werden.

Diese Fähigkeit zur Assimilation und Verdauung ist ein wichtiger Aspekt der täglich sich erneuernden Lebenskraft. Daher ist verständlich, daß in den chinesischen Medizin-klassikern der Lienalorbis als die "Wurzel der erworbenen Konstitution" (*qi ascitum*), zugleich als der Speicher der Bauenergie bezeichnet wird.

Die Perfektion, also die "vollkommene funktionelle Darstellung" des Lienalorbis, seine funktionelle und somatische Projektion, ist das Fleisch. Dabei muß hier der Aus-druck "Fleisch" im Hinblick darauf verstanden werden, daß es die äußeren Formen eines Individuums, seine Fülligkeit oder Magerkeit, die Härte oder Weichheit des Körpers ausmacht. Hingegen ist mit Fleisch höchstens indirekt, im Grund überhaupt nicht, an die Muskeln und ihr kinetisches Potential gedacht! Vielmehr weist das Fachwort *caro*,

'Fleisch', chinesisch *rou*, ausschließlich auf die Körpermasse hin — *als Potential der Absorption, Struktion, Assimilation und Anpassung.*

Eine intakte, kräftige Orthopathie des Lienal- und Stomachorbis wird sich folglich in einem gut mit Fleisch bedecktem Körper mit sanften aber niemals weichlichen oder schwammigen Rundungen äußern. Umgekehrt läßt ein abgemagerter Körper ebenso wie ein fettiger, schwammiger, gedunsener deutlich auf eine beeinträchtigte Orthopathie des Lienalorbis schließen.

Die äußere Darstellung des Lienalorbis (Flos) sieht man in den Lippen, in welchen sich gewissermaßen die Elastizität und Fülle allen Fleisches eines Individuums konzentriert zeigt.

Als Sinnesorgan, zugleich als Körperöffnung von Lienalorbis und Stomachorbis nennt man die Lippen und/oder die Zunge, sowie deren taktile und gustatorische Fähigkeiten, durch welche die Assimilation von Nahrung und Gefühlserlebnissen begleitet und gesteigert wird.

Im Einklang mit der Wandlungsphasenqualifikation der Erde — Harmonisierung, Einstimmung, Übergang, Umpolung, Assimilation und Wandel — wird als spezifische Emotion des Lienalorbis die Denkfähigkeit, die Reflexion, (*cogitatio*, Kogitation) genannt, die unter pathologischen Bedingungen als 'Grübelei' erscheint.

Unter den stimmlichen Manifestationen wird dem Lienalorbis der Gesang zugeordnet, durch welchen Sinnes- und Gefühlseindrücke in besonderer Weise umgesetzt werden.

Unter den Tages- und Jahreszeiten werden, entsprechend der Wandlungsphasenqualifikation, alle Phasenübergänge dem Lienalorbis zugeordnet, mit anderen Worten jene Stunden und Tage, die zwischen zwei der polaren Phasen Holz/Feuer/Metall und Wasser liegen, bzw. zwischen Sonnenaufgang und Mittag, zwischen Mittag und Sonnenuntergang, zwischen Sonnenuntergang und Mitternacht, zwischen Frühling und Sommer, zwischen Sommer und Herbst, zwischen Herbst und Winter, zwischen Winter und Frühling . . . Es handelt es sich hier um die Stunden des mittleren Vormittags, mittleren Nachmittags, mittleren Abends und mittleren Morgens. Dann besitzt der Lienalorbis seine höchste Labilität und mithin Empfindlichkeit gegenüber pathogenen wie heilenden Einflüssen.

Unter den Exzessen wird dem Lienalorbis im Einklang mit der Wandlungsphasenqualifikation 'Humor' zugeordnet. So wie mäßige Feuchtigkeit Temperaturschwankungen puffert und die Funktionen des Lienalorbis erleichtert, wird extreme Feuchtigkeit seine integrative Leistung hemmen oder überfordern. Typische Zeichen solcher Überforderung sind Müdigkeit, ja Prostration und die Unfähigkeit zu jeder Art geistiger oder körperlicher Arbeit.

Die Funktionen des Lienalorbis werden durch süße Sapores in mäßiger Dosis gestützt und stabilisiert, denn Süßes harmonisiert alle übrigen Sapores. Allerdings wird ein Übermaß an süßen Sapores Blockaden und Stauungen hervorrufen und Humor-Heteropathien bzw. eine Depletion der Orthopathie des Lienalorbis begünstigen.

Repletion im Lienalorbis wird vermittels scharfer Sapores dispulsiert, zerstreut.

Unter den Düften haben alle aromatischen und angenehmen eine Affinität zum Lienalorbis, unter den Farben entsprechend der Wandlungsphasenqualifikation die gelbe.

Als Hauptleitbahn wird dem Lienalorbis die *Cardinalis yin maioris pedis*, dem Stomachorbis die *Cardinalis splendoris yang pedis* zugeordnet.

Pathologisches Muster

Wie sich bereits aus dem vorangehenden Nomologischen Muster erschließt, können die orthopathischen Funktionen von Lienalorbis und Stomachorbis beeinträchtigt werden durch Fehlernährung (falsche, übermäßige oder zu geringe), durch übertriebene Kogitation, also Denkanstrengungen im Zusammenhang mit Problemlösungen, Lernaufgaben, durch klimatische und meteorologische Extreme und Exzesse, unter diesen vor allem durch Extreme der Feuchtigkeit, endlich, nicht zuletzt durch gemütsmäßige, gefühlsmäßige Be- und Überlastungen, Schockerlebnisse, Schicksalsschläge, welche die Assimilationsleistungsfähigkeit des Individuums überfordern. Wie bei anderen Orbes auch können Störungen des Lienalorbis ebenfalls aus anlagemäßiger Schwäche, vor allem durch heteropathische Faktoren, die aus anderen Orbes einwirken induziert oder verstärkt werden. (Wie die Wandlungsphasenqualifikation Erde des Lienalorbis und ein Blick auf die Abb. 6 und den Text auf SS. 42f zeigt, ist der Lienalorbis nicht nur für die Assimilation von Fremdreizen, sondern auch für die Harmonie des inneren Austauschs zwischen allen Orbes zuständig.) Im allgemeinen führen die eingangs genannten Einflüsse zu repletiven Heteropathien, die letztgenanten eher zu Depletionen der Orthopathie.

Krankheitsmechanismen des Lienalorbis

Agens	Differentialdiagnostische Befunde	Symptome
Ernährungsfehler Kogitation	> Intimaler Calor > Humor	
		Repletive Symptome
Konstitutionelle Schwäche Auswirkungen der Erkrankungen anderer Orbes		
	> Schwächliche, labile Funktionen des Ausgleichs und der Assimilation >	
		Depletive Symptome

Allgemeine klinische Symptomatik bei Heteropathien in Lienal- und Stomachorbis

Müdigkeit, Schläfrigkeit, Prostration; alle Arten von Verdauungsstörungen, dabei Schmerzen in der Magengegend, Erbrechen, Aufstoßen, Durchfälle, selbst Dysenterie; Tympanie; Hämoptoe. *Pulsus languidi, lubrici, mobiles.*

Humor-Befunde der Intima wie: Ikterus [Hepatitis], Aszites, also Wasseransammlungen im Unterleib [Nierenversagen, Niereninsuffizienz]; humorbedingte Regelstörungen aller Art: *fluor albus*; Abortus.

Differentialdiagnose der typischen Heteropathien

Symptome von Depletion

(1) Depletion, ja Zusammenbruch der Aktivität des Lienalorbis

Krankheitsmechanismus
Durch den Genuß ungekochter (roher), kalter, süßer oder fetter Nahrung, auch durch unbedachte oder zu massive Anwendung refrigerativer, algider Sapores,[1] endlich dadurch, daß bei langwierigen Krankheiten das Yang , also die allgemeine Dynamik nicht hinlänglich unterhalten wurde, sind nun die aktiven Energien im Lienalorbis hinfällig geworden, damit die Assimilations- und Ausgleichsfunktionen ohne Kraft.

Besondere Symptomatik
Bleiches, blutleeres Gesicht; Kältegefühl oder schwappende Flüssigkeit im Magen; Tympanie; Verdauungsschwäche, Verlangen nach heißen Getränken; Durchfall, reichlicher, heller Urin; mitunter auch allgemeine Abmagerung, stets kalte Extremitäten; Atemnot; Wortkargheit; Zungenkörper blaß; Zungenbelag weiß; *pp. lenes aut invalidi.*

Behandlung
Tepefaktion und Animation des mittleren Yang, also die Anwendung warmer, dynamisierender Mittel, durch welche die aktiven Energien von Lienal- und Stomachorbis unterstützt werden — also durch Gebrauch von Verordnungen wie des *Decoctum sive Pilula Regulans Centrum.*[2]

---

[1] Vgl. PORKERT, *Klinische chinesische Pharmakologie*, SS. 144ff.

[2] Vgl. PORKERT, *Klassische chinesische Rezeptur*, SS. 233f.

(2) Defizienz des Qi der Mitte

Krankheitsmechanismus

Entweder als Folge einer konstitutionellen Depletion oder einer langwierigen Krankheit, die das Qi von Lienal- und Stomachorbis geschmälert hat, erfolgt die Trennung von Klarem und Trüben ohne Kraft.

Besondere Symptomatik

Appetit und Verdauung äußerst schwach; abgehackte, karge Rede; allgemeiner Kräfteverfall; Borborygmen, gedunsener Unterleib, häufiger Stuhldrang, Durchfall; mitunter auch Abmagerung, rasche Erschöpfbarkeit; Aftervorfall. Zungenkörper blaß; Zungenbelag: weiß; *pulsus languidi* oder *lenes et minuti.*

Behandlung

Elevation, also Emporheben der Aktivität und Suppletion des Qi — unter Verwendung von Verordnungen wie dem *Decoctum Suppleens Centrum Augmentans Qi.*[1]

Symptome von Repletion

(1) Algorischer Humor bindet den Lienalorbis

Krankheitsmechanismus

Durch unzuträglich langen Kontakt mit Wasser, etwa beim Durchwaten eines Gewässers oder nachdem man vom Regen völlig durchnäßt wurde, oder indem man sich auch nur lange an feuchten Orten aufgehalten hat, ist die aktive Energie der mittleren Orbes (d. h. von Lienal- und Stomachorbis) durch die Übermacht der (struktiven) Feuchtigkeit so in Bedrängnis geraten, daß deren Funktionen deutlich beeinträchtigt erscheinen.

Besondere Symptome

Essensgeruch erregt Widerwillen; Gefühl eines vollen Magens; süßlicher Mundgeschmack, klebrige Zunge; Benommenheit des Kopfes, Abgeschlagenheit; lockerer oder durchfälliger Stuhl. Zungenbelag weiß und klebrig; *pp. lenes et minuti.*

Behandlung

Die Dynamik des Lienalorbis durch eine Transformation des Humors wiederherstellend — was geschieht durch Verordnungen wie des *Pulvis diureticus quinque Medicamentorum.*[2]

---

[1] Vgl. PORKERT, *Klassische chinesische Rezeptur*, SS. 433ff.

[2] Ebenda, SS. 167ff.

(2) Ansammlung einer humiden Calor-Heteropathie im Innern

Krankheitsmechanismus

Die Funktionen von Lienal- und Stomachorbis sind entweder durch eine äußere Heteropathie oder durch übermäßigen Genuß von Alkohol geschädigt, so daß in ihnen die Bewegung des Qi geschwächt ist und damit Exzesse wie Humor oder Ardor den Fluß struktiver Energien, insbesondere der Säfte beeinträchtigen können. So nimmt auch die struktive Energie des Fellealorbis nicht ihren normalen Weg, sondern sie imprägniert das Fleisch (d. h. die Perfektion des Lienalorbis).

Besondere Symptomatik

Anorexie mit Schwellung und Druck in Magengegend und Flanken; große Abgeschlagenheit; Gelbfärbung der Skleren, des Gesichts, des Körpers [Ikterus]; juckende Haut; mitunter auch Durst, bitterer Mundgeschmack, Durchfall, Fieber. Urin spärlich und rötlich gefärbt. Zungenbelag gelb und klebrig; *pp. lenes et celeri.*

Behandlung

Refrigeration von Calor und Ausleitung von Humor durch Anwendungen wie des Rezepts *Decoctum Artemisiae capillaris,*[1] oder das *Pulvis diureticus quattuor Medicamentorum.*[2]

Komplexe Symptomatik

(1) Gestörte Harmonie zwischen Lienal- und Stomachorbis

Symptome

Klumpengefühl im Magen, anhaltender, ziehender, leichter Schmerz; schlechte Verdauung; Schluckauf, Aufstoßen, im Extremfall Erbrechen. Zungenbelag weiß, dünn; *pulsus minuti.*

Behandlung

Mehrung des Qi, Wiederherstellung des Energieflusses in den mittleren Orbes und Einstimmung (Komposition) dieser Orbes durch Verordnungen wie der *Pilula sex Principuum cum Cypero et Amomo.*[3]

---

[1] Vgl. PORKERT, *Klassische chinesische Rezeptur*, SS. 112ff.

[2] Ebenda, S. 169.

[3].Ebenda, S. 427.

[4] Ebenda, S. 233.

[5].Ebenda, S. 483.

[6] Ebenda, S. 343.

[7] Ebenda, S. 156.

(2) Depletion der Aktivität in Lienal- und Renalorbis

Symptome

Atembeklemmung; Wortkargheit; Frostigkeit mit kalten Händen und Füßen; große Neigung zu Schweißen; Durchfall und Diarrhoe, auch Morgendurchfälle; Zungenkörper blaßrot; Zungenbelag weißlich, dünn; *pp. mersi et minuti.*

Behandlung

Suppletion des Lienalorbis und Stützung des renalen Yang durch Verwendungen von Verordnungen wie der *Pilula Regulans Centrum*[4] in Verbindung mit der *Pilula Quattuor Deorum.*[5]

(3) Eine Humor-Heteropathie des Lienalorbis affiziert den Pulmonalorbis

Symptome

Husten mit schleimigem oder klarem Auswurf, Druck auf der Brust, Kurzatmigkeit; verminderter Appetit. Zungenbelag weiß, etwas klebrig; *pp. lubrici.*

Behandlung

Tepefaktion, zugleich Umwandlung der Pituita unter Verwendung von Rezepturen wie des *Decoctum duorum Veterum*[6] oder des *Pulvis Pacationis Orbis Stomachi.*[7]

(4) Gleichzeitige Depletion von Cardial- und Lienalorbis*

Vgl. hierzu die Eintragung oben Seite 95.

Spezielle Symptomatik des Stomachorbis

Der Stomachorbis ist das Ausgleichsreservoir (*mare, hai*) der mit Speise und Trank aufgenommenen Energien. Als aktives Komplement (= Aulikorbis) des Lienalorbis wird er als "trockene (Wandlungsphase) Erde" (*zaotu*) qualifiziert. Damit ist angedeutet, daß er — anders als der Lienalorbis — nach Feuchtigkeit verlangt und Trockenheit scheut. Symptome gestauter oder trockener Hitze (= ohne Hautfeuchtigkeit) deuten daher nicht selten auf eine Störung des Stomachorbis.

(1) Eine Algor-Heteropathie affiziert den Stomachorbis

Symptome

Völlegefühl, Spannung, andauernder Schmerz in der Magengegend, durch Wärmeanwendung und Druck gebessert; Aufstoßen klarer Flüssigkeit, Schluckauf. Zungenbelag weiß und feucht; *pp. tardi.*

Behandlung

Tepefaktion des Stomachorbis und Dispulsion des Algors — unter Verwendung des *Decoctum Galangae.*[1]

(2) Eine Calor-Heteropathie affiziert den Stomachorbis

Symptome

Durst mit Verlangen nach kalten Getränken, gute Verdauung, gesteigerter Appetit; geräuschvolles Erbrechen, auch unverzügliches Erbrechen soeben eingenommener Speisen; übler Mundgeruch; Zahnschmerz, Zahnfleisch schmerzhaft, geschwollen, geschwürig, blutend; verminderte Speichelsekretion. Zungenkörper scharlachrot; Zungenbelag gelb; *pp. lubrici et celeri.*

Behandlung

Refrigeration des Stomachorbis und Dispulsion des Calor — unter Verwendung von Rezepturen wie dem *Pulvis pro Refrigeratione Orbis Stomachi.*[2]

(3) Depletion des Stomachorbis

Symptome

Völle- und Klumpengefühl im Magen, Darniederliegen der Verdauung, mitunter Aufstoßen; lockere Stühle. Zungenbelag vermindert; *pulsus lenes.*

Behandlung

Mehrung des Qi und Suppletion des Qi der Mitte — unter Verwendung von Verordnungen wie des *Decoctum Aedificiens Centrum.*[3]

(4) Repletion des Stomachorbis

Symptome

Sattheit, Eßunlust, Völlegefühl; Stuhlverstopfung; übler Mundgeruch und fauliges Aufstoßen; auch Erbrechen. Zungenbelag gelb; *pp. lubrici.*

Behandlung

Dispulsion des blockierten Qi durch Verordnungen wie der *Pilula Protegens Harmoniam.*[4]

---

[1] *Gaoliangjiangtang* — bestehend aus Rhizoma Galangae, cortex Magnoiliae, radix Angelicae sinensis, cortex Cinnamomi.

[2] *Qingweisan* — Es gibt mehr als ein halbes Dutzend Rezpturen dieses Namens; die hier anzuwendende besteht aus Radix Angelicae sinensis, rhizoma Coptidis, radix et rhiz. Rehmanniae viridis, cortex Moutan, rhizoma Cimicifugae.

[3] Vgl. PORKERT, *Klassische chinesische Rezeptur*, SS. 235 - 239.

[4] Ebenda, SS. 409ff.

Häufigste Heteropathien von Lienal- und Stomachorbis

Heteropathie	Augenschein	Geruch/Gehör	Befragung	Tastung	Interaktion mit anderen Orbes
Depletion und Invalidität der lienalen Aktivität	Bleiches, blutleeres Gesicht, u.U. Abmagerung; blasser Zungenkörper, weißer Zungenbelag	Wortkargheit	Kältegefühl oder schwappende Flüssigkeit im Magen; Tympanie, schwache Verdauung, Durchfall; stets kalte Extremitäten	*Pp. lenes aut invalidi*; kalte Extremitäten	
Defizienz des Qi der Mitte, d.h. der mittleren Orbes	Eher blasser Teint, blasser Zungenkörper, weißer Zungenbelag	Zögernde, karge Rede	Allgemeiner Kräfteverfall; Borborygmen, Tympanie, häufiger Stuhldrang, Durchfall; rasche Erschöpfbarkeit; Aftervorfall; wenig Appetit, schwache Verdauung	*Pp. languidi aut lenes et minuti*	
Algider Humor hemmt die Funktionen des Lienalorbis	Zungenbelag weiß, auffallend klebrig		Häufig Völlegefühl im Magen; süßlicher Mundgeschmack; Essensgeruch erregt Widerwillen; Benommenheit des Kopfes; Müdigkeit, Prostration; lockerer oder durchfälliger Stuhl	*Pp. lenes et minuti sive molles et languidi*	

Heteropathie	Augenschein	Geruch/Gehör	Befragung	Tastung	Interaktion mit anderen Orbes
Humorinduzierter Calor in der Intima	Ikterus, also Gelbfärbung der Skleren, des Gesichts, des Körpers; gelber und klebriger Zungenbelag		Eßunlust, dabei Schwellung und Druckgefühl in Magengegend und Flanken; Müdigkeit, Schlafbedürfnis; Hautjucken; spärlicher, rötlich gefärbter Urin; mitunter auch Durst, bitterer Mundgeschmack	Pp. lenes et celeri	
Depletion des Stomachorbis	Blasser Zungenkörper, verminderter Zungenbelag		Völle- und Klumpengefühl im Magen, träge Verdauung; mitunter Aufstoßen; lockere Stühle.	Pp. invalidi, insbesondere an der rechten Clusa; auch pp. molles	Meist durch die Depletion des Lienalorbis induziert.
Repletion des Stomachorbis	Dicker, gelber Zungenbelag		Völlegefühl, Sättigungsgefühl, Eßunlust; Obstipation; Erbrechen	Pp. lubrici et repleti, mitunter auch mersi.	Man achte auf Calor und Repletion des Crassintestinalorbis.

(5) Pulmonalorbis und Crassintestinalorbis

Nomologisches Muster

Pulmonalorbis und Crassintestinalorbis werden gleichermaßen durch die Wandlungsphase Metall als potentielle oder potenzierte Struktivität qualifiziert, mit anderen Worten, sie stehen für die Bereitschaft, Vorbereitung von Materialisierung, Fixierung, Speicherung, Einkapselung, Retention und Konkretion. Indirekt ist damit die Rolle des Pulmonalorbis als des Ursprungs allen Rhythmus definiert: der Pulmonalorbis erzeugt jene Funktion, durch welche am unmittelbarsten die einmalige Qualität eines jeden Individuums festgelegt wird. In den Medizinklassikern wird der Pulmonalorbis deshalb ausdrücklich verglichen einem "Staatsminister, von dem die rhythmische Ordnung ausgeht."

Weiter wird postuliert, daß das Qi, also die individualspezifisch aktive Energie, welche alle individualspezifischen Lebensimpulse trägt, ihren Ausgang und Ursprung im Pulmonalorbis hat. (Es erübrigt sich wohl, nachdrücklich darzulegen, daß diese Synthese in der chinesischen Medizintheorie, nicht anders als im Hinblick auf andere Orbes, nicht als irgendein biochemischer Vorgang gedacht wird, der sich in einem bestimmten Organ abspielt; vielmehr handelt es sich um delokalisiertes Geschehen, das im gesamten Organismus stattfindet und seinen Ausdruck im charakteristischen und einmaligen Zusammenspiel aller Rhythmen innerhalb eines Individuums manifestiert.)

Die für ein bestimmtes Individuums typischen Rhythmen konstituieren jene Qualitäten und Funktionen, durch welche sich Individualität innerhalb des Einzelwesens entfaltet und vor allem nach außen projiziert. Dieser Rhythmus bildet sich als Synthese zwischen einer angeborenen Anlage (*qi genuinum*) und all jenen Einflüssen, die aus dem kosmischen und sozialen Milieu und der Umgebung auf das Individuum in Gestalt von Nahrung, klimatischen und meteorologischen Einflüssen, Stimmungen, Ideen einwirken, und die jene Impulse darstellen bzw. liefern, durch welche die lebendigen Re-Aktionen des Individuums "erhalten" oder "unterhalten" werden. Der vom Pulmonalorbis produzierte oder richtiger, "etablierte" Rhythmus teilt sich von diesem Orbis allen übrigen Orbes mit, mithin der gesamten Persönlichkeit. Werden diese Rhythmen oder rhythmischen Funktionen durch plötzliche Veränderungen im Innern oder von außen belastet, so kann die Abwehr verfremdender äußerer Faktoren in Frage gestellt sein. Dann kann es geschehen, daß angeborene Schwächen der pulmonalen Orthopathie zu verringerter Widerstandskraft des betroffenen Individuums gegenüber äußeren oder inneren Heteropathien führen.

Die Wandlungsphasenqualifikation potentieller Struktivität schließt auch das Vermögen ein, *thermische Prozesse zu steuern, zu hemmen, zu begrenzen*. Mit anderen Worten, aus einem harmonischen und kräftigen Pulmonalorbis stehen ausreichende Ressourcen für die Kompensation, Kühlung oder Ableitung jener Hitze zur Verfügung, die durch die Lebensvorgänge in den übrigen Orbes (nach dem oben Gesagten heißt dies: im gesamten Organismus) sich entwickelt; also z. B. bei körperlicher Anstrengung im hepatischen Orbis, während einer intensiven Assimilationstätigkeit in den *oo. intestinorum*, u. s. w. Besteht eine Depletion des Pulmonalorbis, kann auch dieser Synergismus gestört werden — woraus sich dann symptomatisch eine Schmälerung der Säfte und Flüssigkeiten und Obstipation ergeben.

Als Extima des Pulmonalorbis wird dem Crassintestinalorbis im Gesamtgefüge der Persönlichkeit die Rolle eines Vermittlers zugeschrieben, von dem die bereits durch Stomachorbis und Tenuintestinalorbis eingeleitete Verwandlung von Nahrung weitergeführt wird. Beachtlich ist dabei wiederum die starke Ausprägung des Eigenrhythmus des Crassintestinalorbis und seine Empfindlichkeit gegenüber Fremdrhythmen.

Die Perfektion, also die vollkommene funktionelle Darstellung des Pulmonalorbis, ist die Haut und die Behaarung der Haut. Die Haut gilt als vorderste Verteidigungslinie gegen äußere Einflüsse, welche die spezifische Eigenheit des Individuums gefährden können.

Die Haut wird als "Sitz der Wehrenergie" bezeichnet, also jener Fähigkeit zu aktiver Verteidigung gegen alle äußeren, klimatischen oder kosmischen Einflüsse. Ausdruck dieser Wehrenergie ist die Spannung und Entspannung der Poren, die Aufstellung der Behaarung, die Sezernierung von Schweiß und Fetten — all dieses materielle Potentiale zur Wahrung der Funktionsintegrität des Individuums.

Die Sinnesfunktionen des Pulmonalorbis liegen in der Nase und dem Geruchssinn also in seinem 'Sinnesorgan', zugleich seiner "Körperöffnung".

Im Einklang mit der Wandlungsphasenqualifikation potentieller Struktivität entspricht dem Pulmonalorbis Traurigkeit und Sorge. Diese Emotionen entsprechen einer resignierenden, sich selbst beschränkenden Antwort des Individuums auf äußere Ereignisse und Herausforderungen. Sie entspringen einer (u. U. angeborenen) Depletion des Pulmonalorbis — nicht anders als die Neigung zu Depressionen und ihrem häufigen Auftreten nach einer Reihe äußerer Angriffe auf die Orthopathie des Pulmonalorbis.

Als stimmliche Manifestation des Pulmonalorbis gilt im Einklang mit der Wandlungsphasenqualifikation das Weinen, durch welches die typische emotionale Belastung, die aus Traurigkeit, Sorge oder Depression erwächst, nach außen projiziert und abgeleitet werden kann. Mäßiges Weinen kann die Funktionen des Pulmonalorbis lösen und entlasten, übermäßiges Weinen wird seine Ressourcen erschöpfen.

Von den Tages- und Jahreszeiten entsprechen im Einklang mit der Wandlungsphasenqualifikation der Herbst und die Zeit des Sonnenuntergangs dem Pulmonalorbis. Dann zeigt dieser Orbis seine höchste Labilität und Empfindlichkeit, kann dann also am leichtesten durch pathogene oder heilende Faktoren beeinflußt werden. Das Gegenteil gilt für den Frühling und die Zeit des Sonnenaufgangs, wenn die Empfindlichkeit des Pulmonalorbis am geringsten ist.

Unter den Exzessen hat das Agens Aridität die stärkste Affinität zum Pulmonalorbis.

Unter den Sapores wird die dem Pulmonalorbis gemäße Funktion der Vorbereitung von Konzentration, Fixierung und Materialisierung durch *saure Sapores unterstützt*, u. U. bis zum Übermaß; die gleiche Funktion wird hingegen gehemmt oder verhindert durch scharfe Sapores.

Von den Gerüchen entsprechen jene nach rohen Fleisch oder rohem Fisch dem Pulmonalorbis.

Im Einklang mit der Wandlungsphasenqualifikation entspricht die weiße Farbe und alle weißlichen Tönungen dem Pulmonalorbis.

Dem Pulmonalorbis ist als Hauptleitbahn die *Cardinalis yin maioris manus*, dem Crassintestinalorbis die *Cardinalis splendoris yang manus* zugeordnet.

Pathologisches Muster

Die den Pulmonalorbis affizierenden typischen Störungen lassen sich durchwegs aus seiner Ikonographie und dem nomologischen Muster ableiten: Durch unregelmäsige Lebensgewohnheiten, durch häufige Verschiebungen zwischen Wach- und Schlafrhythmus, durch den Wechsel zwischen Temperaturextremen von Kälte und Hitze, durch chemische oder mechanische Agenzien, die auf die Körperoberfläche oder die Atemluft einwirken und, nicht zuletzt, durch extreme Potentialgefälle zwischen bestimmten Orbes, wird der Grundrhythmus des Systems (= Pulmonalorbis) erhöhten Belastungen unterworfen, kann also in seinen Funktionen verändert und beeinträchtigt werden. Solche Beeinträchtigung kann sich in Symptomen der Depletion, der Überlagerung oder der Stauung in Gefolge von Algor oder Pituita äußern.

Krankheitsmechanismen des Pulmonalorbis

Agens	*Differentialdiagnostische Befunde*	*Symptome*
Geschmälertes Energiepotential infolge langer Krankheit, Überanstrengung		
	> Defizienz, Depletion des pulmonalen Qi	
Außeninduzierte Heteropathie oder phthisische Affektion		
	> Aridität — als Folge der Depletion der pulmonalen Struktivität	
		Depletive Symptome
Trübe Ansammlung von Humor oder Pituita in der Intima,		
	> Überlagerung des Pulmonalorbis durch Calor	
	> Fesselung des Pulmonalorbis durchVentischen Algor,	
		Repletive Symptome

Allgemeine klinische Symptomatik bei Heteropathien in Pulmonalorbis und Crassintestinalorbis

'Permotionen' (= Oberbegriff für alle durch Beeinträchtigung der Rhythmik auftretenden Dysfunktionen, die oberflächlich die verschiedensten Formen von "grippösen Erkankungen" annehmen, die aber entgegen der Gepflogenheit einer aus der gemäßigten Klimazone rührenden westlichen Medizin nicht als "Erkältungskrankheiten" bezeichnet werden dürfen); Hautaffektionen aller Art, spontane Schweiße, leichtes Schwitzen; große

Empfindlichkeit gegenüber Temperaturextremen; Atemnot [Phthisis, phthisische Affektionen]; Stimmverlust, Stimmschwäche; spontane Blutungen; gestörte Ausscheidungen, also Obstipation oder Diarrhoe; Husten. Oberflächliche Pulse (*pp. superficiales*).

Differentialdiagnose der typischen Heteropathien

Symptome von Depletion

(1) Durch Depletion der Struktivität bedingte Aridität des Pulmonalorbis

Krankheitsmechanismus

Durch eine (exogene) Aridität, durch Phthise-Noxen oder durch chronischen Husten sind alle Energien des Pulmonalorbis geschmälert, so daß sich schließlich eine Defizienz der pulmonalen Struktivität einstellt — als deren Folge wiederum intimale Depletion bedingt durch Calor auftritt; durch diese Calor-Heteropathie wird die Grundqualität des Pulmonalorbis, mit anderen Worten die potentielle Struktivität im gesamten betroffenen Individuum angegriffen und in Frage gestellt.

Besondere Symptomatik

Räuspern, Hustenreiz, wobei nur wenig sehr klebriger Schleim ausgeworfen wird; Husten mit Auswurf, der blutige Tupfen, Streifen oder Klumpen enthält; periodisches Fieber mit Schweißen im Schlaf; nachmittags gerötete Wangen; Ruhe- und Schlaflosigkeit; trockener Mund und Schlund; Heiserkeit oder Stimmverlust. Zungenkörper: tiefrot, mit vermindertem Belag; *pp. minuti et celeri.*

Behandlung: Rigation der Struktion, Madefaktion des Pulmonalorbis durch das *Decoctum Firmans Metallum cum Lilio.*[1]

(2) Ein depletes und geschmälertes Pulmonalqi

Krankheitsmechanismus

Entweder weil infolge starker Überanstrengung oder langer Krankheit sich das *qi primum,* also die vitalen struktiven Ressourcen des Renalorbis, nicht regenerieren konnte oder weil durch chronischen Husten das Pulmonalqi, also die Aktivität des Pulmonalorbis, beeinträchtigt ist, erscheint die Energie des Pulmonalorbis geschmälert, ja deplet: der Orbis zeigt unzureichende Dynamik und Kraft.

Besondere Symptomatik

Husten und Kurzatmigkeit; dünner, klarer Auswurf; leise Stimme, Sprechunlust; große Müdigkeit; weißes, wächsernes Gesicht; Frostigkeit, auch spontane Schweiße. Zungenkörper: blaß, Zungenbelag weißlich und dünn; *pp. invalidi et inanes.*

---

[1].Vgl. PORKERT, *Klassische chinesische Rezeptur,* S. 468.

Behandlung

Suppletion des Pulmonalorbis durch Verordnungen wie des *Decoctum Suppletionis Orbis pulmonalis.*[1]

Symptome von Repletion

(1) Pituita hemmt die Funktionen des Pulmonalorbis

Krankheitsmechanismus

Durch Abkühlung des Körpers oder den Genuß kalten Getränks hat sich in der Intima von zunächst Lienal- und Stomachorbis Pituita gebildet, die schließlich auch den Pulmonalorbis blockiert und verhindert, daß das Qi durch die Atmung richtig ein- und ausgeht.

Besondere Symptomatik

Husten, Keuchen, Schleimrasseln, Auswurf dicken klebrigen Schleims, Schmerzen in Brust und Flanken; akute Atemnot im Liegen. Zungenbelag klebrig und gelb; *pp. lubrici.*

Behandlung

Dispulsion der Repletion, Absenkung des Yang, Ausleitung der Pituita und Patefaktion der Sinnesöffnungen — unter Verwendung von Verordnungen wie des *Decoctum Drabae et Jujubae pro Dispulsione Orbis pulmonalis*[2] oder des *Spagyricum Cohibens Salivationem.*[3]

(2) Der Pulmonalorbis wird durch ventischen Algor gefesselt

Krankheitsmechanismus

Entweder hemmt algorischer Ventus den Pulmonalorbis von der Extima her (d. h. über die Haut), so daß sich sein Qi nicht frei ausbreiten kann; oder eine algorische Pituita blockiert seine Intima, so daß die Kondensationsfunktion des Pulmonalorbis ausfällt.

Besondere Symptomatik

Wurde die Extima durch algorischen Ventus affiziert, so beobachtet man: Fieber mit Schüttelfrost, kein Schweiß; Schmerzen in Kopf und Körper; verstopfte Nase und Sekretfluß, Husten, der einen dünnen Schleim herausfördert, einen dünnen, weißlichen Zungenbelag und *pp. superficiales et intenti.*

Hingegen sind für algorische Pituita in der Intima die Zeichen: fortgesetzter Hustenreiz, reichlicher Auswurf weißen und klebrigen Schleims, Atemnot; Abgeschlagenheit;

---

[1] Vgl. PORKERT, *Klassische chinesische Rezeptur*, SS. 311f.

[2] Vgl. *Op. cit.*, SS. 335f.

[3] *Kongxiandan* — bestehend zu gleichen Teilen aus Radix Kansui, radix Euphorbiae, semen Sinapis albae.

Fieber mit Schüttelfrost; auch der Zungenbelag ist weiß und schlüpfrig; die Pulse sind *superficiales et intenti.*

Behandlung

Dispulsion des ventus-induzierten Algors und/oder Tepefaktion bei gleichzeitiger Umwandlung von Pituita — unter Verwendung von Verordnungen wie des *Decoctum Ephedrae*[1] oder des *Decoctum parvum Draconis viridis.*[2]

(3) Calor überlagert den Pulmonalorbis

Krankheitsmechanismus

Wenn sich im Pulmonalorbis eine Calor-Heteropathie ausgebildet hat, verliert er seine Fähigkeit, die Dynamik (Yang) der übrigen Orbes zu puffern und zu kompensieren, also die allgemeine Thermik des Gesamtorganismus zu regulieren.

Besondere Symptomatik

Schallender Husten, lautes Keuchen; Auswurf von dickem, gelbem Schleim oder stinkendem Eiter; Schmerzen auf der Brust, die während des Hustens in den Rücken ausstrahlen; Trockenheit der Nase oder Blut und Eiter aus der Nase fließend; Nasenflügelatmung; Patient empfindet den Atem als heiß; Haut heiß, fiebrig; starker Durst; Hals geschwollen, schmerzhaft; Stuhl trocken und fest, Urin rot, spärlich oder überhaupt verhalten. Zungenkörper tiefrot, Zungenbelag gelb und trocken; *pulsus celeri.*

Behandlung

Refrigeration des Pulmonalorbis und Dispulsion des Calors — unter Verwendung von Verordnungen wie des *Decoctum Phragmatis*[3] oder des *Pulvis Dispellens Candidum* (= *Decoctum Dispulsionis Orbis pulmonalis*).[4]

Komplexe Symptomatik

(1) Der Pulmonalorbis wird durch Depletion des Lienalorbis mitaffiziert

Symptome

Benommenheit und Teilnahmslosigkeit, Abgeschlagenheit, kraftlose Glieder; Durchfall; Husten mit viel Auswurf; im Extremfall Schwellung des Gesichts und der Hände und Füße. Zungenbelag weiß; *pp. lenes aut invalidi.*

Behandlung

Suppletion, Stützung der Wandlungsphase Erde zur verbesserten Hervorbringung des Metalls — unter Verwendung von Verordnungen wie des *Decoctum Quattuor Nobilium.*[5]

---

[1] Vgl. Porkert, *Klassische chinesische Rezeptur*, SS. 50ff.

[2] *Op. cit.*, SS. 55f.   [3] *Op. cit.*, SS. 496ff.   [4] *Op. cit.*, SS. 118ff.   [5] *Op. cit.*, SS. 425ff.

(2) Gleichzeitige Depletion von Pulmonal- und Renalorbis

Symptome

Husten, während der Nacht verschlimmert; jede Bewegung führt zu beschleunigtem Atem; Lenden und Beine schmerzhaft und kraftlos; Schweiße im Schlaf; Samenverlust. Zungenkörper tiefrot, Zungenbelag vermindert; *pp. minuti et celeri.*

Behandlung

Rigation der Struktivität und Stützung des Pulmonalorbis — unter Verwendung von Verordnungen wie dem *Pulvis producens Pulsos.*[1]

Spezielle Symptomatik des Crassintestinalorbis

Die wichtigste Funktion des Crassintestinalorbis ist die Weiterleitung und Verwandlung der Nahrung. In seiner Pathologie steht daher die Stuhlverstopfung obenan, bedingt durch unzureichende Bereitstellung von Säften im Gefolge von Calor-Heteropathien. Diese Calor-Heteropathien verhindern, daß der kühlende Einfluß des Pulmonalorbis den Crassintestinalorbis erreicht; oder sie führen zu einer Defizienz des der struktiven Ressourcen des Renalorbis (*"aqua renalis"*) — was mittelbar auf alle Orbes, insbesondere aber auf die *oo. intestinorum et vesicalis* Auswirkungen hat. Endlich kann Stuhlverstopfung auch infolge einer Schwäche von Lienal- und Stomachorbis auftreten, von denen der Crassintestinalorbis systematisch direkt abhängt.[2]

(1) Deversanz von Algor im Crassintestinalorbis

Symptome

Bauchschmerz, Geräusche in den Eingeweiden, Durchfall; klarer Urin. Zungenbelag: weiß und schlüpfrig; *pulsus tardi.*

Behandlung

Dispulsion von Algor und Aufrauhung der Diarrhoe — durch Verordnungen wie dem *Decoctum Polypori pro Orbe stomachi.*[3]

---

[1] Vgl. PORKERT, *Klassische chinesische Rezeptur*, SS. 463f.

[2] Die Wandlungsphase Metall (die den Crassintestinalorbis qualifiziert) ist das "Kind", mithin das Produkt der Wandlungsphase Erde (die Lienal- und Stomachorbis qualifiziert) nach der Sequenz I der Wandlungsphasen.

[3] *Weilingtang* — bestehend aus Radix Glycyrrhizae, Poria, rhizoma Atractylodis, pericarpium Aurantii, rhizoma Atractylodis macrocephalae, rhizoma Alismatis, cortex Cinnamomi, Polyporus, cortex Magnoliae.

(2) Deversanz von Calor im Crassintestinalorbis

Symptome

Trockener Mund, rissige Lippen; Stuhlverstopfung; sehr übelriechende Stühle; Anus entzündet, geschwollen, schmerzhaft; Urin spärlich, rötlich gefärbt; Zungenbelag gelb und trocken, *pulsus celeri.*

Behandlung

Refrigeration des Calor und Dispulsion der Stauungen durch Verordnungen wie des *Decoctum Refrigerans Diaphragmatem.*[1] Allerdings ist anzumerken, daß dann, wenn Calor-Symptomatik des Crassintestinalorbis im Verlauf einer Dysenterie auftritt (: blutige oder eitrige Faeces, Fieber, extreme Prostration), solches auf den gleichzeitigen Bestand eines Humor-Befunds hinweist, der durch Verordnungen nach dem Muster des *Decoctum Paeoniae radicis* oder des *Decoctum Pulsatillae radicis* behandelt werden muß.[2]

(3) Depletion des Crassintestinalorbis

Symptome

Anhaltende Dysenterie, Aftervorfall, kalte Extremitäten.Zungenkörper blaß, Zungenbelag dünn; *pulsus minuti aut evanescentes.*

Behandlung

Stabilisierung des crassintestinalen Qi durch Verordnungen wie des *Decoctum Hominis meri Sustentationis Intestinorum.*[3]

(4) Repletion des Crassintestinalorbis

Symptome

Bauchschmerzen, durch Druck gesteigert; Fieber, Erbrechen, Stuhlverstopfung; Stuhlgang bringt keine Erleichterung des subjektiven Befindens. Zungenbelag gelb, *pulsus mersi et repleti.*

Behandlung

Refrigeration von Calor und Zerschlagung der repletiven Blockaden durch Anwendung von Varianten des *Decoctum magnum pro Continuatione Qi.*[4]

---

[1] Vgl. PORKERT, *Klassische chinesische Rezeptur,* SS. 137f.

[2] *Op. cit.,* SS. 117f. bzw. 116f.

[3] *Chunyang Zhenren Yangzangtang* — bestehend aus Radix Ginseng, radix Angelicae sinensis, rhizoma Atractylodis macrocephalae, semen Myristicae, cortex Cinnamomi, radix Glycyrrhizae tostae, radix Paeoniae albae, radix Inulae racemosae, fructus Chebulae, pericarpium Papaveris.

[4] PORKERT, *Klassische chinesische Rezeptur,* SS. 132 - 136.

Häufigste Heteropathien von Pulmonal- und Crassintestinalorbis

Heteropathie	Augenschein	Geruch/Gehör	Befragung	Tastung	Interaktion mit anderen Orbes
Geschmälertes Qi des Pulmonalorbis	Wächsernes Gesicht, blasser Zungenkörper, weißlicher, dünner Belag.	Leise Stimme, Sprechunlust; Husten und Kurzatmigkeit.	Große Müdigkeit, Frostigkeit; auch spontane Schweiße.	Pp. invalidi et depleti.	Begünstigt durch Depletion des Qi der Mitte, d.h. von Lienal- und Stomachorbis.
Hemmung des Pulmonalorbis durch Pituita	Zungenbelag klebrig;	Husten, Keuchen, Schleimrasseln;	Klebriger Auswurf; Schmerzen in Brust und Flanken; Atemnot im Liegen verschlimmert.	Pp. superficiales, lubrici	
Algor-Blockade des Pulmonalorbis 1. von der Extima her	Dünner, weißlicher, sehr feuchter Zungenbelag, wässriger Schleim;	Husten;	Fieber mit Schüttelfrost, kein Schweiß; Schmerzen in Kopf und Körper, verstopfte Nase.	Pp. superficialis et intenti	
2. bei betonter Affektion der Intima	profuser Auswurf von weißem Schleim.	fortgesetzt Hustenreiz und Atemnot.	Abgeschlagenheit.	Pp. intenti, tardi	
Deversanz von Calor im Pulmonalorbis	Nasenflügelatmung; Auswurf von dickem, gelbem Schleim; geschwollener Hals; Zungenkörper tiefrot, Zungenbelag gelb und trocken.	Schallender Husten, lautes Keuchen; Auswurf von stinkendem Eiter.	Schmerzen im Hals und auf der Brust, bei Husten in den Rücken ausstrahlend; Nase trocken oder blutend; Atem heiß; Durst stark; Stuhl fest, trocken; Urin rot, spärlich oder völlig verhalten.	Heiße Haut; pp. exundantes et celeri oder celeri et depleti.	Begünstigt sowohl durch Ardor in Cardial- wie hepatischem Orbis als durch Defizienz der renalen Struktivität.
Deplete Struktivität führt zu Ariditas im Pulmonalorbis	Gerötete Wangen am Nachmittag; Ruhelosigkeit, Zungenkörper tiefrot mit vermindertem Belag; Mund und Hals trocken.	Husten, Räuspern; Heiserkeit, Stimmverlust.	Wenig klebriger Schleim, u.U. blutig gestreift; ; Fieber periodisch Schweiße im Schlaf; Schlafstörungen.	Pp. minuti et celeri.	Häufig durch Depletion der renalen Struktivität begünstigt.

Heteropathie	Augenschein	Geruch/Gehör	Befragung	Tastung	Interaktion mit anderen Orbes
Depletion des Lienalorbis affiziert den Pulmonalorbis	Benommenheit und Teilnahmslosigkeit; im Extremfall Schwellungen von Gesicht, Händen und Füßen; Weißer Zungenbelag	Husten mit viel Auswurf	Abgeschlagenheit, Kraftlosigkeit der Glieder; Durchfall	Pp. lenes aut invalidi	
Gleichzeitige Depletion von Pulmonal- und Renalorbis	Tiefroter Zungenkörper, verdünnter Zungenbelag		Husten in der Nacht verschlimmert; selbst leichte Belastung führt zu Atembeschleunigung; schmerzhafte, kraftlose Lenden u. Beine; Schweiße im Schlaf; Samenverlust.	Pp. minuti et celeri	
Algor deversiert im Crassintestinalorbis	Zungenbelag weiß und feucht	Kollern in den Eingeweiden	Diarrhoe, Bauchschmerz; klarer Urin.	Pp. languidi aut tardi	Algor- wie Calor-Heteropathien des Crassintestinalorbis werden durch solche in Lienal- und Stomachorbis begünstigt.
Calordeversanz im Crassintestinalorbis	Trockener Mund, rissige Lippen, gelber, trockener Zungenbelag	Penetranter Geruch vor allem der Faeces	Obstipation, Anus entzündet, schmerzhaft, geschwollen; Urin spärlich, rötlich gefärbt.	Pp. celeri	
Depletion des Crassintestinalorbis	Blasser Zungenkörper, dünner Zungenbelag		Anhaltende Dysenterie; Aftervorfall, Kälte der Extremitäten	Pp. minuti aut evanescentes	
Repletion des Crassintestinalorbis	Gelber Zungenbelag, gestaute Fazies		Bauchschmerzen, durch Druck verschlimmert; Fieber, Erbrechen, Obstipation; Stuhlgang bringt keine subjektive Erleichterung	Pp. mersi et repleti	

(6) Renalorbis und Vesikalorbis

Nomologisches Muster

Durch die Wandlungsphase Wasser werden Renalorbis und Vesikalorbis gleichermaßen als aktuelle Struktivität qualifiziert, mit anderen Worten als gegenwärtige, unmittelbare Struktivität, Konkretheit, Fixierung, Materialisierung, als Materie und Stoff von höchster Unmittelbarkeit.

Bereits in den Klassikern wird der Renalorbis bildhaft "Instanz der Potenzierung von Kraft" genannt.[1] Er entspricht folglich jenem komplexen Funktionsgefüge, durch welches einerseits die Speicherung, Bindung, Fixierung, Ansammlung der in der Gegenwart sich gestaltenden sinnlichen Eindrücke und Erfahrungen aller Art bewirkt wird; das andererseits gewährleistet, daß jene in der Vergangenheit, in der Materie, im Körpersubstrat angehäuften Wirkungen und Erfahrungen erneut in dynamischem Geschehen aktualisiert werden können. Dies erklärt, weshalb in der alltäglichen medizinischen Praxis der Renalorbis zwei Gruppen von Phänomenen entspricht, nämlich:

1. der Gesamtheit der angeborenen (ererbten) Potenzen. In der chinesischen Literatur wird dieser Aspekt folgendermaßen formuliert: "Der Renalorbis ist der Sitz der angeborenen Konstitution", "der Sitz des *qi nativum*".[2] Dieses *qi nativum* kommt jener Vorstellung sehr nahe, bei der man in der westlichen Medizin an "ererbte Charakterzüge"oder an die "Konstitution" denkt, d. h. an etwas, das gewiß eines somatischen Substrats bedarf, das aber andererseits nirgendwo in diesem Substrat lokalisiert werden kann, das sich nicht auf ein einzelnes Organ oder ein bestimmtes Gewebe beschränkt.

Allerdings trifft zu, daß die intensivste und eindrucksvollste Mobilisierung und Dynamisierung solcher Potenz im Geschlechtsakt, beim Geschlechtsverkehr stattfindet. — Von nicht geringerer Bedeutung ist der weitere Aspekt des Renalorbis, also

2. die rationale, gedankliche Potenzierung von Sinneseindrücken in Gestalt von Wissen, Ideen, Begriffen, Erkenntnissen. Wenn ganz beiläufig und ohne systematische Konsequenzen die westliche Physiologie dergleichen Phänomene unter "neurologische Funktionen" rubriziert, so erhalten sie damit einen Platz, der weit unter jenem systematischen Postulat angeordnet ist, das mit dem Renalorbis bezeichnet wird.

Als Renalorbis wird die Gesamtheit des physischen, und das heißt somatischen Substrats für alle Lebensfunktionen und für jede Art lebendiger Leistung definiert.

Die eindrucksvollste Bekundung eines solchen Potentials ist die Willenskraft und, allgemeiner, jede Art von Beharrlichkeit, Widerstandsfähigkeit, Durchhaltevermögen; solche Eigenschaften erscheinen als der direkte Ausdruck für die Mächtigkeit jener Ressourcen, die im somatischen Substrat des Körpers angelegt sind.

---

[1] Vgl. PORKERT, *Theoretische Grundlagen* . . . , S. 120; dort Verweis auf *Suwen*, Kap. 8.

[2] Vgl. Ebenda, S. 112 und S. 142.

Das funktionelle Komplement, die Extima des Renalorbis ist der Vesikalorbis. In der klassischen Medizinliteratur Chinas wird er bildlich mit einer "Provzinzhauptstadt" verglichen, in der "aktive und struktive Säfte gesammelt und gelagert werden".[1] Denn diese Säfte stellen die Materialisierung, die Struktion vergangener ebenso wie das Potential für künftige Wirkungen dar.

Eine weitere Funktion des Vesikalorbis ist die Ausscheidung von Flüssigkeitsüberschüssen.

Was die Perfektion des Renalorbis, seine vollkommene funktionelle Darstellung — im Einklang mit seiner Wandlungsphasenqualifikation Wasser = aktuelle Struktivität — anlangt, so gilt, daß *jede Art physischer Substanz, jedes körperliche Substrat als Ausdruck des Renalorbis* verstanden werden darf. Enger betrachtet werden als Perfektion des Renalorbis dessen eindrucksvollste und dichteste Verkörperungen in den härtesten, widerstandsfähigsten und phylogenetisch ältesten Teilen des Körpers gesehen: in jenen Geweben, die ihre Struktur gegenüber äußeren Einwirkungen am beharrlichsten beibehalten. Solche Gewebe sind die der Knochen, Zähne [und im Sinn der modernen Histologie, alles Nervengewebe]. Die Verfassung dieser Teile, ihre Integrität oder, im Gegenteil, ihr Verfall, können als unmittelbarer Ausdruck des als oder im Renalorbis gespeicherten Potentials gesehen werden.

Als äußere Darstellung der Funktion des Renalorbis (Flos) faßt man das Haupthaar auf.

Von den Körperöffnungen werden jene, durch welche die Ausscheidungen abgehen, also die Öffnungen für Urin und Kot, als Öffnungen des Renalorbis verstanden.

Das dem Renalorbis zugeordnete Sinnesorgan und die Sinnesfunktion, sind die Ohren und das Gehör. Über diese werden *gesprochene Informationen*, mit anderen Worten, zu *rationaler* Integration und *Akkumulation* taugende Daten übermittelt.

Von den Emotionen werden — im Einklang mit seiner Wandlungsphasenqualifikation — Furcht (*timor*) und Schreck (*pavor*) mit dem Renalorbis in Zusammenhang gebracht. Eine geschmälerte Orthopathie des Renalorbis führt zu Ängsten, schwachem Selbstvertrauen, Schreckhaftigkeit.

Unter den stimmlichen Manifestationen entspricht das Stöhnen dem Renalorbis .

Von den Tages- und Jahreszeiten werden — im Einklang mit der Wandlungsphasenqualifikation — dem Renalorbis Mitternacht und der Winter zugeordnet. Zu diesen Zeiten zeigt er erhöhte Labilität, mithin gesteigerte Empfindlichkeit gegenüber pathogenen und heilenden Einflüssen. Umgekehrt ist die Empfindlichkeit des Renalorbis gegenüber diesen Einflüssen im Sommer und am Mittag am geringsten.

Von den Klimaten ist, wiederum im Einklang mit der Wandlungsphasenqualifikation, ein kühles Klima und kühles Wetter der Stabilität und Bewahrung der Orthopathie des Renalorbis am förderlichsten. Erhöhte Temperaturen erschweren die Bewahrung der Flüssigkeiten und stellen schließlich auch die Erhaltung des festen Gewebes in Frage. Ein

---

[1] Vgl. PORKERT, *Theoretische Grundlagen...*, S. 130.

heißes Klima, langer Aufenthalt in einer heißen Umgebung, aber auch Fieber und septische Prozesse schmälern und verringern die Säfte und Flüssigkeiten, verschleißen das Körpersubstrat, kurzum, reduzieren den Renalorbis.

Andererseits ist jedoch das andere Extrem — anhaltende, tiefe Temperaturen — ebenfalls nicht der optimalen Funktion des Renalorbis förderlich. Unter solchen Bedingungen wird das renale Yang, d. h. die Fähigkeit zur Re-Aktivierung, Re-Aktualisierung von Potentialen einschließlich der Willenskraft, dem Metabolismus der Flüssigkeiten, dem Gedankenfluß, gehemmt und schließlich gelähmt; ein Übermaß von Struktivität führt zu Okklusionen und zu äußerst schmerzhaften Konkretionen [rheumatischen Veränderungen, Arthrosen].

Wie bei einer Reihe anderer Orbes auch, werden die Funktionen des Renalorbis durch zwei verschiedene Sapores kritisch beeinflußt und gesteuert: salzige Sapores erweichen Härte; mäßig dosiert, lockern sie also Verhärtungen, erleichtern sie die Mobilisierung oder Re-Aktualisierung von im Renalorbis angehäuften Potentialen. In sehr hohen Konzentrationen angewandt jedoch tragen sie zu einer übermäßigen Erweichung, ja Zerstörung, Auflösung von Stoff, von Materie bei und führen schließlich zu einem Zusammenbruch der renalen Struktivität, kurzum, des physischen Organismus.

In die Gegenrichtung wirken die bitteren Sapores. Wie wir bereits im Zusammenhang mit dem Cardialorbis gesehen haben, hemmen bittere Sapores Aktivität und Bewegung. In mäßiger Dosierung erleichtern und unterstützen sie jene Art von Konzentration, Bindung, Materialisierung, die im oder als Renalorbis geleistet werden muß. Bittere Sapores konservieren also in niedriger Dosierung die renale Struktivität, das renale Yin. Werden sie hingegen zu hoch dosiert oder zu konzentriert angewandt, dann wird durch solchen Gebrauch nicht nur die Dynamik des Cardialorbis blockiert, sondern ebenso die Re-Aktivierung und Re-Aktualisierung von Potentialen des Renalorbis. Mit anderen Worten, die bitteren Sapores können die renale Aktivität, das renale Yang zerstören oder neutralisieren.

Unter den Gerüchen entsprechen die nach Fäulnis, Verwesung und Eiter dem Renalorbis.

Unter den Farben werden — im Einklang mit der Wandlungsphasenqualifikation schwarz — alle schwärzlichen Farbschattierungen dem Renalorbis zugeordnet. Schwarz absorbiert im höchsten Maße Aktivität.

Die dem Renalorbis zugeordnete Hauptleitbahn ist die *Cardinalis yin minoris pedis*; die dem Vesikalorbis zugeordnete Hauptleitbahn ist die *Cardinalis yang maioris pedis*.

Pathologisches Muster

Dysfunktionen des Renalorbis treten im wesentlichen immer dann auf, wenn das von der Geburt her in ihm gespeicherte Potential, das sogenannte "echte Yin und echte Yang" (*yin merum* und *yang merum*) affiziert ist. Nach chinesischer Auffassung aber darf dieses

Potential, nämlich die körperliche Substanz selbst, die sich nicht willkürlich ersetzen, sondern nur mit Umsicht erhalten und bewahren läßt, nicht zerstreut der geschmälert werden, es sei denn, man nimmt bleibende Funktionseinbußen in Kauf. Solches tritt dann in der Tat als Beeinträchtigung der konstitutionellen Anlage im Gefolge schwerer chronischer Krankheiten, nach extremen Belastungen und anhaltenden sexuellen Ausschweifungen ein.

Festzuhalten ist auch, wie aus dem folgenden Überblick über die Krankheitsmechanismen deutlich wird, daß nach der aus dem nomologischen Muster vollkommen einsichtigen und seit mindestens 1700 Jahren verbindlichen Auffassung der chinesischen Medizin, aktuelle Struktivität empirisch zwar einen Yang-Aspekt, nämlich die Beharrlichkeit in der Bereitstellung reaktualisierbarer Potentiale, nicht aber — was eine *contradictio in adiecto* wäre — genuine Aktivität, also z. B. Eigendynamik und Hyperdynamik zeigen kann. Entsprechend gibt es keine Calor-Befunde des Renalorbis!

Krankheitsmechanismen des Renalorbis

Agens	*Differentialdiagnostische Befunde*	*Symptome*
Konstitutionelle Schwäche, anhaltende Krankheit	> Labiles, ungenügend entfaltetes, geschmälertes Renalqi	
		Depletion der renalen Aktivität (*yang renale*)
Extreme Belastungen Ausschweifungen	> Geschmälerte renale Struktivität Ardor-Heteropathien auf Grund der defizienten renalen Struktivität	
		Depletion der renalen Struktivität (*yin renale*)

Allgemeine klinische Symptomatik bei Heteropathien in Renal- und Vesikalorbis

Kraftlosigkeit der Lenden und unteren Extremitäten; allgemeine Schwäche und Hinfälligkeit; Schweiße im Schlaf; Kurzatmigkeit. Paresen und Lähmungen. Impotenz, Samenverlust bzw. Unfruchtbarkeit; *sitis diffundens var. inferior* [bestimmte Variante von Diabetes]; untergetauchte Pulse (*pp. mersi*).

Differentialdiagnose typischer Störungen von Renal- und Vesikalorbis

Symptome von Depletion des Yang

(1) Labilität des renalen Qi

Krankheitsmechanismus

Infolge angeborener Schwäche des renalen Yang, abnormer Belastung, langwährender Krankheit u. ä. erscheint das renale Qi geschmälert, seine Kraft der Sammlung und Gegensteuerung deutlich verringert.

Besondere Symptomatik

Fahles, bleiches Gesicht; Kraftlosigkeit und Schmerzhaftigkeit der Lenden und des Rückens; verminderte Gehörkraft; fortgesetzter Harndrang bei klarem Urin; im Extremfall Urininkontinenz, nach Miktion Harnträufeln; *ejaculatio praecox*; Zungenkörper blaß, Zungenbelag dünn, weißlich; *pulsus minuti aut invalidi*.

Behandlung

Konsolidierung und Konzentration des renalen Qi durch Suppletion und Rigation der Struktivität, des Yin — unter Verwendung von Verordnungen wie der *Fervefactio magne suppleens Principuum*.[1]

(2) Der Renalorbis nimmt sein Qi nicht auf

Krankheitsmechanismus

Ist das renale Qi durch abnormen Streß geschädigt oder im Verlauf langer Krankheit (relativ) erschöpft worden, dann ist damit auch der Rückfluß in das im Renalorbis unterhaltene Potential des *qi primum* (des 'Struktivpotentials') beeinträchtigt. Damit verliert der Renalorbis seine Kraft zu sammeln und zu regulieren.

Besondere Symptomatik

Kurzatmigkeit, Atemnot, durch Bewegung exazerbiert; Reflexhusten mit Schweißausbrüchen und Enuresis; im Extrem Schleimrasseln, Gesicht diaphan weiß. Zungenbelag dünn, weißlich; *pulsus inanes aut invalidi*.

Behandlung

Absenkung des Qi in den Renalorbis durch *mm. demittentia*, d. h. Verordnungen, die die Aktivität nach unten führen, wie beispielsweise das *Decoctum Ginseng et Juglandis*[2] oder das *Pulvis Ginseng et Gecko*.[3]

---

[1] Vgl. PORKERT, *Klassische chinesische Rezeptur*, S. 455.

[2] *Renshen Hutaotang* — bestehend aus Radix Ginseng, semen Juglandis, rhizoma Zingiberis.

[3] Vgl. PORKERT, *Klassische chinesische Rezeptur*, SS. 339f.

(3) Die Aktivität des Renalorbis entfaltet sich ungenügend.

Krankheitsmechanismus

Konstitutionelle Schwäche, Belastung durch chronische Krankheit, unter Umständen auch sexuelle Exzesse führen zu einer Schädigung des Renalorbis, so daß die vitale Dynamik kümmert.

Besondere Symptomatik

Gesicht bleich, Schmerzen in den Lenden, Kraftlosigkeit der Beine; Impotenz; Benommenheit, Ohrensausen; kalte Haut; fortgesetzter Urindrang. Zungenkörper: blaß; *pulsus mersi et invalidi.*

Behandlung

Tepefaktion und Suppletion des renalen Yang durch Verordnungen wie die der *Pilula dextre rediens*[1] oder der *Pilula pro Qi renale.*[2]

(4) Depletion des renalen Qi führt zum unbeherrschbaren Verlust von Struktivität

Krankheitsmechanismus

Infolge schwächlicher Anlage und langer Krankheit ist das renale Yang reduziert und unzureichend, um die Säfte (= yin) zu durchwärmen und umzusetzen. So kommt es, daß diese sich als struktive Heteropathien kontravehent nach oben bewegen oder auch nach außen in das Fleisch[3] überfließen.

Besondere Symptomatik

Wässerige Infiltrationen im ganzen Körper, Gedunsenheit, Aszites, besonders in den Beinen; Gewebe nachgiebig wie Schlamm, Bauch gedunsen; Urin spärlich; auch Husten mit Auswurf von viel dünnen, wäßrigen Schleims; bei Bewegung keuchender Atem; Zungenkörper weißlich; *pulsus mersi et lubrici.*

Behandlung

Tepefaktion des Yang und Umwandlung von Humor— unter Verwendung von Verordnungen wie dem *Decoctum Bellatoris meri*[4] und der schon zitierten *Pilula pro Qi renale.*[5]

---

[1] Vgl. PORKERT, *Klassische chinesische Rezeptur*, SS. 447f.

[2] Ebenda.

[3] Die Perfektion des Lienalorbis — Hierzu vgl. oben SS. 101f.

[4] Vgl. PORKERT, *Klassische chinesische Rezeptur*, S. 175.

[5] Ebenda, S. 447.

[6] Ebenda, SS. 450ff.

[7] Ebenda, SS. 452f.

Symptome von Depletion der Struktivität

(1) Defizienz und Depletion der renalen Struktivität

Krankheitsmechanismus

Durch Exzesse in *vino et venere*, durch übermäßige Kogitation [nervöser Streß] oder nach schwerer Krankheit ist das *yin merum* geschmälert.

Besondere Symptomatik

Allgemeine Schwäche, rasche Erschöpfbarkeit; Schwindelanfälle, Ohrensausen; schlechter Schlaf, Vergeßlichkeit; Lenden schmerzhaft, Beine schwach; auch Samenverlust; trockener Mund. Zungenkörper tiefrot, Zungenbelag vermindert; *pulsus minuti*.

Behandlung

Rigation und Stützung der renalen Struktivität durch Verordnungen wie der *Pilula Rehmanniae sex Saporum*.[6]

(2) Symptomatik ungehemmten Ardors als Folge einer Depletion der renalen Struktivität

Krankheitsmechanismus

Zügellosigkeit der Begierden oder Calor-Heteropathien haben die struktive Energie des Renalorbis geschmälert und geschädigt, so daß infolge der fehlenden Gegensteuerung der intimale Calor sich als Ardor manifestieren kann.

Besondere Symptomatik

Hochrote Wangen, scharlachrote Lippen, Hitzewallungen, Schweiße im Schlaf; Lenden und Rücken schmerzhaft; Erschöpfung, Erregung und Schlaflosigkeit; wollüstige Erregungen und Samenverlust im Schlaf; Hals trocken, schmerzhaft; auch Hustenreiz; Urin gelb, Stuhl verstopft. Zungenkörper tiefrot, mit wenig Belag; *pulsus minuti et celeri*.

Behandlung

Rigation der Struktivität und Absenkung des Ardor durch Verordnungen wie der *Pilula sive Decoctum Rehmanniae cum Anemarrhena et Phellodendro*.[7]

Komplexe Symptomatik

(1) Depletion des Renalorbis, zugleich geschwächte Funktionen von Lienal- und Stomachorbis

Symptome

Diarrhoe mit unverdauten Einschlüssen, kaum zu beherrschender Stuhldrang; gedunsener Bauch, wenig Appetit; Müdigkeit und Frostigkeit; Kraftlosigkeit der Glieder. Zungenkörper blaß, Zungenbelag dünn; *pulsus mersi sive tardi*.

Behandlung

Tepefaziente Suppletion der Mitte, also insbesondere des Lienalorbis — durch Verordnungen wie der *Pilula quattuor Deorum*.[3]

(2) Labilität der renalen Aktivität (Yang) affiziert den Cardialorbis

Symptome

Palpitationen und Unruhe, Aszites; Völlegefühl in Brust und Unterleib; Husten mit Kurzatmigkeit; horizontale Lage wird nicht ertragen; Zyanose der Lippen und Nägel; Flexuskälte der Extremitäten. Zungenbelag dünn, farblos; *pp. depleti et celeri.*

Behandlung

Tepefaktion und Demission des Wassers, d. h. Anwendung von Mitteln, die die Struktivität des Renalorbis mildern — durch Verordnungen wie dem *Decoctum Bellatoris meri*.[4]

Besondere Symptomatik des Vesikalorbis

Als Extima des Renalorbis funktioniert der Vesikalorbis in engster Abhängigkeit von diesem, insbesondere bei der Speicherung und Umsetzung der Säfte. Die speziellen Störungen des Vesikalorbis bestehen denn im wesentlichen in Unregelmäßigkeiten der Urinausscheidung wie auch in Erschwernis, Verhinderung oder im Gegenteil erhöhter Frequenz, Unbeherrschbarkeit dieser Ausscheidungen.

(1) Durch Algor verstärkte Depletion des Vesikalorbis

Symptome

Harndrang fortgesetzt, oft unbeherrschbar; Bettnässen. Zungenkörper blaß, Zungenbelag feucht glänzend; *pp. mersi, minuti.*

Behandlung

Konsolidierung und Konzentration des renalen Qi — unter Verwendung des *Pulvis Ovorum Mantidis*.[5]

---

[1] Vgl. PORKERT, *Klassische chinesische Rezeptur*, SS. 483f.

[2] Vgl. oben S. 126 und *Rezeptur* SS. 175ff.

[3] *Op. cit.*, S. 488.

[4] *Op. cit.*, SS. 179ff.

(2) Calor-Repletion affiziert den Vesikalorbis

Symptome

Urin spärlich, rötlich, selten abgehend; auch gelber oder trüber Urin; Miktion von Hitzegefühl und Schmerzen im Glied begleitet; im Extremfall Urinverhaltung, eitrige blutige Beimengungen, Harngries. Zungenkörper tiefrot, Zungenbelag gelb; *pulsus celeri.*

Behandlung

Refrigeration des Calor und Ausleitung des Humor — unter Verwendung von Verordnungen wie dem *Pulvis Rectificationis octuplus.*[4]

Häufigste Heteropathien von Renal- und Vesikalorbis

Heteropathie	Augenschein	Geruch/Gehör	Befragung	Tastung	Interaktion mit anderen Orbes
Labilität des renalen Qi	Bleiches Gesicht, blasser Zungenkörper, dünner, weißer Zungenbelag		Lenden und Rücken schwach und schmerzhaft Schwerhörigkeit; Miktionsstörungen aller Art.; *ejaculatio praecox*	*Pp. minuti aut invalidi*	
Der Renalorbis nimmt sein Qi nicht auf	Gesicht diaphan weiß, dünner, weißer Zungenbelag	Kurzatmigkeit, Atemnot durch geringste Bewegung; Husten, Schleimrasseln.	Husten mit Schweißausbruch und Enuresis.	*Pp. depleti aut invalidi*	
Das renale Yang entfaltet sich ungenügend	Bleiches Gesicht, blasser Zungenkörper	Atemnot bei geringster Bewegung, Husten mit viel dünnem, wässrigem Auswurf	Lenden und Beine schmerzhaft u. kraftlos; Benommenheit, Ohrensausen; fortgesetzter Harndrang; Impotenz.	Kalte Haut; *Pp. mersi, tardi, invalidi.*	Enge Beziehung zur Verfassung von Lienal- Pulmonal und Tricalorialorbis.
Depletion des Renalorbis führt zu Erschöpfung seiner Ressourcen	Gedunsenheit, wässrige Infiltrationen im ganzen Körper; Aszites besonders in den Beinen; blasser Zungenkörper		Spärlicher Urin;	*Pp. mersi et lubrici*	Das lienale Qi überlagert den depleten Renalorbis und seine Extima.

Heteropathie	Augenschein	Geruch/Gehör	Befragung	Tastung	Interaktion mit anderen Orbes
Depletion der renalen Struktivität	Erschöpfungszeichen in Gesicht und Haltung; Zungenkörper tiefrot, Belag verdünnt, Mund trocken.		Schwindel, Tinnitus, Schlafstörungen, Vergeßlichkeit; Lenden schmerzhaft. Beine schwach; u.U. Samenverlust.	Pp. minuti	Rückwirkungen auf hepatischen, Lienal- und Cardialorbis möglich
Depletion der renalen Struktivität läßt eine Ardor-Heteropathie sich entfalten	Hochrote Wangen, scharlachrote Lippen, tiefroter Zungenkörper mit verdünntem Belag		Symptome wie vorgehened, dazu: Schweiße, Erregtheit und Schlaflosigkeit; auch Hustenreiz; gelber Urin; Obstipation	Pp. minuti et celeri	
Depletion der Mitte mit Depletion des Renalorbis	Müder Blick, müde Haltung; blasser Zungenkörper, verdünnter Zungenbelag		S. wie oben, dazu Diarrhoe mit unverdauten Einschlüssen, heftiger Stuhldrang; Abdomen gedunsen; Appetit vermindert;	Pp. mersi sive tardi	
Redundanz des Renalorbis führt zur Überlagerung des Cardialorbis	Zyanose von Lippen und Nägeln; dünner, farbloser Zungenbelag	Husten mit Kurzatmigkeit	Unruhe und Palpitationen; Völlegefühl in Brust und Unterleib; Liegen wird nicht ertragen.	Flexuskälte der Extremitäten; pp. depleti et celeri.	Fesselung des cardialen Qi.
Algor bei depletem Vesikalorbis	Blasser Zungenkörper; auffallend feuchter Zungenbelag		Fortgesetzter, unbeherrschbarer Harndrang; Bettnässen.	Pp. mersi, pp. minuti.	
Calor bei Repletion des Vesikalorbis	Tiefroter Zungenkörper, gelber Zungenbelag		Spärlicher, dunkler u. U. auch trüber Urin; Miktion von Hitzegefühl und Schmerzen begleitet; auch Urinverhaltung oder blutiger Urin; Harngries.	Pp. celeri	

2. Sinarteriologie und der sechsteilige Yinyang-Zyklus — die topologisch-direktionale Systematik von Funktionen

Das zweite zu betrachtende System ist das der Sinarteriologie, der "Lehre von den Leitbahnen". Die 'Leitbahnen' sind die Verbindungen zwischen Punkten erhöhter Sensibilität und zugleich verwandter Funktionalität an der Körperoberfläche. Sie haben also einen klar zu definierenden topologischen Verlauf. Überdies werden sie durch die empirisch gegebene Funktionsverwandtschaft der verbundenen Punkte (Foramina) mit den in der Orbisikonographie zusammengefaßten Funktionen an jene Postulate angekoppelt.

Ein besonderer Zug der chinesischen Medizin liegt in ihrem seit den frühesten Anfängen bestehendem Interesse an auf der Körperoberfläche gelegenen sensitiven Punkten. Solches Interesse ist historisch seit dem 1. Jahrtausend vor unserer Zeitrechnung bezeugt und hat später schließlich zur Entstehung der Aku-Moxi-Therapie geführt.[1] Um eine Beziehung zwischen nomologischen und pathologischen Phänomenen, also den an den verschiedenen sensitiven Punkten zu verschiedenen Zeiten und unter verschiedenen Bedingungen beobachteten Zeichen einerseits und der Allgemeinbefindlichkeit eines Individuums andererseits herzustellen, bedurfte es einer Systemtheorie und (für diese wiederum) der adäquaten Beziehungsnormen. Solche haben sich im System der Leitbahnen oder "Hauptleitbahnen" — mit einem Fachwort, 'Cardinales', chinesisch *jing* oder *jingmo* — entwickelt. Das früheste Zeugnis für diese Normen findet sich in den "Unbefangenen Fragen im Innern Klassiker des Gelben Fürsten" (*Huangdi Neijing Suwen*) etwa aus dem 2. Jahrhundert vor unserer Zeitrechnung. Zu voller Entwicklung ist diese Systematik schließlich im 3. Jahrhundert unserer Zeitrechnung in einem Werk gekommen, das den treffenden Titel "Systematischer Klassiker der Aku-Moxi-Therapie" (*Zhenjiu Jiayijing*)[2] trägt.

Für unsere Betrachtungen im Zusammenhang der Diagnostik ist hiervon folgendes von Wichtigkeit:

1. Eine jede "Hauptleitbahn" (Cardinalis) bildet die gedachte Verbindung zwischen einer Reihe von an der Körperoberfläche gelegenen Punkten (= "Foramina") und dem — im vorangehenden Kapitel ausführlich behandelten — Funktionskomplexen eines Orbis. Nachdem die Orbes überwiegend delokalisierte Phänomene zusammenfassen, können auch diese Verbindungen zwischen den an der Körperoberfläche gelegenen Punkten und den Orbes nur in konventioneller und abstrakter Weise erfolgen. Solches festzustellen vermindert in keiner Weise den praktischen Nutzen und die rationale Schlüssigkeit der genannten Postulate!

---

[1] Zu Einzelheiten dieser Entwicklung vgl. die entsprechenden Abschnitte jeweils in PORKERT, *Theoretische Grundlagen . . .* SS. 153ff und in PORKERT/HEMPEN, *Systematische Akupunktur.*

[2] Verfaßt 256 von Huangfu Mi (215 - 282) — vgl. PORKERT/HEMPEN, *Systematische Akupunktur*, S. 8f.

2. Tragende Strukturen der sinarteriologischen Konventionen sind jene "Zwölf Hauptleitbahnen", die spiegelsymmetrisch über linke und rechte Körperhälften verlaufen, und die alle sensitiven Punkte oder, um von hier an stets das Fachwort zu gebrauchen, 'Foramina'[1] von hervorgehobener diagnostischer und/oder therapeutischer Bedeutung. Seit dem 7. Jahrhundert unserer Zeitrechnung werden die auf diesen Linien konventioneller Systematisierung gelegenen Foramina ausdrücklich "Leitbahnforamina" genannt (*foramina cardinalia*), mit anderen Worten, "auf Hauptleitbahnen gelegene Foramina". Denn die an den verschiedenen Punkten empirisch, also positiv wahrnehmbaren nomologischen und pathologischen Veränderungen erhalten jenseits ihrer lokalen symptomatischen Bedeutung eine rational-diagnostische nur durch diese Integration in das System von Normkonventionen!

3. Zusätzlich zu den Zwölf jeweils durch den Namen eines struktiven oder aktiven Orbis gekennzeichneten Hauptleitbahnen — also *cardinalis pulmonalis, cardinalis intestini crassi, . . .* u. s. w. — werden zwei weitere "Hauptleitbahnen" postuliert, welche die äußerst wichtigen Foramina verbinden, die auf den vorderen (abdominalen) und hinteren (dorsalen) Symmetrieachsen des Körpers liegen. Von diesen Leitbahnen wird die über den Rücken und das Yang verlaufende als *dumo* (*sinarteria regens*) und die über den Bauch und das Yin verlaufende als *renmo* (*sinarteria respondens*) bezeichnet.

4. Zur Verstärkung der systematischen Verschränkung des Systems der Hauptleitbahnen wurde den 12 jeweils mit einem Orbisnamen belegten Cardinales zusätzlich die normativen Qualifikative eines sechsteiligen Yinyang-Zyklus zugeordnet.[2] Dieser Zyklus ist bereits im Innern Klassiker präfiguriert und umfaßt folgende Normen:

> **Junges Yang** (*yang minor, shaoyang*)
> **Überstrahlung des Yang** (*splendor yang, yangming*)
> **Mächtiges Yang** (*yang maior, taiyang*)
> **Junges Yin** (*yin minor, shaoyin*)
> **Weichendes Yin** (*yin flectens, jueyin*) und endlich
> **Mächtiges Yin** (*yin maior, taiyin*).

Die Bedeutung der Qualifikative 'jung' und 'mächtig' erklärt sich von selbst; sie drücken eine Zunahme oder Abnahme (von Wirkungen) der entsprechenden Qualität bzw. Direktionalität aus. Die mit den Qualifikativen 'Überstrahlung' und 'Weichen' qualifizierten Glieder sind in den Zyklus eingefügt worden, um auch die Übergangsphasen zwischen zarter und mächtiger Entfaltung explizit zu kennzeichnen.[3]

---

[1] PORKERT, *Theoretische Grundlagen . . .* S. 152.

[2] Zur Entwicklung und dem Inhalt dieses sechsteiligen Yinyang-Zyklus vgl. PORKERT, *Theoretische Grundlagen . . .* SS. 29 - 39. Jene historischen und methodischen Einzelheiten müssen in einem praktischen Lehrbuch der Diagnostik außer Betracht bleiben.

[3] Solches ist zumindest die Meinung der frühen Kommentatoren. — Vgl. PORKERT, *op. cit.* S. 32 und S. 35.

5. Eine gerade für die Diagnostik bedeutsame, völlig neue Entwicklung trat ein, als diese Normkonventionen des sechsteiligen Yinyang-Zyklus, die durch ihre Verknüpfung mit Leitbahnen zwingend auch mit bestimmten Orbes in Verbindung gebracht worden waren, nun völlig losgelöst vom System der Leitbahnen Verwendung fanden — als pathognomische Normen zur Charakterisierung regelmäßig aufeinanderfolgender Phasen in bestimmten Krankheitsverläufen: der seither[1] als "algorläsive Krankheiten" (*shanghanbing*) bezeichneten Störungen.

Nachdem das vorliegende Werk als praktisches Lehrbuch der Diagnostik konzipiert ist, reicht es vollkommen aus, nur jene Aspekte der sinarteriologischen Systematik einschließlich des sechsteiligen Yinyang-Zyklus abzuhandeln, denen allgemeine Bedeutung und Wichtigkeit zukommt, hingegen jene beiseitezulassen, die nur historisches oder regionales Interesse haben.[2] Mit "allgemeiner Bedeutung" meinen wir, daß sich solche Normen für die Beschreibung bestimmter nomologischer und pathologischer Veränderungen und Ereignisse besser als andere Normkonventionen geeignet erwiesen und deshalb hierfür Verwendung gefunden haben. Solches ist z. B. der Fall wenn lokalisierte Schmerzsymptome oder Veränderungen der Empfindlichkeit auftreten und zu anderen Daten der Orbisikonographie in Beziehung gesetzt werden müssen. Es trifft auch zu, wenn die zyklische Abfolge bestimmter, bereits zu den Orbes korrelierten bzw. in diese integrierten Symptome beschrieben werden sollen. Hingegen ist dies nicht der Fall, wenn funktionelle Störungen schon mit Eindeutigkeit unter Verwendung der orbisikonographischen Normen definiert werden können, und wenn diese aus rein historischen Gründen ohne den soeben erwähnten Bezug auf sensitive Punkte und die Normen der Sinarteriologie bezeichnet und beschrieben werden!

Nomologische Muster

Die Bewegung des Qi durch die orbisbezogenen Hauptleitbahnen

Natürlich ist uns stets gegenwärtig, daß — wie alle Normkonventionen der chinesischen Medizin — auch die Normkonventionen der Sinarteriologie Direktionalität ausdrücken, und zwar hier die Richtung der Bewegung des Qi in und durch die verschiedenen Gegenden des Körpers (= topologische Beziehung) zu den verschiedenen Tageszeiten. Denn, wie der Ausdruck 'Leitbahn', chinesisch *jingmo*, ausdrückt, werden diese Verbindungslinien ja als "Leitbahnen" des Qi vorgestellt, in welchen sich dieses von einer

---

[1] D. h. seit dem Ende des 2. Jahrhunderts unserer Zeitrechnung.

[2] Leser, die dennoch an diesen Einzelheiten interessiert sind, verweisen wir auf die ausführlichen Darlegungen in POLS und, in geringerem Umfang, auf die Andeutungen in der alten Fassung des *Lehrbuchs der chinesischen Diagnostik*, SS. 88f.

Stelle des Körpers zu einer anderen bewegt. Auch wird angenommen, daß dieses Qi unter nomologischen, also "ausgeglichenen" Bedingungen, bei intakter Orthopathie, *stets in der gleichen Richtung durch eine Leitbahn fließt.*

Hinsichtlich ihrer topologischen Funktion und ihres Verlaufs kann man die (zwölf) Hauptleitbahnen in vier Kategorien einteilen:

Yang-Leitbahnen der Hand,

Yin-Leitbahnen der Hand,

Yang-Leitbahnen des Fußes und

Yin-Leitbahnen des Fußes.

Erinnern wir zunächst an die elementare Yinyang-Polarität des Körpers.[1] Danach ist der Rumpf gegenüber dem Kopf und den Extremitäten yin, der Kopf ist das äußerste Yang, die Extremitäten sind yang relativ zum Rumpf, doch yin relativ zum Kopf. Zentrifugale Bewegung entspricht dem Yang, zentripetale dem Yin, u. s. w. Nachdem auch zu unterstellen ist, daß alle Handleitbahnen eine Hand und alle Fußleitbahnen einen Fuß berühren müssen, ergeben sich folgende Direktionalitäten:

Die Yin-Leitbahnen der Hand verlaufen — und drücken damit Bewegung des Qi aus — vom Rumpf zur Hand (gewöhnlich zu den Spitzen der Finger);

die Yang-Leitbahnen der Hand verlaufen — und drücken damit Bewegung des Qi aus — von der Hand zum Kopf;

die Yang-Leitbahnen des Fußes verlaufen — und drücken damit Bewegung des Qi aus — vom Kopf zum Fuß; und

die Yin-Leitbahnen des Fußes verlaufen — und drücken damit Bewegung des Qi aus — vom Fuß zum Rumpf.

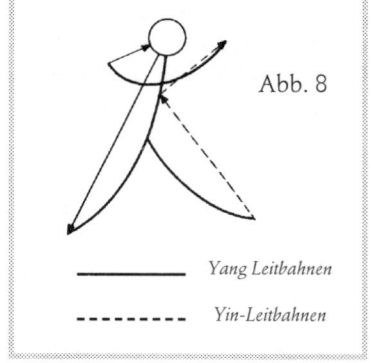

Abb. 8

——————— *Yang Leitbahnen*

- - - - - - - - - *Yin-Leitbahnen*

Unter Anwendung der sechsteiligen Yinyang-Normen auf die zwölf mit den Orbes korrelierten Hauptleitbahnen ergibt sich somit ein geschlossener Kreislauf des Qi, wie er in der Figur ≠≠ dargestellt und folgendermaßen beschrieben werden kann:

Das Qi entspringt im Pulmonalorbis.[2] Von dort bewegt es sich durch die Pulmonalleitbahn an der Innenseite des Armes hinab zur Spitze des Daumens, wo es in die Komplementärleitbahn des extimalen Yang-Orbis, nämlich in die crassintestinale Hauptleitbahn einmündet. In dieser bewegt es sich an der Außenseite des Arms empor zum Kopf. Am Kopf tritt es in die Leitbahn des Fußes identischer Qualität (*splendor yang*), d. h. in die

[1] Vgl. oben S.41 sowie in PORKERT, *Theoretische Grundlagen* ...S. 156.

[2] Vgl. allgemein das Ikonogramm des Pulmonalorbis, z.B. oben S. 111, speziell dann PORKERT, *Theoretische Grundlagen* ... SS. 157f.

Stomach-Hauptleitbahn (*cardinalis stomachi*). In dieser bewegt es sich über die Außenseite des Rumpfs zur Spitze des Fußes. An der Spitze des Fußes wechselt das Qi über in die komplementäre Leitbahn des Mächtigen Yin (*yin maioris*), d. h. in die Lienal-Hauptleitbahn, in welcher es zum Rumpf zurückkehrt.

Es wird sodann postuliert, daß das Qi in der Mitte des Rumpfs überwechselt in den Cardialorbis. Aus diesem tritt es in der cardialen Hauptleitbahn, die das Qualifikativ 'Junges Yin' trägt, wieder hervor und führt das Qi erneut an die Spitze der Hand. Dort wechselt es über in die komplementäre Yang-Leitbahn, nämlich in die durch das Mächtige Yang qualifizierte Tenuintestinal-Hauptleitbahn — und erreicht in dieser den Kopf. Am Kopf wechselt das Qi aus der tenuintestinalen Hauptleitbahn in die vesikale Leitbahn gleicher Qualifikation — Mächtiges Yang — über und fließt bis zur Spitze des Fußes. Im Fuß wechselt das Qi abermals in die komplementäre Yin-Leitbahn, die *cardinalis renalis* (die renale Hauptleitbahn), welche gleichfalls als 'Junges Yin' qualifiziert ist, und fließt in dieser zum Rumpf zurück. Aus dem Rumpf tritt es abermals durch die pericardiale Hauptleitbahn hervor und fließt an die Spitze der Hand, wo es an den Fingerspitzen in die komplementäre Hauptleitbahn des Tricaloriums, qualfiziert als 'Junges Yang', über-wechselt. In letzterer fließt es von der Hand zum Kopf. Am Kopf tritt das Qi in die Yang-Leitbahn identischer Qualifikation, d. h. in die felleale Hauptleitbahn, und wird durch diese zum Fuß geführt. Im Fuß wechselt es in die komplementäre Yin-Leitbahn, nämlich die als 'Weichendes Yin' qualifizierte hepatische Hauptleitbahn. Diese führt schließlich das Qi wieder zum Rumpf zurück.

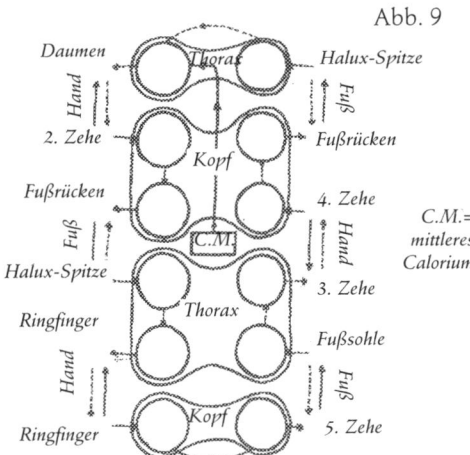

Abb. 9

Das soeben skizzierte Systemgefüge drückt explizit und implizit drei diagnostisch bedeutsame Beziehungen aus, nämlich:

1. die topologische Affinität der in einem Orbisikonogramm definierten Funktionen zu bestimmten oberflächlichen Regionen des Körpers, in denen zu den Funktionen korrelierte sensitive Punkte ('Foramina') liegen;

2. die Möglichkeit einer zeitlichen (und natürlich auch topologischen) Sequenz im Auftreten von Symptomen an bestimmten Stellen des Körpers;

3. eine innere Reihenfolge und Beziehung aller orbischen Funktionen untereinander, welche die äußerlichen und kosmischen Qualifikationen dieser Orbes, soweit sie durch die Wandlungsphasen bestimmt sind, ergänzen.

Pathologische Muster

Die zuletzt genannte Sequenz hat auch Bedeutung, wenn es darum geht, pathologische Muster unter Verwendung der direktionalen Normen der Leitbahnen zu gliedern: sie drückt nämlich die Richtung aus, in welcher eine Störung voranschreitet: entweder indem sie in die Tiefe, in die Intima, in die tiefen somatischen Widerlager eindringt oder, im Gegenteil, indem sie aus diesen weicht, an die Oberfläche, in die Extima tritt und in dieser entweder spontan durch die dort wirkende Wehrenergie oder durch direkte manipulative Einwirkung korrigiert wird. (Wir erinnern uns,[1] daß man unter Extima nicht nur die Körperoberfläche und die Haut verstehen muß, sondern im engern Sinn, als Gegenstück der Orbes, die in der Haut verlaufenden Leitbahnen.)

Daraus resultiert die Theorie, daß eine Störung, die auf die Leitbahnen beschränkt ist, welche über die Oberfläche des Körpers verlaufen, als leichte, rezente oder akute Störung verstanden und behandelt werden kann; daß im Gegensatz hierzu eine in die Intima, in das ganze System der Orbes eingedrungene Störung schwerer, umfassender und chronischer Krankheit entspricht.

Wie die Abbildung 10 zeigt, kann man dann bei Symptomen, die unter Verwendung des sechsteiligen Yinyang-Zyklus qualifziert worden sind, entweder eine Bewegung im Uhrzeigersinn und nach außen, also in Richtung auf Besserung, oder eine Bewegung gegen den Uhrzeigersinn, nach innen, also in Richtung auf Verschlimmerung und Vertiefung der Krankheit ableiten. Mit anderen Worten, bei der richtigen Anwendung der Systemnormen von sechsteiligem Yinyang-Zyklus und Sinarteriologie bildet diese Exteriorisierung (also "Nach-Außen-Führung") oder Interiorisierung ("Nach-Innen-Führung") einen wichtigen Aspekt der Aussage. Ein zweiter wichtiger Aspekt liegt in den topologischen Beziehungen, die, wie gesagt, mit dem Verlauf der Leitbahnen definiert sind. Indem wir uns diese beiden Schlußfolgerungen stets gegenwärtig halten, können wir nun die Grundzüge der Krankheitsmechanismen betrachten, die für jeden der sechs Normkonventionen beschrieben werden.

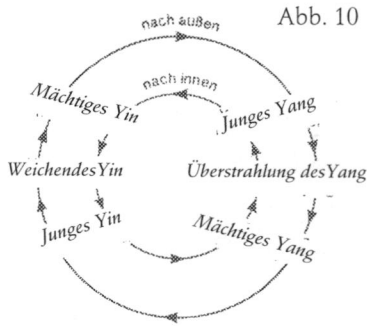

Abb. 10

Endlich ist noch anzumerken, daß dann, wenn man in der medizinischen Praxis bei vergleichender Qualifikation der sechs Yin/Yang-Qualitäten mit den (acht) Leitkriterien die Krankheiten der drei Yang überwiegend mit Repletion- und Calor-Symptomen einhergehen, die Erkrankungen der drei Yin überwiegend mit Depletion und Algor. Folglich wird bei der Therapie der Yang-Krankheiten der Hauptakzent auf der Beseitigung der Heteropathie, bei der Therapie der Yin-Krankheiten hingegen auf der Stützung der Orthopathie zu liegen haben.

(1) Affektionen des Mächtigen Yang (yang maior, taiyang)

Nomologie

Die Leitbahnen des Mächtigen Yang binden direkt an Tenuintestinal- und Vesikalorbis, indirekt an deren Intima, nämlich Cardial- und Renalorbis an. Daraus ergeben sich aufgrund der orbisikonographischen Daten ausdrückliche Beziehungen zur Regulation des Säftehaushalts, der Scheidung von klaren und trüben (flüssigen und festen) Energien (und Ausscheidungen), der Erzeugung (Cardialorbis) und Dämpfung (Renalorbis) von Dynamik und "Hitze."

Die Leitbahnen des Mächtigen Yang laufen über Stirn und Scheitel, berühren den Nacken und die Schultern. Im System der algorläsiven Pathologie gelten sie als äußerste Extima und als entscheidend für das harmonische Zusammenspiel aller Bau- und Wehrenergien des Individuums; dies aus der Überlegung, daß jeder von außen kommende Insult durch eine Heteropathie zuerst auf die Wehrenergie an der Körperoberfläche, sodann auf die in den Hauptleitbahnen (*cardinales, jing*) und Netzbahnen (*reticulares, luo*) zirkulierende Bauenergie trifft, wodurch das Wechselspiel dieser Energien mehr oder minder stark beeinträchtigt wird. Bei einer Ventus-Perkussion (*zhongfeng*) z. B. werden daher zunächst die oben genannten Körperteile äußerlich betroffen — als Affektion der Leitbahnen. Findet in dieser Phase keine wirksame Behandlung statt, so dringt die Heteropathie auch in die Aulikorbes, mithin in Tenuintestinal- und Vesikalorbis; die Folge sind Miktionsstörungen, Härte, Spannungsgefühl im Abdomen. Findet noch immer keine wirksame (oder im Gegenteil eine falsche) Behandlung statt, so dringt die Heteropathie schließlich in die Horrealorbes, also in Cardial- und Renalorbis.

Pathologie

Treffen Ventus- oder Algor-Heteropathien auf die für die gesamte Außenseite (= Extima) in besonders direkter Weise zuständigen Leitbahnen des Mächtigen Yang, so sind Fieber, Schüttelfrost, Kopfschmerz, Nackensteife, *pulsus superficiales* die charakteristischen Zeichen einer "Erkrankung des Mächtigen Yang."

Leitbahnsymptomatik

Je nach Konstitution des Patienten resultieren aus den Ventus- und Algorexzessen zwei deutlich verschiedene Symptomenbilder, nämlich Ventus-Perkussion (chinesisch *zhongfeng*) der Leitbahnen des Mächtigen Yang oder Algorläsion (chinesisch *shanghan*) der Leitbahnen des Mächtigen Yang.

---

[1] Vgl. oben Seite 53.

Ventus-Perkussion der cardinalis yang maioris

Schmerzen in Kopf und Nacken, Nackensteife; Fieber; Empfindlichkeit gegen Luftzug; spontane Schweißausbrüche; geräuschvolles Atmen durch die Nase; leeres Aufstoßen und Würgen. *Pp. superficiales aut languidi.* (Der spontanen Schweiße und der *Pp. superficiales et languidi* wegen spricht man von extimaler Depletion. Es ist jedoch zu vermerken, daß diese Bezeichnung nicht der klassischen — oben auf Seiten 53 - 57. beschriebenen Konvention entspricht.)

Algorläsion der cardinalis yang maioris

Starke Schmerzen in Kopf und Nacken; Fieber, Schüttelfrost, Schweißlosigkeit; Keuchen, Würgen, Brechreiz; diffuse Schmerzen im ganzen Körper, insbesondere in den Gelenken. *Pp. superficiales et intenti.* (Der Schweißlosigkeit und der *Pp. superficiales et intenti* wegen spricht man von extimaler Repletion.)

Aulikorbis-Symptomatik

Je nachdem, ob die Heteropathie sich mehr im Bereich der aktiven (*qifen*) oder struktiven (*xuefen*) Energie ausbreitet, sind zwei deutlich verschiedene Gruppen von Symptomen zu beobachten, nämlich

Wasserretention

Die sich im Bereich der aktiven Energie auswirkende Heteropathie bedingt Fieber, Schweiß, heftigen Durst mit Verlangen nach Wasser, das sogleich erbrochen wird, spärlichen Urin, gespanntes Abdomen, *pp. superficiales et celeri.*

Xuerentention

Die sich im Bereich der struktiven Energie (*xue*) auswirkende Heteropathie bedingt heftiges Reißen im Unterleib, harten Unterleib, Irrsinn, häufige Miktionen mit reichlichem Urin, schwarze, klebrige, lackartige Stühle.

Komplexe Symptomatik

Eine solche tritt in der Regel infolge konstitutioneller Belastungen oder nach Fehlbehandlungen auf. Z. B. kann eine asthmatische Disposition bei Ventus-Perkussion der Leitbahnen des Mächtigen Yang wieder aufflammen; ähnliches gilt für die Neigung zu Hitzewallungen bzw. intimalem Calor, der durch eine Algorläsion zusätzlich aktiviert wird.

Behandlung

Bei Affektionen der Leitbahnen des Mächtigen Yang: Öffnung der Extima, Sudation unter Verwendung einer scharfen, tepefazienten Rezeptur; bei Wasserretention in den Aulikorbes: Umwandlung des Qi und Mobilisierung des Wassers; bei Xueretention: Zerschlagung der Stauung.

(2) Affektionen der Überstrahlung des Yang (splendor yang, yangming)

Nomologie

Die Leitbahnen der Überstrahlung des Yang (*cardinales splendoris yang*) binden direkt an Stomachorbis und Crassintestinalorbis, indirekt an deren Intima, nämlich Lienal- und Pulmonalorbis an. Daraus ergeben sich aufgrund der orbisikonographischen Daten deutliche Beziehungen zur Assimilation der Nahrung, zur Harmonisierung des Energieaustauschs zwischen allen Orbes, zur Rhythmisierung aller Orbesfunktionen.

Kennzeichnend für eine Affektion der Überstrahlung des Yang ist daher, daß die zur Wandlungsphase Erde essentiell gehörende Feuchtigkeit bedroht oder vernichtet wird. Deshalb sind Fieber mit Schweißen, Durst, *pulsus exundantes* daher für eine in den Leitbahnen wirkende Heteropathie, Stuhlverstopfung infolge Eintrocknen des Stuhls, Hitzewallungen, spärlicher Urin, wirre Reden, *pulsus mersi et repleti*, für in den Orbes wirkende Heteropathien typisch.

Pathologie

Leitbahnsymptomatik

Hohes Fieber, kein Schüttelfrost, sondern quälende Hitze und Verlangen nach Kühlung, profuse Schweiße, großer Durst; Zungenbelag gelb und trocken, *pulsus exundantes.*

Aulikorbis-Symptomatik

Periodisch steigendes und fallendes Fieber, wirre Reden, Stuhlverstopfung, gespanntes, schmerzhaftes Abdomen; Schwitzen bringt subjektive Besserung; *pp. mersi et repleti*; im Extremfall ziellos umhertastende Hände, flacher keuchender Atem, starrer Blick.

Komplexe Symptomatik

Wenn zur bestehenden Stauung durch Calor bei einer Erkrankung des Mächtigen Yang noch eine humorinduzierte Calor-Heteropathie kommt, so kann die Harmonie des Energieflusses in solchem Maß gestört werden, daß der Gallensaft in das Fleisch (= die Perfektion des Lienalorbis) diffundiert und ein Ikterus auftritt (= Übergang in das Stadium des Jungen Yang). Bei zunehmendem Verfall der Orthopathie ist schließlich auch ein direkter Übergang in das Stadium des Mächtigen Yin möglich, wobei die Symptome von Calor und Repletion Symptomen von Algor und Depletion weichen.

Behandlung

Zur Therapie der Leitbahnsymptomatik: Refrigeration durch scharfe und kalte oder bittere und kalte, den intimalen Calor lösende Rezepturen;

zur Korrektur der Orbissymptomatik: Purgieren mit bitteren, kalten, abführenden Mitteln; bei spezieller Affektion des Lienalorbis: humektante, abführende, sanft öffnende Mittel; bei Ikterus: Refrigeration von Calor, Lösung des Fellealorbis, Kanalisierung von Humor.

(3) Affektionen des Jungen Yang (yang minor, shaoyang)

Nomologie

Die Leitbahnen des Jungen Yang binden direkt Felleal- und Tricalorialorbis an, über Netzbahnen stehen sie mit mit deren Intima, nämlich hepatischem und Pericardialorbis in Verbindung; sie haben also unmittelbare Bedeutung für die aktive Steuerung und den Antrieb des Säftekreislaufs, die Bereitstellung von (struktiven) Energien, die Kommunikation zwischen Unten und Oben. Pathologisch zeigen die Störungen des Jungen Yang einge gewisse Ambivalenz: die Symptome erscheinen als Zeichen teils extimaler, teils intimaler Störungen, halten sich aber, genaugenommen, in der Mitte. Sie treten als Folge einer Heteropathie auf, die sich in den Leitbahnen des Jungen Yang selbst ausgebildet hat. Sie können aber auch aus anderen Leitbahnen in diese übergreifen. Deshalb schreibt man dem Jungen Yang eine "Angelfunktion"[1] zu. Damit ist ausgedrückt, daß Störungen dieser Art sich gleichermaßen leicht nach außen oder nach innen ausbreiten können. Man beobachtet sie entweder im Gefolge der Fehltherapie irgendeiner Yang-Krankheit oder aber, wenn eine Heteropathie von algorischem Ventus direkt bis in den Bereich des Jungen Yang vorgedrungen ist.

Pathologie

Reine Symptomatik

Bitterer Mundgeschmack, trockener Hals, Schwindel, Wechsel von Hitze und Frösteln, Beklemmung, Spannung in Brust und Rippen; lust- und appetitlos, unruhig, durch Aufstoßen werden die Symptome gebessert; *pp. chordales aut minuti.*

Kombinierte Symptome

Yang minor et maior
Fieber, leichte Frostschauder, Schmerzen und Spannung in den Gelenken, leises Aufstoßen, Spannung in der Leibesmitte.

---

[1] Vgl. hierzu PORKERT, *Theoretische Grundlagen . . .* , SS. 35f.

Yang minor cum splendor yang

Quälendes Völlegefühl in Brust- und Rippengegend, Würgen; periodisches Fieber in der Abenddämmerung; auch Stuhlverstopfung.

Yang minor cum yang maior et splendor yang

Heißer Körper, fürchtet Zugluft; steifer Nacken und Hals, Völlegefühl an den Rippenbögen; warme Extremitäten, Durst.

Behandlung

Bei Erkrankungen des Jungen Yang muß der therapeutische Akzent stets auf der Herstellung eines harmonischen Energieflusses zwischen Extima und Intima liegen. Deshalb ist die Verwendung schweißtreibender, abführender Rezepturen und Brechmittel ausdrücklich zu unterlassen. Denn nachdem die Heteropathie einer Erkrankung des Jungen Yang nicht auf die Extima beschränkt ist, würden durch Schwitzen die orthopathischen Säfte geschmälert — und die Heteropathie könnte in die Intima dringen.

Aber die Heteropathie ist auch nicht auf die Intima beschränkt. Deshalb würde durch verfehltes Purgieren die struktive Energie geschädigt. Als Folge einer solchen Schädigung können sowohl Ardor also auch Pavor-Syndrome ausbilden.

Kontraindiziert sind aber auch Brechmittel. Denn bei Erkrankungen des Jungen Yang besteht in der Leibesmitte keine Repletion. Deshalb würden Emetica nur das orthopathische Yang schmälern — und Palpitationen und ähnliche Störungen würden auftreten.

Sofern Erkrankungen des Jungen Yang noch andere Symptome hervorbringen, wird man auf der Basis der Harmonisierung des Energieflusses je nach Diagnose die Extima öffnende oder die Intima angreifende Mittel verabreichen.

(4) Affektionen des Mächtigen Yin (yin maior, taiyin)

Nomologie

Die Leitbahnen des Mächtigen Yin binden direkt an Pulmonal- und Lienalorbis an; sie stehen indirekt über die entsprechenden Netzbahnen mit Crassintestinal- und Stomachorbis in Beziehung. Unter den Horrealorbes ist der Lienalorbis (Wandlungsphase Erde) für die Dynamisierung der aus der Nahrung gewonnenen Energien zuständig: er läßt sie "emporsteigen"; der Pulmonalorbis bedingt die rhythmische Dämpfung, Moderation aller Energien: er läßt sie "sich niederschlagen." Die beiden Orbes spielen also bei allen Prozessen der Energieumsetzung die entscheidende Rolle.

Bei Störungen des Mächtigen Yin kann eine in der Intima wirkende algorische Humor-Heteropathie ebenso zu einer Schädigung des lienalen Yang führen, wie eine auf die Leitbahnen beschränkte Algor-Heteropathie. Von durch sie induzierten Regulationsstörungen werden schließlich auch die Stomach- und Crassintestinalorbis erfaßt werden — und damit die gesamte Verdauung.

Pathologie

Entwickelt sich bei Depletion des Lienalorbis eine Humor-Heteropathie, so beobachtet man: auffallend warme Hände und Füße bei normaler Körpertemperatur; Völlegefühl mit Erbrechen, Verdauungsstillstand, Durchfall; Durstlosigkcit; *pp languidi et lenes.* — Man beachte an dieser Stelle den Unterschied zwischen diesen Verdauungsstörungen gegenüber jenen der Überstrahlung des Yang: hier lienale Depletion, dort Repletion des Stomachorbis, also der Extima,usw.

Behandlung

Zur Kompensation von Depletion und Algor müssen tepefaziente und suppletive Medikationen im Vordergrund stehen. Sofern neben der Affektion des Mächtigen Yin gleichzeitig andere Heteropathien diagnostiziert werden, ist je nach Diagnose zusätzlich entweder eine die Extima öffnende oder die Intima ordnende Rezeptur angezeigt.

(5) Affektionen des Weichenden Yin (yin flectens, jueyin)

Nomologie

Die Leitbahnen des Weichenden Yin binden direkt an hepatischen und Pericardialorbis an. Und über die Netzbahnen haben sie zu Felleal- und Tricalorialorbis Kontakt. Damit ist ihre hervorgehobene Rolle bei der Regulierung der quantitativen Energieverteilung, insbesondere bei der Steuerung der struktiven Energien angedeutet. Störungen der Leitbahnen des Weichenden Yin äußern sich denn auch in erster Linie als Regulationsstörungen von Hitze und Kälte, von aktiver und struktiver Energie, als Flexus oder Kontravektionen.

Wenn beim Gesunden die Aktivität des Pericardialorbis nach unten wirkt, vermag die Struktivität des Renalorbis das Energiepotential des hepatischen Orbis gefüllt zu halten, so daß dessen Ausgleichsfunktion in Bezug auf das Xue[1] gewährleistet ist. In diesem Fall herrscht ein ausgewogenes Verhältnis von Aktivität und Struktivität.

Pathologie

Unter pathologischen Bedingungen kann eine Heteropathie in die Leitbahnen (= Extima) oder gar in die Orbes (= Intima) des Weichenden Yin vordringen. Dabei wird die Ausgleichsfunktion des hepatischen Orbis gestört und die Aktivität des Pericardialorbis schlägt ungebremst nach oben. Solches führt zu Calor-Symptomatik in der oberen Körperhälfte, zu Algor in der unteren.

---

[1] Der hepatische Orbis ist das Ausgleichsreservoir des Xue — vgl. S. 79 oben.

Ist die Heteropathie in die Orbes gedrungen, so ist die Harmonie von Qi und Xue (also von individualspezifisch aktiver und struktiver Energie) bereits gestört, und es treten alle Arten von Flexus und Kontravektionen auf.

Als Varianten eines Flexus gelten auch noch die Stauung von Wasser in der Leibesmitte, eine sich nicht (genügend weit) ausbreitende aktive Energie, oder auch die Ansammlung von Pituita oberhalb des Zwerchfells. Als Zeichen energetischer Kontravektion versteht man hingegen Erbrechen, Durchfall u. ä., die durch depletiven Algor in Lienal- und Stomachorbis bedingt sind.

Symptome von Calor oben, Algor unten

Diese Symptomatik ist oft die Folge einer Fehltherapie. Sie umfaßt *Sitis diffundens* [Diabetes], Herzattacken, Hitze und Schmerzen der Leibesmitte; Hunger bei Appetitlosigkeit, Speisen werden sofort erbrochen; fortgesetzte Diarrhoe.

Symptome des Wechsels von Flexus und Calor

Die Extremitäten sind bald kalt, bald fiebrig heiß; aus der relativen Dauer jeder Phase sind Rückschlüsse auf die Tendenz der Krankheit möglich.

Symptome von Flexus und Kontravektion

Kalte, auch schmerzhafte Extremitäten; Schweiß; anhaltendes Fieber, innere Spannung; Diarrhoe mit Schüttelfrost; Erbrechen soeben genossener Speisen, auch Erbrechen von Würmern; Palpitationen. Bei durch Pituita bedingtem Flexus: *pp. intenti.*

Symptomatik von Diarrhoe mit Erbrechen

Diarrhoe bedingt durch humorinduzierten Calor: Heftiger Durchfall.

Diarrhoe bedingt durch repletiven Calor: Unverdaute Speisen stocken in den Eingeweiden und verhindern die Diarrhoe lange Zeit; stattdessen kommt es zu wirrem Reden des Kranken.

Diarrhoe bedingt durch depletiven Algor: Die die Nahrung umsetzende aktive Energie ist zu schwach; es geht unverdaute Nahrung mit der Diarrhoe ab.

Behandlung

Wegen der großen Vielfalt der Krankheitsbilder des Weichenden Yin ist die Differentialdiagnose besonders wichtig. An allgemeinen Empfehlungen läßt sich nur die geben, daß Calor durch Refrigeration und Purgation, Algor durch Tepefaktion und Suppletion anzugehen sind.

(6) Affektionen des Jungen Yin (yin minor, shaoyin)

Nomologie

Die Leitbahnen des Jungen Yin binden direkt an Cardial- und Renalorbis. Über Netzbahnen stehen sie mit deren Extimae — Tenuintestinal- und Vesikalorbis — in
Verbindung. Die Leitbahnen des Jungen Yin beherrschen somit die Achse der Aktualität
von aktiver und struktiver Energie;[1] füglich kann man sie als Angelpunkt[2] der drei Yin
(-Leitbahnen) bezeichnen. Von ihnen hängt die aktive wie struktive Gesamtdarstellung
und Entfaltung der Persönlichkeit ab — das subjektive Wohlbefinden und die Zufrieden-
heit ebenso wie objektive Präsenz, Geistesgegenwart, Einsatzfreudigkeit, Willenskraft.

Pathologie

Wenn unter dem Einfluß einer Heteropathie die Energien von Cardial- und Renalorbis deplet oder hinfällig werden, so daß ihr Einfluß nicht mehr die ganze Individualit;it
harmonisch durchdringt, kommt es allgemein zu Defizienzen der aktiven und struktiven
individualspezifischen Energien, ersteres durch evaneszente Pulse, letzteres durch minute
Pulse angezeigt. Die gleiche Defizienz ist fiir das große Schlafbedürfnis und die allgemeine
Müdigkeit verantwortlich. Es kann auch vorkommen, daß eine Heteropathie im Kontakt
mit der renalen Struktivität zum Exzeß von Algor führt. Wenn solcher Algor die
verfügbare aktive Energie (Yang) nach außen drängt, werden dadurch Calor vortäu-
schende Symptome begünstigt wie Hitzewallungen mit rotem Gesicht, Unruhe etc. —
Man nennt dieses Syndrom "Yang-Mützen-Syndrom (*daiyang*), weil gewissermaßen nur
die äußerste und oberste Bedeckung des Individuums davon berührt wird.

Das Gegenstück zur vorgenannten Entwicklung ist eine Heteropathie, die im Kontakt
mit der cardialen Aktivität sich in Ardor verwandelt und die struktiven Energien angreift
und schmälert. Solches führt zu Symptomen wie Nervosität, Schlaflosigkeit, Halsschmerzen, tiefroter Zunge, *pp. minuti*.

Die Erkrankungen des Jungen Yin (*yin minor*) bilden die letzte Stufe im Zyklus der
sechs Leitbahn-Pathologien; ihnen entsprechen die schwersten, bedrohlichsten Krankheitssymptome und Stadien überhaupt. Stets ist hier die Orthopathie, mithin die körper-
eigene Abwehr- und Regulationsfähigkeit, deutlich beeinträchtigt. Oft ist der Patient
deshalb somnolent oder komatös und zeigt evaneszente oder minute Pulse. Beim Übergang zu einer Algor-Heteropathie treten auf: Frösteln ohne Fieber, Unruhe, Herzklopfen;
Erbrechen; besteht Durst, dann das Verlangen nach kleinen Mengen heißer Getränke;
heller, reichlicher Urin, kalte Hände und Füße; der Kranke nimmt eine zusammen-
gekrümmte Lage ein. Bei Übergang in eine Calor-Heteropathie zeigt er Fieber, ein rotes
Gesicht, er wirft sich unruhig umher, hat Durchfall und Durst.

Die Erkrankungen des Jungen Yin können — wegen ihrer Angelpunkt-Qualität —
praktisch in jedes der anderen Krankheitsbilder übergehen oder mit ihm gemeinsam
auftreten.

Behandlung

Im Vordergrund steht die Stützung des Yang und die Erhaltung (*sustentatio*) der Struktivität, erstere bei Algor-Heteropathien, letztere bei Calor-Heteropathien. Die Stützung des Yang erfolgt durch Tepefaktion und Suppletion, die Erhaltung der Struktivität geschieht durch Refrigeration. Im Fall des Yang-Mützen-Syndroms sind zusätzlich Mittel, die den Energieaustausch zwischen oben und unten fördern, notwendig.

Wenn Erkrankungen des Jungen Yin in die Extima (= Leitbahnen) übergreifen, können Mittel zur Tepefaktion der Leitbahnen sowie Sudativa mit Vorsicht eingesetzt werden; ebenso können bei Repletion und intimalem Calor Purgativa, die die struktive Energie erhalten, angezeigt sein. Stets halte man sich aber gegenwärtig, daß die größte Gefahr bei Erkrankungen des Jungen Yin in der Schädigung, ja dem Totalverlust des Yang (der aktiven Energien von Cardial- und Renalorbis) besteht — mit unvermeidlich infaustem Ausgang. Mithin muß bei Diagnose und Behandlung der Stützung und Erhaltung des Yang stets die größte Aufmerksamkeit gelten.

---

[1] Das bedeutet, praktisch alle durch periphere Wandlungsphasen qualifizierten Orbes — vgl. oben SS. 42f.

[2] Lateinisch *cardo*, chinesisch *shu* — vgl. PORKERT, *Theoretische Grundlagen* . . . SS. 32—35.

3. Technische Gliederung der Energie

Nachdem induktiv-synthetische Wissenschaft primär und unmittelbar mit aktuellen, dynamischen Wirkungen zu tun hat, spielt auch in der chinesischen Medizin und Diagnostik die Energetik eine wichtige Rolle. Nachdem es sich hier aber um eine im Verlauf von fast zwei Jahrtausenden gewachsene Disziplin handelt, gilt dies auch für ihre Terminologie. Wir begegnen in ihr also zwar nicht einem allgemeinen und hochabstrakten Begriff 'Energie', wohl aber einer Palette von Begriffen für die verschiedenen energetischen Aspekte, Energieformen. (Denn, nur beiläufig sei daran erinnert, empirisch ist Wirkung und Energie zwingend und *per definitionem* stets als gerichtete Wirkung, gerichtete Energie zu erfahren.)

(1) Qi

Dieser — im Deutschen etwa *tschi* im fallenden Ton, also wie in der 2. Silbe des Nieslauts "hatschi" zu sprechende — Begriff[1] bedeutet 'aktive, aktuell sich manifestierende, gerichtete Energie' schlechthin. In diesem Verständnis ist Qi nicht nur der allgemeinste und umfassendste Begriff, sondern semantisch und erkenntnistheoretisch auch der "sauberste" und klarste: Energetische Wirkung läßt sich nur in der Gegenwart positiv wahrnehmen. Und gegenwärtige Wirkung hat stets eine Richtung. Und per axiomatischer Definition ist sie 'Bewegung', Aktivität. Aus der Perspektive einer induktiv-synthetischen Wissenschaft sind also die mit dem Blick auf kausalanalytische Betrachtungsweise sinnvollen Qualifikative selbstverständlich und tautologisch.

Unter Berücksichtigung des eben Gesagten darf Qi als der dem modernen Energiebegriff am nächsten kommende chinesische Ausdruck gelten.

---

[1] In der einschlägigen westlichen aber auch asiatischen Literatur finden sich mindestens ein Dutzend verschiedene "Schreibungen" dieses Begriffs, ohne daß deshalb den jeweiligen Autoren daraus ein Vorwurf zu machen wäre: die Sinologie der verschiedenen Länder hat, beginnend schon im 17. Jahrhundert, bis heute mehrere Dutzend Transkriptionsstile für die chinesischen Worte entwickelt, je nach Verwendung der Konsonanten der jeweiligen Ursprungssprache. Am verbreitetsten ist oder war im 20. Jahrhundert die sogenannte Wade-Giles-Transkription, nach der der Begriff Qi *ch'i* transkribiert wird — eine Schreibung, die auch ich, wie die meisten anderen Sinologen, bis zum Ende der 70er Jahre verwendet hatte. Nun war auch vom Weltpostverein und den großen internationalen Presseagenturen Anfang der 80er Jahre ein Transkriptionssystem an Stelle des Wade-Giles-Systems übernommen worden, das man in der Volksrepublik China schon in den 50er Jahren für bestimmte didaktische Zwecke entwickelt und später normiert hatte: das sogenannte *pinyin*-System, eine "phonetische" Transkriptionkonvention der modernen Hochsprache unter Verwendung des lateinischen Alphabets. Obwohl, wie das Beispiel *qi* zeigt, auch diese Transkription für Nichtchinesen und Angehörige der anderen Sprachfamilien alles andere als selbstverständlich und eindeutig ist, verwende auch ich sie seither als die international verbindliche und inzwischen auch weltweit am weitesten verbreitete.

Die direktionale, also qualitative Determination von Qi bleibt nicht immer implizit. Im Gegenteil, es gibt wenige Begriffe, die häufiger durch Qualifikative modifiziert werden.[1] Eine in medizinischem — und damit auch diagnostischem — Zusammenhang häufige Implikation von Qi ist, daß es sich um eine individualspezifische, richtiger um *die* individualspezifische aktive Energie handelt. So sind Aussagen verständlich wie, daß jenes Qi, das alle Lebensfunktionen eines Individuums fortgesetzt aufrechterhält, das *qi genuinum,* im Pulmonalorbis produziert wird; oder auch noch die in der Alltagssprache vertraute Wendung von "Qi produzieren" im Sinne von 'sich erzürnen' oder richtiger, 'seinen Zorn zeigen' (*shengqi*).

(2) Xue

Annähernde Aussprache im Deutschen: *hsüjö.* Es ist dies der zweite der von mir unübersetzt aus dem Chinesischen übernommene Fachausdrücke.[2] Xue ist das empirische Komplement von Qi, bezeichnet mithin die individualspezifisch struktive Energie.

Indem wir hier "empirisch" betonen, bringen wir zum Ausdruck, daß es sich gleichfalls um ein zwar abstraktes Postulat handelt, das aber — wie alle anderen hier besprochenen Begriffe auch — sich eng an klinische Erfahrungseindrücke hält: Xue ist zwar mithin Materialität, Stofflichkeit, jedoch "bewegte Stofflichkeit", also Säfte, nährende Flüssigkeiten, Blut.[3] Xue ist also eine in Leitbahnen durch den ganzen Körper vom Qi bewegte, den Körper erhaltende und nährende Form von Energie, auch sie betont eine individualspezifische Äußerung solcher Energie.

(3) Bauenergie (ying) und Wehrenergie (wei)

Bauenergie und Wehrenergie, *ying* und *wei* sind zwei technisch verengte, ansonsten absolut gleich zentrierte Begriffe wie Xue und Qi, mithin Bauenergie = struktive Energie, in den Leitbahnen fließend und den materiellen Aufbau und Bestand des Körpers gewährleistend. Wehrenergie ist außerhalb der Leitbahnen postulierte, vor allem an der Körperoberfläche, in der Haut sich entfaltende aktive Energie die, wie ihr Name andeutet, der die aktive Verteidigung der Eigenqualität[4] wahrende und schützende Aspekt des Qi. Die

---

[1] Eine solche Liste von Qualifikationen findet der interessierte Leser auf den SS. 139 - 143 von PORKERT, *Theoretische Grundlagen . . .*

[2] Frühere Wade-Giles-Schreibung: *hsüeh.*

[3] Natürlich ist mir immer bekannt, daß Xue in der Gemeinsprache und in der Sprache der Krieger und Metzger zuvorderst und meist nur die Bedeutung 'Blut' hat. Diese Bedeutung jedoch als einzige und wichtigste für die Übersetzung chinesischer Medizintexte beibehalten kann man nur, wenn man diese Texte oberflächlich oder überhaupt nicht gelesen hat.

[4] Die Haut ist die Perfektion des Pulmonalorbis — vgl. oben SS. 111f.

Entstehung dieser Begriffe ergibt sich rein historisch aus der Entwicklung entsprechender Theorien, nicht aus der Wahrnehmung irgendeiner erkenntnistheoretischen Notwendigkeit.

(4) Struktivpotential (jing)[1]

Struktivpotential ist gleichfalls ein in ältester Zeit als Komplement des Qi eingeführter, historisch gewachsener Begriff. Es bedeutet jene struktiven — also in Materialität gespeicherten, angehäuften — Reserven, aus denen heraus die Aktivität eines Individuums schöpft, sich entfaltet. Solches sind begrifflich vordergründig die in Samenflüssigkeit und Menstruation vermuteten Potenzen, im weiteren aber alle als Renalorbis definierten, also in der gesamten Körperlichkeit vorhandenen Ressourcen. Diese Ressourcen sind im wesentlichen — wie das für Struktivität[2] gilt — ohne erkennbare und definierbare Direktionalität und Qualität; sie erhalten eine solche erst nach ihrer Verwandlung in Qi, in der Gegenwart aktiv sich projizierende Energie. Was diese Verwandlung auslöst, ermöglicht, fortgesetzt aufrechterhält, nennt man "konstellierende Kraft" (*shen*).

(5) Konstellierende Kraft (shen)

Dieser gleichfalls sehr alte Begriff drückt das abstrakte Postulat einer aktiven Kraft aus, die die Individualität von Wesen induziert, bedingt, steuert. Von allem Anfang an war dieses Postulat an die Existenz des Widerlagers des Struktivpotentials gebunden, denn ohne Struktivpotential kann eine solche Kraft nicht als erfahrbar angenommen, erfahrbar

---

[1] Deutsche Aussprache etwa *djing*.

[2] Vgl. oben S. 40.

[3] Allgemeinsprachlich und historisch bezeichnet *shen* "Geist" in jenem starken und präzisen Sinn, der für die nüchterne chinesische Weltsicht charakteristisch ist: jedes Wesen ist in seiner unverwechselbaren Individualität Teil übergeordneter Wesenheiten. In ihrem Wesen, das sich manifestiert als *shen*, "Geist" spiegelt sich die konstellierende Kraft der übergeordneten Wesenheiten, ja des ganzen Kosmos. Ich habe mich allerdings — und tue dies weiterhin — in dem streng traditionell-sachlichen Zusammenhang der chinesischen Medizin, die eine angewandte Disziplin ist, dagegen verwahrt, mit dem in westlichen Sprachen so vieldeutigen Begriff von Geist oder *spiritus* zu operieren, weil damit nicht annähernd jene Schärfe und Klarheit der Vorstellung erreicht werden kann, die in den chinesischen Aussagen vorhanden ist.

werden. Die Deutlichkeit, mit welcher eine Individualität in Erscheinung tritt, die Kohärenz ihrer Lebensäußerungen ist unmittelbar und unmittelbarer Ausdruck der Stärke der konstellierenden Kraft.[3]

(6) Aktive und struktive Säfte (jin und ye)

Nicht anders, als bei den Begriffen von Bau- und Wehrenergie im Vergleich zu Xue und Qi, handelt es sich bei diesen Begriffen um technische Verengungen bestimmter empirischer Aspekte von Xue: Körperflüssigkeiten — also bewegbares Substrat — welche bestimmte Lebensfunktionen tragen oder unterstützen. Dabei sind die Qualifikative 'aktiv' und 'struktiv' nicht auf das Substrat selbst, sonder auf die Erfahrung seiner Wirkung oder, noch genauer, das Postulat seiner erfahrbaren Wirkung, gerichtet, nämlich "Flüssigkeiten, die Aktivität unterstützen", also die aktive Projektion des Individuums (= *jin*) und "Flüssigkeiten, die Struktivität unterstützen", also die Fixierung, Speicherung, Konservierung äußerer Wirkung (= *ye*).

Natürlich hat es im Lauf der chinesischen Medizingeschichte, besonders aber seit dem 18. Jahrhundert, auch Theorien gegeben, die die soeben geschilderten Aspekte der Energie in den Mittelpunkt pathologischer Betrachtung rücken. Eine solche Betrachtung ist methodisch legitim, bedarf aber im Zusammenhang der Diagnostik keiner ausführlichen Würdigung, kann sie doch nichts enthalten, was nicht in dem Gesagten klar vorgegeben und daher leicht abzuleiten ist: Affektionen, die das Qi oder die Wehrenergie affizieren, sind funktionelle, extimale, bei richtiger Therapieführung vollkommen heilbare Störungen; Affektionen, die das Xue oder die Bauenergie verändern, mithin die Veränderung des angehäuften Potentials und zugleich angehäufte Dysfunktion darstellen, sind tiefgreifende, schwere Störungen, bei denen auch eine geschickte Therapie nicht immer eine vollkommene Restitution *ad integrum* erzielen kann.

Der Vollständigkeit halber müssen in diesem Lehrbuch auch drei weitere energetische Begriffe erwähnt werden, die zwar nicht bei Diagnosen im engen Sinn, sehr wohl aber bei der beschreibenden Vorbereitung und methodischen Übertragung der Diagnosen vorkommen.

(7) Sapor (wei)

Der lateinische Begriff *sapor* bezeichnet — exakt wie der chinesische Begriff *wei* — nicht nur den 'Geschmack', sondern vor allem Nahrung oder Arznei einer bestimmten Geschmacksrichtung. Mit anderen Worten, der Begriff Sapor weist auf den materiellen Träger einer Geschmacksqualität. Dieser struktive Charakter von *wei* — als Gegenstück zum aktiven Qi — wird in den chinesischen Texten ausdrücklich betont.

Die technische Bedeutung von Sapor ist also: "eine durch die modulierte Wandlungsphasenqualifikation ausgedrückte, spezifische pharmakodynamische oder diätetische Wirkrichtung, dargestellt in ihrem physischen Träger: Nahrung oder Arznei."

(8) Hun *und* Po

Die beiden Begriffe finden sich gegentlich auch in Medizinklassikern als der Nachhall protowissenschaftlicher Vorstellungen. Beide drücken — ähnlich wie *jin* und *ye*, 'aktive und struktive Säfte' — im Hinblick auf die konstellierende Kraft (*shen*) verengte Aspekte der Kraft aus. Und zwar weist *hun* auf den aktiven Aspekt der Gesamtkraft und *po* auf den struktiven Träger dieser Kraft.[1]

---

[1] Unnötig, auszuführen, daß diese im Grunde redundante und übersubtile Unterscheidung in der so pragmatischen chinesischen Medizin keine praktische Bedeutung erlangen konnte. Wohl aber sollte darauf hingewiesen werden, daß *hun* ursprünglich und auch heute im Volksglauben die (drei) beweglichen, aus dem physischen und sozialen Milieu rührenden Seelenkomponenten der menschlichen Persönlichkeit, demgegenüber *po* die (vier) struktiven (dem geographischen Ort und Milieu entstammenden) Seelenkomponenten eines Individuums bezeichnen. — Vgl. auch noch PORKERT, *Theoretische Grundlagen* . . . , S. 145.

Zweiter Teil: Die Praxis der Diagnostik

Die Praxis der chinesischen Diagnostik besteht in der sachgemäßen Erhebung aller gültigen Symptome und in der Anwendung der methodischen "Werkzeuge" zur eindeutigen Qualifikation dieser Symtome. Denn nur eindeutig definierte Daten taugen als Grundlage einer rationalen Behandlung, d. h. einer Behandlung, deren Wirkungen steuerbar, sicher dosierbar, deren Ergebnisse vorhersagbar sind. Beim praktischen Vollzug dieser im Grunde unstrittigen Sätze stellt sich indes heute auch in der chinesischen Diagnostik die Frage nach der Unterscheidung zwischen *gültigen* und ungültigen Zeichen.

"Gültige Symptome" und "kritische Symptome"

Auch eine sorgfältige, nach allen Regeln der Kunst durchgeführte Diagnose kann nur dann zu positiven Ergebnissen und wirksamen Empfehlungen kommen, wenn sie sich von vorneherein auf *positive* Daten, im Zusammenhang der chinesischen Medizin sagen wir, gültige Symptome — und ausschließlich auf diese — beschränkt. Diese emphatische Feststellung ist aus zweierlei Anlaß vonnöten:

1. wird weder in der modernen westlichen Medizin, noch in der chinesischen Medizin explizit nach der Gültigkeit von Symptomen gefragt, gefragt aber auch nicht nach der Schlüssigkeit angewandter Methoden. Deshalb geschieht es fortgesetzt, daß positive Daten mit theoretischen Erwägungen des Arztes verquickt werden, so daß schließlich im diagnostischen Ergebnis wenige empirische Ausgangsdaten zusammen mit einem Wust hypothetischer Annahmen — und damit wurzelloser Schlüsse — ein unentwirrbares Knäuel bilden.

2. hat (zwar schon seit dem 19. Jahrhundert, als überwältigender Bann des Geistes aber erst) seit der Mitte dieses 20. die Entwicklung der kausalanalytisch westlichen Medizin den eigentlichen Gegenstand ärztlichen Handelns, nämlich die Mißbefindlichkeit des Kranken, völlig aus den systematisch-methodologischen Erwägungen und weitgehend aus

den ganz schlichten Wahrnehmungen des Arztes entfernt.[1] Also, die Mißbefindlichkeit eines Kranken (Schmerz, Leistungsschwund, Behinderung . . . ist der reale und positive Ausgangspunkt ärztlichen Handelns und der Diagnose — und die vollkommene Korrektur dieser Mißbefindlichkeit eigentlich das letzte Ziel ärztlichen Handelns. Dieses Ziel kann nur erreicht werden, wenn der Arzt auf Grund seiner methodischen Schulung bei dem vom Patienten vorgebrachten Symptomen zwischen "gültigen Symptomen" und "ungültigen" unterscheiden kann.

Bis hierher wird vermutlich jeder angehende oder praktizierende Arzt meinen Ausführungen ohne Widerspruch gefolgt sein, nun aber fragen, was sind "gültige", was "ungültige Symptome"?

Im Hinblick auf die chinesische Diagnostik ist diese Frage einfach und schlicht zu beantworten: gültige Symptome sind "kritische Symptome"; 'kritisch', d. h. vom griechischen *krinein* 'entscheiden': entschieden, scharf abzugrenzende Zeichen.

Direkte und positive Erfahrung ist *per definitionem* die sinnliche Wahrnehmung, und zwar die *von einen humanem Subjekt in der Gegenwart bewußt vollzogene sinnliche Wahrnehmung aktueller Wirkung.* Die Erfahrung, das Erlebnis, das ein Patient von seiner Krankheit, seiner Behinderung hat, geht darüber nicht hinaus. Um nun von dieser Erfahrung mit Zuverlässigkeit, mit höchster Wahrscheinlichkeit, mit "an Sicherheit grenzender Wahrscheinlichkeit" von den zufälligen und beiläufigen Begleitumständen weg zu den wesentlichen, bedingenden, aber abstrakten Faktoren vorzudringen, müssen die Daten der Erfahrung absolut zweifelsfrei sein — zweifelsfrei im Hinblick auf die Qualität, *d. h. die Direktionalität* der Erfahrung.

Hierzu einige Illustrationen. Schmerz ist eine ganz subjektive Empfindung des Patienten, von der jedoch die meisten Patienten angeben können nicht nur zu welcher Zeit, an welchen Stellen des Körpers, sondern auch unter welchen Begleitumständen er auftritt, z.B. durch Druck gebessert oder verschlechtert, durch Wärme gebessert oder verschlechtert, durch Kälte gebessert oder verschlechtert. Vermag der Patient hierzu keine Aussage zu machen, keine *eindeutige und klare*, so handelt es sich hier um ein *unkritisches Symptom*.

Die Atmung ist ein ohne weiteres beobachtbares Lebenszeichen. Ob die Atmung langsam oder auffallend rasch, unhörbar oder von lauten Rasselgeräuschen, Pfeifgeräuschen begleitet vonstatten geht, läßt sich bei durchschnittlicher Aufmerksamkeit und Sinnenschärfe eindeutig klären. Läßt es sich nicht klären, liefert die Atmung *keine kritischen*, mithin keine gültigen Symptome.

Die Farbe des Teints, des Zungenkörpers, die Gestalt des Zungenkörpers, sie haben eine für die meisten Menschen mit durchschnittlicher Sinnenschärfe wahrnehmbare Modulation — oder nicht. Ein totenblasses Gesicht oder ein hochrotes Gesicht sind kritische Zeichen, die man nicht übersehen kann, ein gedunsener Zungenkörper, ein vertrocknet wirkender, geschmälerter, schmaler Zungenkörper sind Zeichen, die man in ihrer Eindeutigkeit nicht übersehen kann . . . Und Ähnliches gilt für alle anderen Lebensäußerungen, für die Stimme, den Gang, die Haltung und natürlich, wie wir sehen werden, für die vielfältigen Empfindungen und Reaktionen des Patienten unter den verschiedenen Belastungen und Lebensumständen.

Wenn wir also sagen, nur kritische Symptome seien gültig, so heißt das nichts anderes als: "nur *zweifelsfrei unter Verwendung der Normkonventionen, der Werkzeuge der Diagnostik, zu qualifizierende Symptome sind gültige Symptome*". Oder aber auch in Umkehrung dieses Schlusses, "alle Symptome, die sich unter Verwendung der Werkzeuge der Diagnostik *eindeutig qualifizieren lassen, sind kritische* und damit *gültige Symptome.*"

Damit ist aber auch emphatisch festgestellt, daß der Diagnostiker — und solches gilt im Grunde methodisch für jede Art von Diagnostik, nicht nur für die Diagnostik der chinesischen Medizin — mit äußerster Strenge und Gewissenhaftigkeit darauf zu achten hat, daß er kein Symptom, das mit den methodischen Werkzeugen der Diagnostik nicht bewertbar ist — mit anderen Worten ein *ungültiges Symptom!* — in seinen Befund eindringen läßt, in diesen aufnimmt. Verstöße gegen diese Regel sind nicht nur der häufigste Grund, sie sind der einzig denkbare Grund für die Unschärfe, Unverbindlichkeit vollzogener Diagnosen und damit für den Fehlschlag beabsichtigter Therapien.

Der konsequent die chinesische Diagnose anwendende Arzt hat hinsichtlich der Qualifikation von Befunden und hinsichtlich der Annahme oder Ablehung von Befunden **absolut keinen persönlichen Ermessensspielraum!** Kritische Symptome müssen bewertet und nach der Bewertung in den Befund aufgenommen werden; *unkritische, d. h. ungültige Symptome können nicht bewertet und dürfen mithin auch nicht in den Befund aufgenommen werden.* Wenn bei chinesischer Diagnostik allein dieser Grundsatz sorgfältig beobachtet wird, ist der vorhersagbare Erfolg der Maßnahmen nur eine Frage der Berücksichtigung einer gut überschaubaren Anzahl typischer Lebensäußerungen. Diese Lebensäußerungen werden auf dem Wege der Inaugenscheinnahme (Inspektion, *wang*), der Wahrnehmung von Klang und Geruch (Auskultation und Olfaktion, *wén*), der Befragung (Interrogation, *wèn*) und schließlich der Tastung (Palpation, *qie*) ermittelt. Dies sind die "Vier diagnostischen Verfahren" der chinesischen Diagnostik (vier Verfahren deshalb, weil, wie angedeutet, das chinesische Wort *wén* sowohl die auskultatorische wie olfaktorische Wahrnehmung bezeichnet.)

---

[1] Dies ist nicht der Ort, auf die historischen, und auch nicht einmal auf die methodischen Gründe dieser Entwicklung einzugehen. Ich verweise auf die einschlägigen Kapitel in POLS, wo auch ein für manche Betrachter vordergründiges Thema wie die Unterscheidung von Objektivität und Subjektivität in seiner diagnostischen und medizinischen *Nicht*relevanz gestreift wird.

I. KAPITEL: DIAGNOSE DURCH DEN AUGENSCHEIN (INSPEKTION, *wangzhen*)

Die Inspektion, das ist die Diagnose durch den Augenschein, gilt allgemein der Feststellung von Form, Farbe und charakteristischer Motorik des Körpers, im besonderen der Inaugenscheinnahme des Gesichts und der Zunge, ferner auch der Feststellung von Form und Farbe der Ausscheidungen. Entsprechend muß eine richtig durchgeführte Inspektion positive Aufschlüsse erbringen über:

1. die konstellierende Kraft (*shen*), die sich manifestiert in Gewebsturgor, Muskeltonus, Körperhaltung, Glanz von Augen und Haut, Feuchtigkeit der Schleimhäute usw.;

2. die Farbe (*se*) insbesondere der einzelnen Gesichtspartien, des Zungenkörpers, des Zungenbelags, ferner anderer, von Fall zu Fall signifikanter Körperteile;

3. die Gestalt (*xing*) als Ganzes und in ihren Details; endlich

4. das Verhalten (*tai*), d. h. die umfassende und die spezielle Charakteristik der Bewegungen.

Die Inspektion im allgemeinen

1. Inspektion der konstellierenden Kraft (*wangshen*)

Als *shen*, "konstellierende Kraft", bezeichnet man in der chinesischen Medizin jenen Aspekt aktiver Energie, welcher die spezifische Existenz und Qualität eines Individuums hervorruft und aufrechterhält: *shen* "konstituiert" die Persönlichkeit.[1] Allerdings ist konstellierende Kraft, als aktiver Aspekt definitionsgemäß[2] nicht direkt wahrnehmbar, sondern nur indirekt, indem es sich in den Veränderungen und Lebensäußerungen des Körpers wiederspiegelt. Mithin bekundet sich die Stärke der konstellierenden Kraft im klaren, festen Ausdruck der Augen, der deutlichen Artikulation der Sprache, in der Ausdauer und Schlüssigkeit der Denkfunktionen, in der Festigkeit des Fleisches, der

---

[1] PORKERT, *Theoretische Grundlagen* . . . S. 144 f.

[2] *Op. cit.*, S. 15 ff. sowie oben SS. 38f.

Gleichmäßigkeit des Atems, in der Regelmäßigkeit der Ausscheidungen. Sind alle diese Zeichen einer starken und intakten konstellierenden Kraft vorhanden, so wird sich auch dann, wenn andere Diagnoseverfahren kritische Zeichen erbringen sollten, eine im ganzen günstige Prognose stellen lassen.

Erscheint im Gegenteil der Blick matt, unstet und müde, der Körper verfallen und welk, der Atem beschleunigt, unregelmäßig, keuchend oder röchelnd, können die Ausscheidungen nicht beherrscht werden, bewegt sich der Patient unablässig und ziellos, ist seine Rede undeutlich oder verwirrt, ist er geistesabwesend oder bewußtlos, sind seine Augen halb geschlossen, sein Mund geöffnet . . . , so ist auch bei unkritischen anderen Zeichen eine infauste Prognose naheliegend: die konstellierende Kraft ist stark vermindert, geschwächt.

Intaktheit der konstellierenden Kraft	Geschmälerte konstellierende Kraft
Gesunde Gesichtsfarbe, festes Gewebe; Haut weder zu trocken noch zu feucht	Mageres, eingefallenes Gesicht; schmutzigfarbene, zu trockene oder zu feuchte Haut
Lebendiger, steter, klarer Blick	Stumpfer, teilnahmsloser, müder oder flackernder Blick
Klares Denken, deutliche Rede; Wachheit	Zusammenhanglose Rede, Apathie, Stumpfheit, Schlaffheit oder, im Gegenteil, ziellose Bewegungen und Unruhe
Wohlkoordinierte Bewegungen, regelmäßige Atmung	Arrhythmische, unkoordinierte Bewegungen

Von Intaktheit der konstellierenden Kraft kann keine Rede sein, wenn nur *isolierte* Korrelate intakter konstellierender Kraft ermittelt werden. Solche scheinbaren Zeichen intakter konstellierender Kraft beschränken sich stets auf einzelne, wenige Lebensäußerungen (etwa den Blick, die Sprache, das Denken), während Gesicht und Körper insgesamt verfallen, die Pulse kritisch gestört erscheinen. Die chinesischen Ärzte nennen solche Zeichen das "nochmalige Aufflackern einer erschöpften Leuchte", analog der in der westlichen Medizin bekannten prämortalen Euphorie.

2. Die Inspektion des Teints (*wangse*)

'Teint' bezeichnet in seiner Ursprungssprache, dem Französischen, eine 'Farbtönung', elliptisch dann vorzugsweise die des Gesichts, ja das Gesicht insgesamt. All dies sind auch die Bedeutungen des chinesischen Begriffs *se*.

Die Farbe diagnostisch bedeutsamer Hautpartien (des Gesichts, der Zunge, der Schleimhäute . . .) zeigt deutliche Veränderungen in Abhängigkeit von der Funktionslage des Organismus. Dabei ist allerdings zu unterscheiden zwischen der rassisch oder topologisch bedingten Grundpigmentierung einer Hautpartie — im Chinesischen heißt es, der *dominanten Farbe* — und ihrer funktionsabhängigen variablen Färbung — im Chinesischen heißt es, der *deversanten Farbe*.[1] Die dominante Farbe bleibt diagnostisch in aller Regel außer Ansatz. Hinsichtlich der diagnostischen Bewertung der deversanten Farbe hingegen sei ausdrücklich an folgende direktionale Korrelate erinnert:

Farbdeversanz	Wandlungsphase	Jahreszeit	Horrealorbis	Aulikorbis
Grün (Blaugrün)	Holz	Frühling	Hepat. Orbis	Fellealorbis
Rot	Feuer	Sommer	Cardialorbis	Tenuintestinalor.
Weiß	Metall	Herbst	Pulmonalorbis	Crassintestinalor.
Schwarz	Wasser	Winter	Renalorbis	Vesikalorbis
Gelb	Erde	ganzjährig	Lienalorbis	Stomachorbis

Für die Gesichtsfarbe gilt, daß ihr rassisch bedingter (weißer, gelber, brauner . . .) Grundteint beim gesunden Individuum den typischen rosarot matten Schimmer und zugleich eine charakteristische Spannung zeigt. Überlagert wird diese Hautfarbe des Gesunden nun stets in Abhängigkeit von Jahreszeit und momentaner Funktionslage von einer deversanten Farbe. Diese Farbüberlagerung kann so schwach sein, daß sie auch vom Geübten nicht ohne weiteres wahrgenommen wird, oder so ausgeprägt, daß sie auch dem Ungeübten sofort auffällt — je nach Stärke der Dissonanz im Konzert der Orbes. Schließlich wird bei allen Farbdeversanzen unterschieden zwischen einer fausten und einer infausten Farbvariante.[2] Hierbei deutet die fauste Variante an, daß trotz energetischen Ungleichgewichts in einzelnen Orbes das Qi "ankommt", mit anderen Worten, durchgängig strömt, die infauste Variante hingegen, daß es nicht ankommt, d. h. stockt.

Im *Innern Klassiker* werden die Unterschiede zwischen fausten und infausten Farbvarianten folgendermaßen beschrieben: "Grün wie eine Grasmatte ist infaust, grün wie die Federn des Eisvogels ist faust. Gelb wie eine Zitrone ist infaust, gelb wie die Unterseite einer Krabbe ist faust. Rot wie geronnenes Blut ist infaust, rot wie ein Hahnenkamm ist faust. Weiß wie trockene Knochen ist infaust, weiß wie Schweineschmalz ist faust. Schwarz wie Ruß ist infaust, schwarz wie Rabenfedern ist faust."[3]

Ganz allgemein läßt sich sagen, daß jede Farbdeversanz, bei welcher die Haut einen matten Glanz und rosa Schimmer zeigt, als faust, jede, bei der die Haut welk und glanzlos erscheint oder deren Färbung hart und unvermischt wirkt, als infaust zu deuten ist. Die Welkheit der Haut läßt auf ein Versagen der ausgleichenden Energie, chinesisch auf einen Ausfall des *qi stomachi* schließen, oder auch auf den Ausfall eines ganzen Orbis. Das welke, glanzlose Aussehen der Haut hatten die Chinesen früher als "Teint eines frühen Todes" (*yaose*) bezeichnet.

Die bei der Inspektion des Teints gewonnenen Ergebnisse können mit den übrigen diagnostischen Befunden übereinstimmen oder davon abweichen. Im letzteren Fall sind die als Wandlungsphasen-Sequenzen definierten Beziehungen möglich, und von diesen wiederum besonders interessant die Sequenzen I und II (Hervorbringungsreihenfolge, Bezwingungsreihenfolge). Die Hervorbringungsreihenfolge entspricht einer Sekundovektion, die Bezwingungsreihenfolge einer Kontravektion.

Zeigt sich bei einer Erkrankung im hepatischen Orbis eine grünliche Farbdeversanz des Teints, ein saitenförmiger Puls (*p. chordalis*), Schmerz unter den freien Rippen, bitterer Mundgeschmack und Drehschwindel, so bedeutet dies eine Übereinstimmung der Zeichen von Teint, Pulsikonographie und Empfindungen — und damit eine besondere Eindeutigkeit der Diagnose. Weitere Beispiele solcher Übereinstimmung sehen wir, wenn sowohl bei Ventus-Heteropathien mit Schwindel, Schmerzen und Spannungsgefühl in der Gegend der kleinen Rippen wie bei Pavor-Syndromen[4] der Kinder mit epileptieformen Zeichen un Krämpfen, eine blaugrüne Farbdeversanz des Teints beobachtet wird: Zeichen der Sekundovektion; das Gegenteil, also erhöhte Spannung, Dissonanz ist zu konstatieren, wenn die gleichen Zeichen von eine rein weißen Farbdeversanz des Teints begleitet sind.

Ähnlich deutet mit dem Blick auf den Cardialorbis bei Zeichen von Raserei, ängstlichen Palpitationen und Schreckhaftigkeit ein auffallend roter Teint auf Sekundovektion, ein dunkler bis schwärzlicher auf Kontravektion, usw.

3. Die Inspektion der Gestalt (*wangxing*)

Orbes und Gestalt entsprechen sich in präziser Weise. So gibt besonders eindrucksvoll die Inaugenscheinnahme der Perfektionen (der "funktionellen Darstellungen", *chong*) und äußeren Entfaltungen (*hua*) Aufschluß sowohl über die konstitutionelle Disposition, als auch über die momentane Funktionslage der zugehörigen Orbes: Kräftiger Knochenbau, ein mächtiger Brustkorb, festes Fleisch, mattglänzende, leicht gerötete Haut deuten ebenso deutlich auf eine kräftige Konstitution wie umgekehrt zierlicher Knochenbau, eine schmale Brust, schmächtige Formen, glanzlose, blasse Haut auf eine schwache Körperverfassung schließen lassen.

Differenzierte Rückschlüsse ergeben sich, wenn man von den harmonischen Rundungen des Körpers auf die Verfassung des Säftehaushalts schließt (: Lienalorbis), aus der Weite der Poren auf die Stärke von Bau- und Wehrenergie (: Lienal- und Pulmonalorbis), aus der Elastizität des Fleisches auf das allgemeine Energieniveau der Mitte (: Lienal- und Stomachorbis), aus der Stärke der Muskeln und Sehnen auf die Stärke des im hepatischen Orbis gespei-

---

[1] Im Chinesischen *ke*, völlig analog dem lateinischen *deversari*, 'zu Gast sein', und *zhu* analog zu *dominari*, 'Herr sein'. Deversieren, Deversanz, deversant drücken also stets eine variable, uneigentliche, heteropathische Anwesenheit oder Eigenschaft aus.

[2] Chinesisch: *shanse* und *ese*.

[3] "Unbefangene Fragen" (*Suwen*), Kapitel 10.

[4] Zu Pavor vgl. oben die S. 74.

cherten Xue, aus der Mächtigkeit des Knochenbaus auf die Stärke der als Renalorbis angeborenen Energiereserven. Ein kräftiger Körper bei gutem Appetit läßt auf die Stärke von
Lienal- und Stomachorbis schließen; ein fetter Körper bei geringem Appetit auf Pituita und
Depletion des Lienalorbis. Ein magerer Körper bei starkem Appetit deutet auf Ardor im
mittleren Calorium, (d. h. in Lienal- und Stomachorbis); scheint ein Körper nur aus Haut und
Knochen zu bestehen, so muß man schließen, daß Qi und Xue (aktive wie struktive Energien) aufs äußerste verausgabt sind.

Je nach Bedarf und Anlaß sind alle Teile des Körpers, stets aber das Gesicht des
Patienten genau diagnostisch in Augenschein zu nehmen. Dabei kommt es, wie schon in
der Einführung dargetan, nicht auf die möglichst subtile Wahrnehmung[1] vieler Details an,
sondern das Ziel ist sorgfältige Beachtung aller *kritischen*[2] Veränderungen, die einer eindeutigen direktionalen Bewertung unterworfen werden können und müssen.

(1) Inspektion des Kopfes

Der Kopf ist der der Bereich, "in dem alle Yang-Leitbahnen zusammentreffen" (*conventus omnium yang*);[3] er trägt auch die "äußere Entfaltung" (*flos, hua*) des Renalorbis,
nämlich das Haupthaar, das wiederum ein Indikator für die orthopathische Mächtigkeit
des Xue, der individualspezifisch struktiven Energie ist. Nicht zuletzt wird er als der Ort
postuliert,[4] von dem Wirkungen ausgehen, die als Projektionen von Teilaspekten des
Renalorbis definiert sind.[5]

Gestalt und Bewegungscharakteristik des Kopfes

Bei Kleinkindern läßt eine **eingesunkene Fontanelle** auf eine Defizienz der *paraorbes
cerebri et medullae* schließen; umgekehrt deutet eine **vorgewölbte Fontanelle** eine krankhafte Veränderung der gleichen Paraorbes an.

Sich nicht schließende Schädelnähte ebenso wie ein infolge von Nackenschwäche
kraftlos zur Seite fallender Kopf zeigen eine angeborene Defizienz der Energie des Renalorbis an.

Fortgesetztes, unwillkürliches **Schütteln oder Werfen des Kopfes** deutet bei Kindern
und Erwachsenen gleichermaßen auf *ventus internus*.[6]

---

[1] Etwa mit Hilfe von Spiegeln, Vergrößerungsgläsern oder Mikroskopen.

[2] Darüber wurde ausführlich oben auf den SS. 151 - 153 gesprochen.

[3] Vgl. oben SS. 134f bzw. PORKERT/HEMPEN, *Systematische Akupunktur*, S. 332.

[4] Genannt 'Durchgangshalle von Hirn und Mark', (*naosui zhi fu, aula cerebri et medullae*).

[5] *Paraorbes cerebri et medullae* — vgl. das Ikonogramm SS. 134f. der *Theoretischen Grundlagen . . .*

[6] Zu diesem pathologischen Terminus vgl. S. 68 oben.

Kopfhaar

Volles, reinfarbenes,[1] also nicht mit Grautönen oder der Grundfarbe des Haares fremden Farbeinsprengseln vermischtes Haar deutet auf Stärke des Renalqis.

Vergilbendes Haar zeigt eine Defizienz des Xue, d. h. der individualspezifisch struktiven Energie an.

Haarausfall ist ein Zeichen für ein verfallendes Renalqi. (Demgegenüber ist der Zeitpunkt für das allmähliche Ergrauen des Haars — gleichgültig ob er bereits in jungen Jahren oder im hohen Alter liegt — anlagebedingt und von geringem diagnostischem Wert!)

Oft weist Haarausfall auf Schädigung des Xue durch heteropathischen Ardor, der zwingend eine Schmälerung der Säfte bedingt; Haarausfall nach längerer Krankheit ist ein Zeichen von Depletion des Struktivpotentials (*jing*).

Steifes, trockenes, brüchiges Haar weist auf eine Schmälerung oder ein Versiegen der aktiven Energien, also von Qi und Wehrenergie in diesem Bereich.

Unreines, sich verfilzendes Haar der Kleinkinder ist das Zeichen einer Störung der *oo. intestinorum* infolge zu früher oder falscher Entwöhnung.

(2) Inspektion der Gesichtsfarbe

Die diagnostische Beurteilung det Gesichtsfarbe sollte wegen der verhältnismäßig differenzierten Aufschlüsse, die sie liefert und zugleich wegen der Einfachheit des Verfahrens, bei keiner Untersuchung versäumt werden. (Für die Beleuchtung gilt das bei der Zungendiagnose Gesagte.[2])

Topologie und Zuordnungen

Die bedeutsamsten Zuordnungen zu den einzelnen Orten des Gesichts entnimmt man am zweckmäßigsten der Abb. 11. Auf ihr entsprechen nach allgemeiner Tradition

die Mittelstirn	dem Pharynx und der Trachea
der Raum zwischen den Brauen	dem Pulmonalorbis
die Nasenwurzel	dem Cardialorbis
die Nasenmitte	dem hepatischen Orbis
die Nasenspitze	dem Lienalorbis
die Nasenflügel (paarig)	dem Stomachorbis;

---

[1] In den chinesischen Texten heißt es stets 'schwarzes'.

[2] Unten auf S.179.

ferner sind dem Vesikalorbis und dem Paraorbis des Uterus paarige Areale auf der

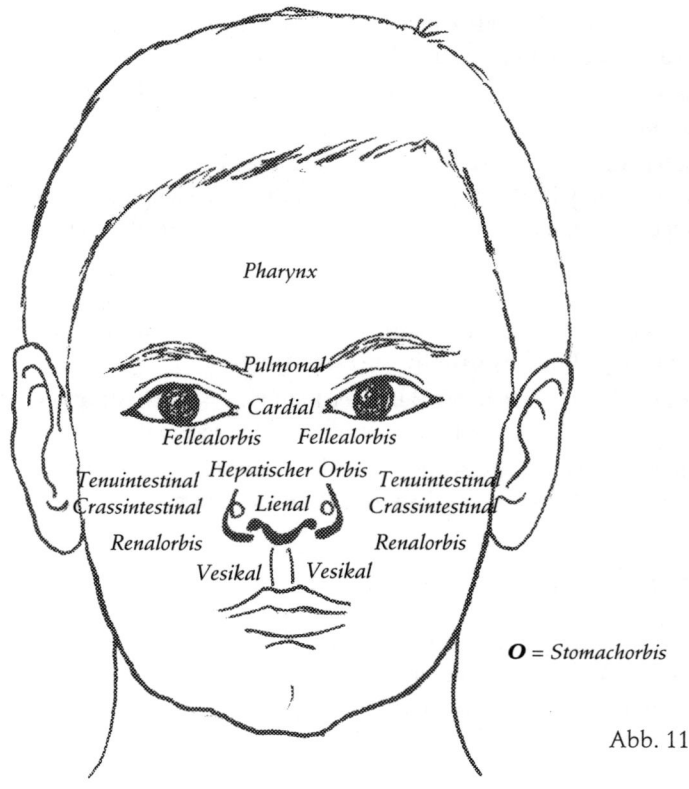

Abb. 11

Oberlippe zu beiden Seiten des Philtrums zugeordnet. Gleichfalls paarige Orte gehören zu Renalorbis, Crassintestinalorbis, Tenuintestinalorbis, Fellealorbis, die, wie hier zu sehen, in der Reihenfolge ihrer Aufzählung auf zwei von der Wangenmitte ausgehenden, an der Nasenwurzel konvergierenden Linien aufeinanderfolgen.

Beiläufig sei hier eine zwar klassische,[1] ansonsten aber sekundäre Zuordnung der Gesichtsregionen zu den Orbes genannt. Es entspricht

die linke Wange	dem hepatischen Orbis
die rechte Wange	dem Pulmonalorbis
die Stirn	dem Cardialorbis
das Kinn	dem Renalorbis
die Nase	dem Lienalorbis.

Indirekt kann man jeden Aulikorbis seiner Intima (= Horrealorbis) zuordnen. Man wird vom diagnostischen Gesamtbild her entscheiden, wann diese Entsprechungen den pragmatischeren vorzuziehen sind.[2]

Inspektion des Teints (der "Gesichtsfarbe")

Grüner oder blaugrüner Teint

Blaugrün (*qing*) ist die Farbe der Wandlungsphase Holz, zeigt also an, daß die Potenzierung von Aktivität funktionell akzentuiert erscheint: Spastizität, Verspannungen (= Ventus), Blockaden (= Algor) und der daraus resultierende Schmerz. Eine grüne bis blaugrüne Farbnuance des Gesichts ist zwingend ein Hinweis auf den hepatischen Orbis, seine Leitbahnen des Weichenden Yin (*cardinales yin flectentis*) und deren Symptomenkreis. Hiervon sind sowohl das Qi wie das Xue, also aktive wie struktive Energieaspekte betroffen. Auch *ventus pavoris,* wie jede Pavor-Symptomatik, wird stets auch durch Depletion der hepatischen Orthopathie begünstigt.[3]

Ein grünlicher, zugleich schwärzlicher Teint deutet auf eine algorische Kompontente der Ventus-Schmerzen.

Ein grünlicher, zugleich weißlicher Teint weist auf depletiven Ventus.

Ein grünlicher, zugleich geröteter Teint deutet auf hepatischen Ardor; erscheint eben diese Farbdeversanz überdies "schmutzig", so darf man auf extremen Ardor schließen.

Ist nicht nur das Gesicht, sondern sind **auch die Lippen von blaugrüner Farbe**, so besteht eine extreme Redundanz der Struktivität.

Tritt ein grüner Teint bei Affektionen des Lienalorbis auf, so ist auf Überlagerung[4] jenes Orbis durch die Energie des hepatischen Orbis zu schließen.

Roter oder scharlachroter Teint

Rot ist die Farbe der Wandlungsphase Feuer; ihre Deversanz deutet also an, daß aktuelle Aktivität, momentane Dynamik heteropathisch akzentuiert ist: Calor-Befunde jeder Art. Entsprechend der Wandlungsphasenwertung steht die rote Farbe auch zum Sommer, zu Aestus, zum Cardialorbis und dessen Leitbahnen des Jungen Yin der Hand (*cardinales yin minoris manus*) in Beziehung.

Ein **mäßig geröteter Teint** weist auf depletiven Calor, ein intensiv geröteter auf repletiven Calor. Auf durch Calor induzierte Depletion wird man besonders nach langer Krankheit achten: wenn sich die Wangen des Patienten nach Mittag röten, zeigt solches struktiven Ardor[5] an.

---

[1] Weil erstmals im Innern Klassiker des Gelben Fürsten, Kap. 32, erwähnt.

[2] Im Grunde können bei Klärung dieser Frage so wenig Widersprüche auftreten, wie sie sich bei der Wahl von Bezugskoordinaten für die Qualifikation von Zungen- und Pulsbefunden einstellen können. Man vergleiche hierzu die ausführlichen Erörterungen auf den SS. 12 - 14 und 30 ff oben und untenS. 218.

[3] Primär steht Pavor zum Cardialorbis in Beziehung. — Vgl. oben S. 74.   [4] Vgl. S. 45 oben.

[5] Also eine Hyperdynamik, die durch auf extremer Depletion der struktiven Ressourcen von hepatischem und Renalorbis beruht.

Wirkt das Gesicht wie rot geschminkt, d. h. zartrosa mit einem weißlichen Schimmer, ist diese Rötung schnellem Wechsel unterworfen, so entspricht dies dem "Yang-Mützen-Syndrom."[1]

Rötung des Gesichts bei Affektionen des Pulmonalorbis ist das Zeichen einer Überlagerung durch Energien des Cardialorbis, ein relativ schwer zu behandelnder Befund.

Gelber Teint

Gelb ist die Farbe der Wandlungsphase Erde; ihre Deversanz weist auf eine heteropathische Akzentuierung aller Assimilations- und Integrationsfunktionen: Humor-Befunde aller Art und Anomalien des Säftehaushalts. Im gleichen Zug weist jede Gelbfärbung des Teints auf den Lienalorbis und dessen Leitbahn des Mächtigen Yin des Fußes (*cardinalis yin maioris pedis*).

Ein leuchtendes Zitronengelb im Teint deutet auf mäßigen Humor, starken Calor; ein wie geräuchert wirkendes, gebrochenes Gelb ist ein Zeichen von starkem Humor, zugleich mäßigem Calor.

Besteht bei gelbem Teint Abmagerung, so ist auf Calor in Lienal- und Stomachorbis zu schließen.

Ein blasses Gelb deutet auf Depletion von Lienal- und Stomachorbis.

Ein schmutziges, mattes Gelb weist auf algorischen Humor in Lienal- und Stomachorbis.

Ein gelber Teint mit einem Anflug von Blaurot deutet auf Stasen des Xue.

Ein blaßgelber Teint mit roten Flecken oder Streifen im Verein mit verspannter, gedunsener Leibesmitte weist auf Depletion des Lienalorbis und gleichzeitigen Stauungen des Xue im hepatischen Orbis.

Ist die Nase, insbesondere deren Spitze, von einem frischen Gelb, so deutet dies auf Wiederherstellung der Orthopathie des Stomachorbis und auf Rekonvaleszenz. Ist sie im Gegenteil stumpffarben, wie verdorrt, so muß man auf starken Verfall dieser Orthopathie und auf eine schwer zu therapierende Krankheit schließen.

Weißer Teint

Weiß ist die Farbe der Wandlungsphase Metall. Jede Deversanz von Weißem bedeutet mithin die heteropathische Akzentuierung der Potenzierung von Struktivität, d. h. aller rhythmisierenden, die Eigenqualität strukturierenden und abgrenzenden Prozesse:[2] Aridität. Diese kann aus depletiver oder algorischer Symptomatik hervorgehen oder sich durch sie verstärken. Zwingend bedeutet sie Defizienz der aktiven wie der struktiven Säfte oder der Struktivität (Yin) überhaupt.

---

[1] Hierzu Näheres oben auf S. 145.

[2] Man vgl. das Ikonogramm des Pulmonalorbis SS. 110ff. oben.

Im gleichen Zug deutet die weiße Farbdeversanz im Teint auf Be- oder Überlastungen des Pulmonalorbis oder seiner Leitbahn des Mächtigen Yin der Hand (*cardinalis yin maioris manus*), auf Trockenheit, auf herbstliche Einflüsse.

Ein weißes Gesicht, in dem ein feiner Schimmer von Rot zu erkennen ist, zeigt an, daß das Qi in den Leitbahnen der Überstrahlung des Yang (*Splendor yang*),[1] harmonisch fließt. Herrscht hingegen in diesen Leitbahnen Defizienz, schwindet dieser rosa Schimmer.

Ein weißer Teint bei Störungen des hepatischen Orbis deutet auf Überlagerung des hepatischen Orbis durch den Pulmonalorbis, die schwer zu therapieren ist.

Schwärzlicher Teint

Schwarz ist das Emblem der Wandlungsphase Wasser. Jede Deversanz von Schwarzem ist mithin Ausdruck extremer Präponderanz aktueller Struktion oder Struktivität, auf äußerste Hemmung oder Verringerung der Dynamik: Algor. Schmerzen, die auf dieser extremen Hemmung von aktiven Impulsen beruhen, sind Schmerzen äußerster Intensität.

Im gleichen Sinn weist das Schwarze auf den Winter, die Kälte, das Wasser, den Renalorbis und dessen Leitbahnen des Jungen Yin des Fußes (*cardinales yin minoris pedis*).

Hat ein Teint trotz schwärzlicher Deversanz einen rosa Schimmer, gesunden Turgor und matten Glanz, so kann man — beim Fehlen sonstiger Zeichen — auf Gesundheit[2] schließen. Ist der schwärzliche Teint hingegen matt und fahl, deutet dies auf Schädigung des Renalorbis durch Ardor-Heteropathien; kommt Abmagerung und Zahnfäule hinzu, ist auf chronischen Calor und allgemeinere Schmälerung der struktiven Energien zu schließen. Andernfalls ist jede Verdunkelung des Teints ein Zeichen der Vorherrschaft des Yin und einer sich ungenügend entfaltenden aktiven Energie und mithin einer ernsten Erkrankung.

Bei Affektionen des Cardialorbis ist eine auftretende Verdunkelung der Stirn ein kontravektives Zeichen: die Wandlungsphase Wasser überlagert Feuer.

Eine Schwärzung der Umgebung des Mundes läßt auf völliges Versagen der Energie des Renalorbis schließen.

Inspektion besonderer Modalitäten der Farbdeversanzen

Diagnostisch sind, nicht minder als die Farbdeversanzen des Gesichts, die Modalitäten von Bedeutung, unter welchen diese Farbdeversanzen auftreten. Man beschreibt von diesen fünf Paare, also insgesamt zehn Modalitäten, nämlich Oberfläche und Tiefe, Klarheit und Trübheit, Schwachheit und Intensität, Diffusheit und Konzentration, Glanz und Stumpfheit.

---

[1] Das sind die Leitbahnen von Stomach- und Crassintestinalorbis — vgl. oben S. 139.

[2] Bei einem Hervorklingen der Energien des Renalorbis.

Oberflächliche und tiefe Deversanz

Eine Färbung, die gewissermaßen nur als Schimmer über der Gesichtshaut liegt, nennt man *oberflächlich*; sie deutet auf die Affektion der Extima bzw. Aulikorbes.

Eine Färbung, die die Gesichtshaut durch und durch zu imprägnieren scheint, nennt man *tief*; sie deutet auf eine Störung der Intima bzw. der Horrealorbes.— Verlagerungen der Heteropathie von außen nach innen und umgekehrt, äußern sich auch im entsprechenden Wandel dieser Modalitäten.

Klare und trübe (verwaschene) Deversanz

Die klare Färbung weist auf Vorherrschen der Störung im Yang, die trübe Färbung auf vorherrschen der Störung im Yin.

Schwache und intensive Deversanz

Eine schwache Deversanz läßt auf Depletion der Orthopathie, eine intensive Färbung auf die Repletion von Heteropathien schließen.

Diffuse und konzentrierte Deversanz

Eine diffuse Färbung ist das Zeichen einer leichten oder rezenten Erkrankung, eine konzentrierte das Zeichen einer langen oder schweren.

Schimmernder oder stumpfer (glanzloser) Teint

Der schimmernde Teint deutet auf eine fauste Tendenz, der stumpfe, völlig glanzlose Teint auf eine infauste Tendenz der Krankheit

Inspektion der Gestalt des Gesichts

Gedunsenheit

Gedunsenheit des Gesichts tritt häufig im Verlauf von Wassersucht auf. Zu unterscheiden ist aktive und struktive Wassersucht. Bei aktiver (Yang) Wassersucht tritt die Gedunsenheit verhältnismäßig schnell ein, und zwar in Gesicht und oberen Extremitäten rascher und früher als im Bauch und den unteren Extremitäten; bei struktiver Wassersucht stellt sich die Gedunsenheit langsam ein und dabei in den unteren Extremitäten und im Bauch früher und stärker als in den oberen Extremitäten und im Gesicht.

Plötzliche Schwellung

Plötzliche Schwellung der Seiten des Halses [Parotitis] im Verein mit Schwellung des Pharynx, rotem Gesicht, mit oder ohne Halsschmerzen, mitunter mit Schwerhörigkeit, weist auf eine acutemperate Noxe [infektiöse Krankheit].

Asymmetrische Beweglichkeit

Asymmetrische Bewegung bzw. Paralyse des Gesichts, der Lider, des Mundes ist ein Zeichen von Ventus-Perkussion [Apoplexie].

(3) Die Inspektion des (äußeren) Auges

Die Augendiagnose der klassischen chinesischen Medizin besteht ausschließlich in der makroskopischen, d. h. ohne Hilfsmittel durchgeführten Betrachtung der von außen unterscheidbaren Teile des Auges einschließlich der Lider. Es bestehen weder methodische noch praktische Parallelen zur modernen Irisdiagnostik oder zur Spiegelung des Augenhintergrunds.

Topologie und Zuordnungen

Zwischen dem diagnostischen Areal des Auges[1] und den wichtigsten Horrealorbes bestehen folgende Beziehungen:

(1) Die von deutlich sichtbaren feinen Äderchen durchzogenen Teile der Skleren, mithin deren canthale Bereiche, entsprechen dem Cardialorbis und seiner Perfektion, den Leitbahnen.

(2) Die an die Pupille grenzenden Teile der Skleren entsprechen dem Pulmonalorbis und seiner Perfektion, der Haut.

(3) Die Wülste von Ober- und Unterlid entsprechen dem Lienalorbis und seiner Perfektion, dem Fleisch.

(4) Die Iris entspricht dem hepatischen Orbis und seiner Perfektion, den Nervus, d. h. den Antriebselementen des Bewegungsapparats.

(5) Die Pupille entspricht dem Renalorbis und seiner Perfektion, den Knochen.

Abb. 12

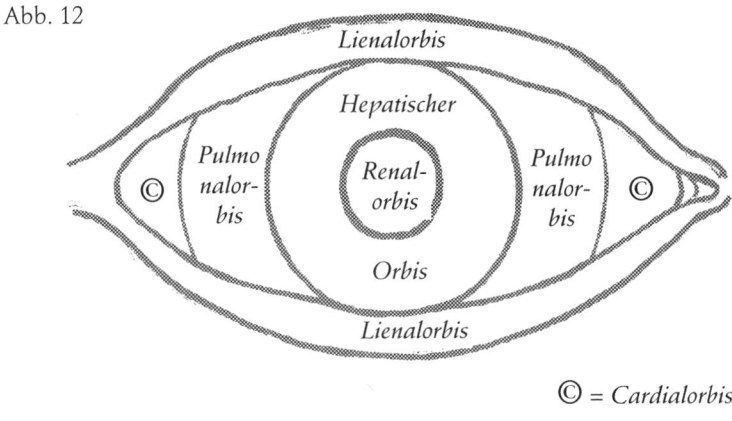

© = *Cardialorbis*

---

[1] Wer erinnern uns, — vgl. oben S.80 — daß das Auge als Ganzes Öffnung und Sinnesorgan des hepatischen Orbis ist.

Die konstellierende Kraft im Auge

Beim Gesunden ist das Auge klar und schimmernd, sind die Skleren und Pupillen rein gezeichnet, ist der Blick stet. Wird bei einem solchen Befund über gesundheitliche Beschwerden geklagt, so sind diese leichter Natur.

Sind die Pupillen getrübt, die Skleren verschattet oder injiziert, ist der Blick matt oder erscheinen die Augen ungewöhnlich glänzend, so ist die konstellierende Kraft durch ernste Krankheit beeinträchtigt oder verlorengegangen.

Spezielle Symptomatik der Veränderungen am Auge

Rötung der Augenwinkel läßt auf Ardor im Cardialorbis, **Rötung der Skleren** auf Ardor im Pulmonalorbis schließen.

Gelbe Skleren deuten auf mächtigen humorbedingten Calor der Intima.

Eine **sich vorwölbende Iris** deutet auf Ardor im hepatischen Orbis.

Entzündete, geschwürige Lider sind ein Zeichen von Ardor im Lienalorbis.

Ein **im ganzen gerötetes und geschwollenes Auge** weist auf ventusbedingten Calor in den hepatischen Leitbahnen.

Auffallend klare und weiße Skleren deuten auf Algor, **trübe Skleren und eine schattige Iris** auf Calor.

Bleiche Augenwinkel deuten auf Defizienz des Xue.

Auffallend glänzende Lider zeigen Pituita an.

Dunkelfärbung der Lider ist in der Regel ein Zeichen für Depletion des Renalorbis.

Eine **leichte Schwellung der Orbita** mit kaum merklichem Hervortreten des Auges bei glänzendem Gesicht deutet auf die Anfänge einer Wassersucht.

Lidschwellung mit Röte, plötzlich einsetzend, ist ein Zeichen von Calor im Lienalorbis.

Lidschwellung, langsam sich entwickelnd, zugleich Kraftlosigkeit, weist auf Depletion des Lienalorbis.

Schwellung des Unterlids im Senium deutet auf Hinfälligkeit des renalen Qi.

Eine **einsinkende Orbita** ist ein Zeichen des Verfalls des Struktivpotentials (*jing*) in allen Orbes. Falls das Symptom nur leicht auftritt, kann eine gute Prognose gestellt werden; tritt es extrem auf, und ist es begleitet von völliger Geistesabwesenheit und Pulsen ohne *qi stomachi*, deutet das Zeichen auf einen drohenden Exitus.

Schlummern mit halbgeöffneten Lidern ist ein Zeichen extremer Depletion von Lienal- und Stomachoris.

Stark geweitete Pupillen bei unscharfer Sicht weisen auf Defizienz der Energie des Renalorbis.

Exophtalmus begleitet von Schweratmigkeit ist ein Symptom von "Überziehung" des Pulmonalorbis.

Koordinationsstörungen der Augenmuskulatur mit starrem Blick deuten auf schwere Krankheitsbilder.

Schielen, sofern nicht angeboren, ist meist ein Zeichen von endogenem Ventus.

Geringfügig starrer Blick kann ein Zeichen von Blockade der Intima durch calor-bedingte Pituita sein.

Einer in offizielle Lehrbücher aufgenommenen neueren Beobachtung[1] zufolge ist auf der Sklera auch eine Schnelldiagnose innerer Verletzungen, insbesondere bestehender Hämatome des Thorax möglich. Solche Schäden werden im Sklerafeld durch etwa stecknadelkopfgroße dunkelgraue, schwarze oder braune Punkte angezeigt, die sich am Ende von bläulichen, purpurnen oder rötlichen Äderchen ausbilden. (Punkte, die nicht mit diesen Äderchen zusammenhängen, sind ohne diagnostische Aussagekraft.) Dabei projizieren sich dem Rücken nahe Verletzungen oberhalb der Horizontallinie des Auges, der Brust nahe hingegen unterhalb dieser Linie (Abb. ≠). Auch erscheinen Schäden der linken Seite im linken Augc, Schäden der rechten Seite im rechten Auge.

Graue, diffuse, wolkenartige Flecken weisen auf Störungen der aktiven Energien [also auf den funktionalen Bereich], schwarze, scharfumschriebene auf Schäden der struktiven Energien [also auf den somatischen Bereich]. Sind die schwarzen Punkte von einem grauen unregelmäßigen Hof umgeben, wirken sich die Störungen im aktiven wie im struktiven Bereich aus. Sind die zu den Punkten hinführenden Äderchen stark injiziert, so bestehen im Zusammenhang mit der Läsion auch Schmerzen.

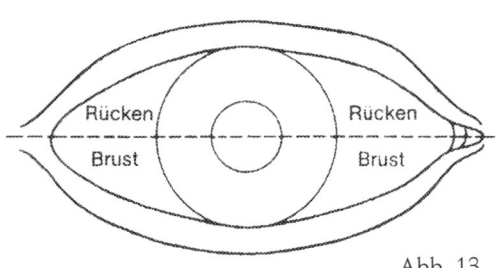

Abb. 13

Der Befall mit Spulwürmern (*ascaris lumbricosus*) führt in der Regel zu ähnlichen Sklerasymptomen (blaue Streifen oder Punkte), ferner zu pelluziden, höckrigen Erhebungen auf der Unterlippe, zu roten Punkten an der Zungenspitze und entlang der Mittellinie der Zunge, endlich mitunter zu weißen fingernagelgroßen Hautflecken im Gesicht- und Wangenbereich. (Die letztgenannten Flecken sind bei auffallender Beleuchtung nicht sehr deutlich, lassen sich hingegen bei diffusem Licht sehr gut erkennen.)[2]

[1] *Fujian Zhongyiyao*, Jahrgang 60, Heft 8, p. 24 — zitiert in *Zhenduanxue Jiangyi*, pp. 34—35. — Vlg. die Bibliographie.

[2] Nach dem in der gleichen Quelle p. 38 f. zitierten Text.

(4) Die Inspektion der Nase

Die Nase ist orbisikonographisch die Öffnung des Pulmonalorbis und steht über Leitbahnen mit dem Stomachorbis[1] in Beziehung. Schwellung, Vergrößerung der Nase läßt auf die Macht einer Heteropathie, Einsinken, Verkleinerung der Nase auf Schwäche der Orthopathie allgemein und speziell in diesen Orbes schließen.

Farbdeversanzen der Nase

Zeigt die Nase eine **grünliche bis blau-grünliche Farbdeversanz**, ist zu schließen auf Schmerzen im Unterleib;

zeigt sie eine **gelbe Farbdeversanz**, deutet dies auf humorinduzierten Calor;

zeigt sie eine **weiße Farbdeversanz**, ist dies ein Zeichen der Defizienz von Xue;

eine **rote Farbdeversanz** der Nase läßt auf Calor in den Leitbahnen von Lienal- und Pulmonalorbis schließen;

eine **schwarze Farbdeversanz** der Nase ist endlich ein Hinweis auf die Vorherrschaft des renalen Qi.

Ist die Nase hell und glänzend, kann man auf nur leichte Krankheit, Rekonvaleszenz oder Gesundheit schließen.

Trockene Nasenöffnungen gehören zur Symptomatik von Calor in den *splendor yang*-Leitbahnen.

Ist überdies die Umgebung der Nasenöffnungen wie von Ruß geschwärzt, so ist auf Ardor im Gefolge einer Yang-Heteropathie zu schließen. Die gleiche Schwärzung bei im Gegenteil kalten und schlüpfrigen Nasenöffnungen deutet auf extremen Algor im Gefolge einer Yin-Noxe.

Nasenfluß, äußere Veränderungen

Trüber, dicker Nasenfluß deutet auf exogenen ventischen Calor, dünner, klarer auf exogenen ventischen Algor.

Nasenflügelatmung zu Beginn einer Krankheit weist darauf hin, daß ventischer Ardor einer Calor-Heteropathie den Pulmonalorbis blockiert; nach langer Krankheit und von Schweißen begleitet, weist sie auf die drohende Erschöpfung der Energien dieses Orbis.

(5) Die Inspektion des Ohres

Das Gehör ist die dem Renalorbis zugeordnete Sinnesfunktion; indirekt besteht auch eine Beziehung zum Außenohr. So schließt man vom Aussehen der Ohrmuschel auf die Verfassung des *qi nativum*[2] im Renalorbis.

Eine mäßig fleischige und mattglänzende Ohrmuschel läßt auf ein ausreichendes *qi nativum* schließen, eine gedunsene, geschwollene hingegen auf Mächtigkeit einer Heteropathie, eine geschrumpfte, wie vertrocknet wirkende, auf die Schwäche der Orthopathie.

Blasse Ohrmuscheln sind ein Zeichen von Algor, bläuliche bis schwärzliche ein Zeichen von Schmerzen im Gefolge von Ventus oder Algor.

Zeigen sich auf der Rückseite von kalten Ohrmuscheln rote Adern, so ist dies ein erstes Zeichen von Masern.

Auch bei Pocken treten die Adern auf der Rückseite des Ohres hervor. Sind sie mittelrot, kann man auf einen leichten Fall, sind sie purpurn, auf einen mittelschweren, sind sie bläulich oder schwarz, auf einen sehr ernsten Pockenfall schließen.

(6) Die Inspektion des Mundes und der Lippen

Mund und Lippen sind orbisikonographisch dem Lienal- und dem Stomachorbis zugeordnet.

Farbe der Lippen

Mittelrote Lippen sind ein Zeichen von Gesundheit. **Tiefrote** (kirschrote) Lippen sind ein Zeichen von Repletion oder von Calor; **blaßrote** Lippen deuten auf Depletion oder Algor; **tiefrote, zugleich trockene** Lippen weisen auf Ardor, infolge dessen die Säfte geschädigt sind.

Blaßrote Lippen mit einem schwärzlichen Schleier deuten auf extremen Algor, **bläuliche bis schwärzliche** Lippen ebenso; **grün-bläuliche** Lippen deuten auf Ventus. Alle letztgenannten Farbdeversanzen der Lippen können von Schmerzen begleitet sein.

Aussehen, Stellung des Mundes und der Lippen

Ein **offenstehender Mund** deutet in der Regel auf Depletion. Tritt er mit nur ausgehendem Atem auf, ist er ein Zeichen für das drohende Ende der Energie im Pulmonalorbis.

Atmet der Patient mit offenem Mund wie ein Fisch, schließt man auf den drohenden Zusammenbruch der Energie des Lienalorbis.

Offener Mund bei bläulicher Verfärbung der Mundregion zeigt die Überwältigung des Lienalorbis durch eine aus dem hepatischen Orbis rührende Ventus-Heteropathie an.

Volles Philtrum und hochgezogene Lippen deuten auf Versiegen der aktiven Energie des Lienalorbis; eine geschrumpfte, hochgezogene Oberlippe ist ein Zeichen für das Versiegen der struktiven Energie dieses Orbis.

[1] Nämlich über seine Cardinalis und Paracardinalis.

[2] Hierzu vgl. oben die S. 121.

Weiße Punkte bzw. weiße Pusteln an der Innenseite der Oberlippe zeigen Hämor-
rhoiden an.

(7) Die Inspektion der Zähne und des Zahnfleischs

Die Zähne gehören — wie die Knochen — zur Perfektion des Renalorbis. Von den
Leitbahnen berühren vor allem die *cardinales splendoris yang pedis et manus* das
Kiefergebiet, wodurch eine Beziehung zu Crassintestinal- und Stomachorbis besteht. All
dies ist zu bedenken, wenn bei acutemperaten Erkrankungen Calor im Bereich der aktiven
Energien des *splendor yang* sich entfaltet und dabei das renale Yin gefährdet.

Die Zähne und das Zahnfleisch des Gesunden erscheinen gut befeuchtet und glänzend.
Erscheinen beide völlig trocken, ist auf Abwesenheit der aktiven und struktiven Säfte und
mithin auf Schädigung der struktiven Energien zu schließen. Sehen die Zähne poliert und
trocken wie Kieseln aus, deutet dies auf mächtigen Calor in den *splendor yang*-Leitbahnen.
Erscheinen sie hingegen trocken und matt wie trockener Knochen, so hat ein mächtig
entfalteter Calor zur Erschöpfung der struktiven Energie im Renalorbis und damit der
Säfte geführt. Erscheint das Zahnfleisch so weiß wie die Zähne, ist dies ein Zeichen von
Defizienz an Xue, an individualspezifisch struktiver Energie.

Blutendes und/oder geschwollenes Zahnfleisch deutet, falls es zugleich schmerzhaft
ist, auf Ardor im Stomachorbis; ist es schmerzlos, auf Ardor, der sich auf den Renalorbis
auswirkt.

Zähneknirschen weist in der Regel auf endogenen Ventus.

Das **Zusammenbeißen der Zähne im Schlaf**, das bei Kindern auftritt, ist ein Zeichen
von lokaler Stauung oder Blockade des Energieflusses.

(8) Die Inspektion des Rachens

Der Augenschein des Rachens gibt zusätzliche Befunde zu Störungen vor allem von
Pulmonal-, Stomach- und Renalorbis.

Schmerzen, Rötung oder Spannung des Rachens deuten gewöhnlich auf eine Calor-
Heteropathie in Pulmonal- oder Stomachorbis.

Ein **membranöser, fauliger,** leicht zu entfernender und nicht wiederkehrender **Belag**
des Rachens weist gleichfalls auf Calor im Stomachorbis.

Läßt sich der weiße Belag nicht durch Wischen entfernen, führt stärkeres Wischen im
Gegenteil zu Blutungen, oder bildet sich der Belag immer wieder neu, so besteht Diph-
therie.

Eine **nur schwache Rötung des Rachens** bei mäßigem Schmerz läßt auf Defizienz der
Renalorbis schließen; diese Rötung ist ein Zeichen für Ardor, der durch solche renale
Depletion bedingt, aus anderen Orbes nach oben schlägt.

(9) Die Inspektion der Gliedmaßen

Das allgemeine Aussehen von Händen und Füßen

Bei den Extremitäten läßt **Schwellung und Gedunsenheit** in der Regel auf Repletion, **Verkümmerung, Schrumpfung** in der Regel auf Depletion schließen.

Bei allen übrigen Symptomen, insbesondere bei gichtischen Schwellungen, Entzündungen, Schmerzen, Versteifungen, sind die angereihten Befunde maßgebend.

Handgelenke und Fesseln

Gute Farbe und guter Tonus des Fleisches und der Haut an Handgelenk und Fesseln läßt auf ausreichende Säfte, Trockenheit und Abmagerung auf Defizienz der Säfte schließen.

Finger- und Zehennägel

Die Nägel sind die äußere Entfaltung (*flos*) des hepatischen Orbis. Ihre mittlere Rötung und ihr matter Glanz ist das Zeichen ausreichender aktiver und struktiver Energien.

Tiefrote Nagelfelder weisen auf Calor, **blaßrote** auf Algor oder auf Depletion; **bläuliche** deuten Depletion des Xue, **gelbe** einen Ikterus, **schwärzliche** Hämatome und Stasen an.

(10) Die Inspektion des Zeigefingers in der Pädiatrie

Während in der Pädiatrie wichtige Verfahren der chinesischen Diagnostik, wie die Zungen- und vor allem die Pulsdiagnose, nur sehr beschränkt einzusetzen sind, bietet die bei Kindern bis zum 3. Lebensjahr sehr ergiebige Diagnose der Finger, insbesondere der Innenseite des Zeigefingers, hier einen gewissen Ausgleich.[1] In diesem zarten Alter[2] ist die aktive Projektion der vitalen Funktionen auf die Körperoberfläche zugleich intensiv und differenziert. Man beachte allerdings, daß — wie aus jahrhundertelanger Empirie erwiesen — am Zeigefinger eine im Verhältnis zur Topologie der Radialispulse und ihrer Tiefe[3] umgekehrte Korrelation zur (zeitlichen) Tiefe der vitalen Funktionen besteht: am Zeigefinger des Kleinkinds entsprechen die distalen (extremen) Flächen der (zeitlichen und funktionellen) Tiefe, die proximalen, dem Handteller näheren, der (zeitlichen und funktionellen) Oberfläche!

[1] Bei dieser diagnostischen Maßnahme sind für die gültige Erkennung der Farbdeversanzen ähnliche Kautelen zu berücksichtigen, wie bei der Inspektion der Zunge und des Teints. — Vgl. die Hinweise auf S. 179 unten.

[2] Vgl. die Bemerkung über den "ganz aus Yang bestehenden Körper des Kindes" unten S. 268.

[3] Man vergleiche dies mit den entsprechenden Ausführungen auf den SS. 229 und 272f unten.

Topologie und Manipulation

Man unterscheidet an der Innenseite des Zeigefingers, von der Endphalanx beginnend, "Clusa des Lebensloses" (*clusa fortunae*), "Clusa des Qi" (*clusa qi*) und "Ventus-Clusa" (*clusa venti*). Dabei korreliert man

die *clusa venti (fengguan)* der Grundphalanx zum System der Netzbahnen (*reticulares*), mithin den flüchtigen, rezenten, ganz oberflächlichen Störungen (: 'Ventus');

die *clusa qi (qiguan)* der Mittelphalanx zu den Hauptleitbahnen (*cardinales*), mithin den zwar dynamischen und akuten, dennoch in die Intima wirkenden Störungen (: 'Qi'); endlich

die *clusa fortunae (mingguan)* den Orbes, mithin den tiefgreifenden und ernsten, die Orbes und ihr Substrat affizierenden Störungen zu (: das 'Lebenslos' (*ming*) entspricht dem im Renalorbis gespeicherten *qi nativum*).

Um die Zeichnung und Farbveränderung gut sichtbar zu machen, streicht der Diagnostizierende mit dem Daumen kräftig mehrmals in proximaler Richtung über die Innenseite des passiv gestreckten kindlichen Zeigefingers.

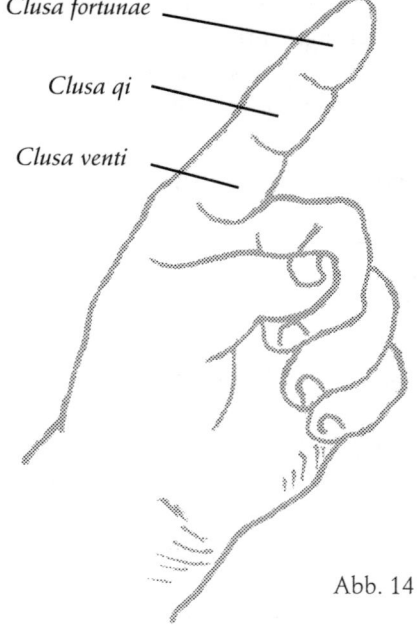

Clusa fortunae

Clusa qi

Clusa venti

Abb. 14

Aussehen

Die Innenseite des Zeigefingers ist beim gesunden Kind rosig, mit einer leicht gelblichen Farbnuance. Treten Beschwerden auf, so deutet das Fortbestehen der Pastelltöne auf eine leichte, das Auftreten kräftiger Farben auf eine schwere Erkrankung.

Bezogen auf die Leitkriterien, äußern sich Extima- und Intima-Affektionen durch die relative Tiefe der Zeichnung: eine oberflächliche Zeichnung weist auf eine extimale Affektion, eine tiefe auf eine solche der Intima. (In der Regel werden am gleichen Kind sowohl tiefe wie oberflächliche Linien festzustellen sein. Also gilt es zu beachten, in welchem Abschnitt welcher Grad der Tiefe vorliegt).

Algor und Calor erschließen sich aus einer Kombination des vorangehenden Kriteriums von Oberflächlichkeit und Tiefe und der Qualität der Rottönung der Linien: Blaßrote, u. U. auch scharlachrote Linien, die oberflächlich und verwaschen erscheinen, deuten auf Algor oder auf depletiven Algor.

Intensiv rote, purpurrote, bräunlich rote Linien zeigen eine Calor-Heteropathie an.

Ähnliches gilt, wenn sich dem Rotton ein ins Grünliche bzw. Schwärzliche gehender Farbbton beimischt. Daraus kann man auf Stasen des Xue, u. U. durch Pituita begünstigt, schließen.

Ist die grünliche Deversanz stärker als die rote, so äußert sich darin Ventus, damit ein emphatischer Bezug auf den hepatischen Orbis, also auf Spastizität und Schmerzen.

Wirken die nach dem Streichen des Fingers auftretenden Linien selbst gestaut, so ist dies ein Zeichen von Repletion — und solche in der Pädiatrie stets ein Zeichen für ernste, tiefsitzende Erkrankungen.

Verlängern und vertiefen sich die Linien auf den einzelnen *clusae*, so ist auf eine Vertiefung, Verschlimmerung der Krankheit zu schließen; werden die Linien kürzer und leichter, so bewegt sich die Störung in die Extima und es tritt Besserung ein.

(11) Die Inspektion der Haut

Der diagnostische Augenschein von Hautarealen jenseits der Präferenzsitus von Gesicht und Unterarm fördert überwiegend dermatologische bzw. infektiöse Befunde, die jene der westlichen Medizin nur unerheblich ergänzen. Insofern müssen wir in diesem modernen Lehrbuch auf die Ausführungen der chinesischen Texte nicht weiter eingehen.

(12) Die Inspektion der Ausscheidungen

Speichel und Auswurf

Bei Schleim und Speichel weisen	auf Affektionen von bzw. durch
klarer, blasiger oder schaumiger	Ventus
milchiger, schlüpfriger, leicht auszuwerfen	Humor
klarer und dünnflüssiger	Algor
fester, klumpiger, gelber	Calor
häufige Bedürfnis auszuspucken	Algor im Stomachorbis
Fließen eines dünnen Speichels	Algor im Lienalorbis
Zäher, klebriger Auswurf	Calor im Lienalorbis

Erbrochenes

Erbrochenes (Vomitus)	weist auf
wässrig, klar, geruchlos	Algor
klumpig, säuerlich riechend	Calor
schleimig, fadenziehend (dabei Durstlosigkeit)	Pituita
faulig und sauer riechend (mit unverdauten Einschlüssen)	"Nachtessen"-Erbrechen
eitrig, blutgestreift, äußerst übelriechend	innere Geschwüre im Gefolge von Ardor
intermittierend, leicht faulig oder säuerlich riechend	Calor-Blockaden des Stomachorbis

Stühle

Sind die Stühle	so ist zu schließen auf
Gelb, breiig, übelriechend	Calor im unteren Calorium[1]
Wässrig, mit unverdauten Speiseresten vermischt	Algor im unteren Calorium
Dünnflüssig, klar (begleitet von Schüttelfrost, Fieber und Kopfschmerz):	Ventus-Heteropathie
Wässrig (zugleich Abgeschlagenheit, Borborygmen)	Humor-Heteropathie.

Urin

Heller, klarer, reichlicher Urin läßt auf Algor,
dunkler, trüber, spärlicher Urin auf Calor schließen.

4. Inspektion der Bewegungen (*wangdong*)

Fortgesetztes Zucken der Augenlider, des Mundes, der Finger und Zehen, deutet bei fiebrigen Erkrankungen auf eine unmittelbar bevorstehende spastische Parese, bei depletiven Störungen auf eine Erschöpfung der struktiven Energien, also von Xue und Bauenergie (*ying*).

---

[1] Das untere Calorium ist einPostulat, welches die Funktionen aller Transmissionsorbes (= Aulikorbes, soweit ihre Wirkung sich vor allem auf das Abdomen konzentriert, insbesondere Tenuintestinal-, Crassintestinal- und Vesikalorbis) zusammenfaßt.

Zuckungen in allen Gliedern, ja am ganzen Körper, werden bei endogenem (also vom hepatischen Orbis her induzierten) Ventus, insonderheit bei Epilepsie, auch bei *ventus laedens pernitiosus* [Tetanus], bei Krämpfen im Kindesalter usw. beobachtet.

Zittern tritt außer bei Malariaanfällen auf, wenn eine heftige Auseinandersetzung zwischen Heteropathica und dem orthopathischem Qi stattfindet.

Ruheloses Umhertasten mit den Händen ist ein infaustes Zeichen.

Gesenkter Kopf und die Unfähigkeit ihn zu erheben sowie ein starrer Blick deuten auf Verfall der konstellierenden Kraft bei einer Schädigung von Cardial- und Renalorbis.

Ein Brustleiden wird durch gekrümmten Rücken und herabhängende Arme angezeigt, ein Hüft- bzw. Rückenleiden durch die Unfähigkeit, sich in der Hüfte zu beugen. Vorgebeugte Haltung und Gang deuten auf Erkrankung der Nervus (d. h. der Muskeln und Sehnen), die Unfähigkeit zu langem Stehen, beständiges Beben des Körpers, auf eine Affektion der "Knochen", der Perfektion des Renalorbis.

Liegt ein Kranker gewöhnlich mit dem Gesicht nach außen, der Umgebung zugewandt, ist er leicht in der Lage, sich auf die Seite zu drehen, so ist solches in der Regel als Yang-Symptomatik, Calor-Symptomatik, repletive Symptomatik zu bewerten.

Liegt ein Patient gern mit dem Gesicht nach innen, der Umgebung abgewandt, ist es ihm schwer oder unmöglich, sich auf die Seite zu drehen, so versteht man solches in der Regel als Symptomatik von Yin, Algor oder Depletion.

Liegt der Patient zusammengekrümmt, so hat man in der Regel auf Depletion der Aktivität zu schließen, oder auf Schüttelfrost oder einen akuten Schmerzanfall.

Liegt der Patient mit ausgestreckten Beinen auf dem Rücken, so ist dies eine Yang-Symptomatik, oft Zeichen von extremem Calor oder Ardor.

Das Verlangen des Patienten nach reichlicher Bedeckung deutet auf (intimalen oder extimalen) Algor; das Bestreben, sich abzudecken weist auf (extimalen oder intimalen) Calor.

Zurückgelehntes Sitzen deutet auf Repletion des Pulmonalorbis, vorgebeugtes Sitzen auf Depletion des gleichen Orbis.

Atemnot beim Liegen, mithin die Unfähigkeit zu liegen, das Bedürfnis aufzusitzen, ferner kontravektive Störungen der Atmung beim Liegen sind Zeichen einer struktiven Läsion des Pulmonalorbis im Gefolge chronischen Hustens [Emphysem].

Schwindelgefühl beim Aufsetzen, zugleich das Bedürfnis zu liegen, deuten auf Depletion der aktiven wie auch der struktiven Energien.

Ein Patient, der bald liegen, bald sich aufsetzen muß, ist hochgradig erregt.

Die spezielle Technik der Zungendiagnose (*shezhen*)

1. Theoretischer Hintergrund

Unter den diagnostischen Verfahren durch den Augenschein ("Inspektionen") nimmt die Inspektion der Zunge, die sogenannte 'Zungendiagnose', hinsichtlich ihrer methodischen Differenziertheit und präzisen Aussage eine hervorgehobene, eine Sonderstellung ein.

Medizintheoretisch sind es vor allem drei Gründe, die diese Sonderstellung bedingen. Erstens ist die Zunge das Sinnesorgan (*guan*) des Cardialorbis. Der Cardialorbis ist der Fürst unter den Orbes, also jener Orbis, vom dem richtungweisender Einfluß und klare Einsicht ausgehen; er ist der Speicher der konstellierenden Kraft (*shen*), der Orbis, der der Persönlichkeit ihr Gepräge und ihren Zusammenhalt verleiht.[1]

Zweitens hat die Zunge als Sitz des Geschmackssinns und Sinnesorgan innerhalb des Mundes — der Öffnung des Lienalorbis — eine besondere Affinität zu diesem Orbis und seiner Extima, d. h. dem Stomachorbis.[2] Diese beiden Orbes — qualifiziert durch die Wandlungsphase Erde — sind die zentralen Instanzen der Assimilation sowie für die Energieverteilung und den Energieausgleich zwischen allen übrigen Orbes.

Endlich berühren, drittens, folgende Leitbahnen die Zunge bzw. die Zungenwurzel:

1. die *reticularis cardialis yin minoris manus*,[3]

2. die *cardinalis renalis yin minoris pedis*,[4]

3. die *cardinalis hepatica yin flectentis pedis*,[5]

4. die *cardinalis lienalis yin maioris pedis*.[6]

Aus diesen Zuordnungen erhellt, daß und wie die Zunge direkt die wichtigsten Steuer- und Regulationsmechanismen des Individuums reflektiert, mithin indirekt auch über die Funktionslage aller übrigen Orbes Aufschluß geben kann.

Die Zungendiagnose der chinesischen Medizin rangiert hinsichtlich der Fülle und Präzision der durch sie zu gewinnenden diagnostischen Informationen unmittelbar hinter der Pulsdiagnose. Anders als letztere kann die Zungendiagnose aber auch am eigenen Körper ausgeübt und im Verlauf eines Praxistags bei einer beliebig großen Zahl von Patienten angewandt werden. Mithin kann jeder aufmerksame Praktiker in ihr verhältnis-

---

[1] Vgl. oben die S. 90 und auch PORKERT, *Theoretische Grundlagen* . . . SS. 104 f.

[2] Vgl. oben die SS. 101f und auch PORKERT, *Theoretische Grundlagen* . . . S. 109.

[3] Vgl. im letztgenannten Werk die S. 212.

[4] Vgl. im letztgenannten Werk die S. 186.

[5] Vgl. im letztgenannten Werk die S. 198.

[6] Vgl. im letztgenannten Werk die S. 175.

mäßig bald zur Routine gelangen und sollte sie bei ausnahmslos jeder Diagnosestellung durchführen.

Die Zungendiagnose stützt sich grundsätzlich auf die gesonderte Beurteilung der komplementären Daten von *Zungenkörper* (*shezhi*) und *Zungenbelag* (*shetai*).

Form, Farbe und Beschaffenheit (Feuchtigkeitsgrad) des *Zungenkörpers* geben in erster Linie Aufschluß über den Energiehaushalt der Orbes (Depletion der Orthopathie bzw. heteropathische Repletion); Farbe, Stärke und Struktur des *Zungenbelags* informieren zuvorderst über die Eindringtiefe einer Heteropathie (in Extima oder Intima), über Algor oder Calor sowie über die Verfassung des *qi stomachi*, d. h. über die Gesamtharmonie aller Orbes untereinander.[1]

Sinnvoll ist es auch, die Beschaffenheit des rasch wandelbaren *Zungenbelags* als Indikator für die Verfassung der aktiven Energien, die Beschaffenheit des *Zungenkörpers* als Indikator für die Verfassung der struktiven Energien zu deuten.

Bei eben dieser Entscheidung, ob vorwiegend die aktive oder vorwiegend die struktive Energie von einer Heteropathie betroffen ist, hat die Zungendiagnose kritische Bedeutung. Im ersten Fall zeigt der Belag eklatante, der Zungenkörper nur unkritische Veränderungen, im zweiten Fall ist es umgekehrt.

Das Aussehen des Zungenkörpers als Indikator für die Verfassung der struktiven Energien allgemein und des *qi stomachi* im besonderen zu nehmen, bedeutet, daß er prognostisch den Ausschlag gibt: Erscheint auf einem offenkundig (fast) normalen Zungenkörper ein auffallender Belag, so ist eine flüchtige, oberflächige, momentane Entgleisung der Energieregulation zu diagnostizieren. Erscheint hingegen der Zungenkörper ohne jede Spur einer Rötung, schmal und ausgedörrt, so wird sich kaum eine fauste Prognose stellen lassen.

2. Topologie und Zuordnungen

Wie auch bei anderen diagnostisch bevorzugten Situs — wir denken vor allem an das *os pollicare* der Pulsdiagnose[2] — werden der Zunge auf mehreren Ebenen die verschiedenen Körperregionen und Orbes zugeordnet.

Gewissermaßen als Brücke zwischen der substratbezogenen Sicht der westlichen Medizin und der funktionsorientierten chinesischen Medizin seien die eklatanten und hochspezifischen Veränderungen von Zungenbelag und Zungenkörper bei allen pathologischen Prozessen in Maxilla, Nase und Nebenhöhlen der Aufmerksamkeit, nicht nur der HNO-Ärzte, empfohlen. Die Aktivität von Herden in der Maxilla führt zu klar abgegrenzten, u. U. von Tag zu Tag sich vergrößernden oder verkleinernden Ausfräsungen im Zungenbelag. Schwere septische Prozesse im *sinus maxillaris* wirken sich darüberhinaus

---

[1] Hierzu vergleiche unten die S.266, ferner das Register.

[2] Vgl. unten die SS. 225 - 227.

auf den Zungenkörper aus und können zu längerwährenden, einseitigen Verschmälerungen an der betreffenden Zungenseite führen. Alle Belastungen der Nase und ihrer Nebenhöhlen führen darüberhinaus zu einer permanenten Verdickung des Zungenbelags von der Zungenwurzel her. Die Ausdehnung dieses Belags in Richtung auf die Zungenspitze schwankt fortgesetzt in Abhängigkeit von der Stärke der Orthopathie. Allerdings ist — wie überhaupt jede auf einen einzigen Situs beschränkte Störung — ein reiner HNO-Befund für die chinesische Medizin nicht vorstellbar: jede, auch die banalste Veränderung, affiziert die ganze Persönlichkeit. Und das Kopfgebiet von Pharynx bis zur Nasenspitze und zum *plexus ocularis* ist das Ziel bzw. Durchzugsgebiet fast aller Leitbahnen. So stehen mit diesem Gebiet in Verbindung

der	*durch seine*
Pulmonalorbis	Paracardinalis
Crassintstinalorbis	Cardinalis, Reticularis und Nervocardinalis
Stomachorbis	Cardinalis, Paracardinalis, Reticularis, Nervocardinalis
Lienalorbis	Cardinalis
Cardialorbis	Cardinalis, Paracardinalis, Reticularis
Tenuintestinalorbis	Cardinalis, Nervocardinalis
Vesikalorbis	Cardinalis, Paracardinalis, Nervocardinalis
Renalorbis	Cardinalis, Paracardinalis
Pericardialorbis	Paracardinalis
Tricalorialorbis	Cardinalis, Nervocardinalis
Fellealorbis	Cardinalis, Paracardinalis, Nervocardinalis
hepatische Orbis	Cardinalis, Paracardinalis.

Mit anderen Worten, allein auf Grund der sinarteriologischen Postulate stehen absolut alle Orbes durch Leitbahnen verschiedener Art — die meisten sogar durch mehrfache Verbindungen — mit dem Bereich des Kopfsensoriums und dem Nasen-, und- Rachenraum in funktionaler Beziehung, so daß sich alle Veränderungen, welcher Art auch immer, dort widerspiegeln müssen.

Die zweite (chinesisch erste!) Möglichkeit der diagnostischen Zuordnung der Zunge ist die zum Stomachorbis — mit dem ihr Gebiet, wie wir soeben sahen, durch alle vier Arten von Leitbahnen direkt und indirekt verbunden ist. In diesem Fall kann man

die Zungenspitze der Einleitung der Assimilation,

die Zungenmitte dem aktuellen Ablauf der Assimilation

die Zungenwurzel den Folgeimpulsen der Assimilation zuordnen.[1]

Das dritte Muster der diagnostischen Zuordnung der Zunge ist gleichfalls ein topologisch-pragmatisches, und zwar:

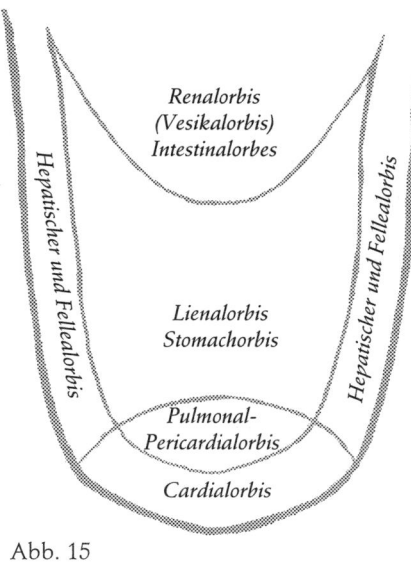

Abb. 15

die Zungenwurzel entspricht dem "unteren Calorium", mithin sowohl Renal- als auch Vesikalorbis sowie Tenuintestinal- und Crassintestinalorbis;

die Zungenspitze entspricht dem "oberen Calorium", mithin Cardial-, Pulmonal- und Pericardialorbis;

die Zungenränder entsprechen dem hepatischen und Fellealorbis;

die Zungenmitte entspricht Lienal- und Stomachorbis.

Die Entscheidung, nach welchem der drei aufgeführten Möglichkeiten der Zungenbefund zu interpretieren ist, ergibt sich aus der sachgemäßen Unterscheidung kritischer und unkritischer Symptome, sowie aus der schlüssigen Anwendung der diagnostischen 'Werkzeuge' auf erstere.

3. Praktische Maßnahmen und Kautelen bei der Zungendiagnose

Beleuchtung

Die Inspektion der Zunge sollte grundsätzlich bei Tageslicht oder bei tageslicht-ähnlicher Beleuchtung vorgenommen werden (also bei Farbtemperaturen > ca. 5000° K.) Bei Kunstlicht mit seiner Farbtemperatur unter 3200° K ist es kaum möglich, eine wichtige Unterscheidung, wie etwa die zwischen weißen und gelben Farbdeversanzen des Zungen-belags, zu treffen.

Reinigung der Zunge

Wenn der Zungenbelag sehr stark und/oder die Farbe des Zungenkörpers schlecht zu erkennen ist, sollte man versuchen, den Belag durch Wischen zu entfernen. Dies geschieht am zweckmäßigsten mit einem Mulltupfer, der in ein ganz mildes Desinfiziens wie etwa Chrysanthemen- oder Kamillentee getaucht wurde. Bei diesem Vorgehen wird sich erwei-sen, ob ein Belag fest haftet, also die aktuelle Funktionslage spiegelt und damit "echt" ist, oder sich leicht entfernen läßt, weil die ihm entsprechende Heteropathie bereits gewichen, also überwunden ist.

[1] Es besteht eine empirische Korrespondenz zu diesen Funktionsaspekten, denen man sich in anderem Zusammen-hang mit den Postulaten der drei Calorien (Tricalorium) *genähert* hat. Hingegen hat es keinen Sinn, mit dem Versuch, strenge Beziehungen zu westlichen Approximationen herzustellen, diese Aussagen weiter "klären" zu wollen.

Fragen nach soeben genossenen Speisen und Getränken

Bei auffallenden Farbanomalien des Zungenbelags wird man den Patienten nach den unmittelbar vor der Diagnose genossenen Speisen und Getränken befragen. Manche Gewürze,vor allem aber Fruchtsäfte und Alkoholika können zwar flüchtige, doch intensive Färbungen bedingen. (Im übrigen wird die Zungendiagnose, so wenig wie jeder andere Schritt der chinesischen Diagnostik, isoliert vollzogen und gedeutet werden. Mit anderen Worten, ihre gültige Bewertung erfordert zwingend die Berücksichtigung aller übrigen kritischen Zeichen.)

4. Die Inspektion des Zungenkörpers

Wie bei der Inaugenscheinnahme im allgemeinen sind auch bei der speziellen Inspektion des Zungenkörpers dessen konstellierende Kraft (*shen*), Farbe, Gestalt und Bewegungscharakteristik zu registrieren.

Die konstellierende Kraft im Zungenkörper

Ob im Zungenkörper konstellierende Kraft vorhanden ist, ist an seinem Glanz zu erkennen. Zeigt der Zungenkörper Glanz und helle, leuchtende Farben, so hat er lebendiges Qi und konstellierende Kraft. Bei einem Kranken berechtigt ein solches Zeichen zu einer fausten Prognose. Erscheint die Zunge im Gegenteil ausgedörrt, vertrocknet, d. h. ohne Glanz und Schimmer, so deutet dies auf Mangel an Säften und legt eine infauste Prognose nahe.

Farbdeversanzen des Zungenkörpers

Der Zungenkörper des Gesunden zeigt ein mittleres, frisches Rot. Bei Krankheit sind folgende Abweichungen zu beobachten:

Karminroter Zungenkörper, also intensiver rot als gewöhnlich

Zeigt der Zungenkörper nur ein tieferes Rot, sonst aber keine Veränderungen, so ist dies ein Symptom von Calor oder Repletion.

Ist er überdies trocken, so ist bereits die Erzeugung der aktiven Säfte (*jin*) im Stomachorbis beeinträchtigt. Ist er nicht nur trocken, sondern zudem ohne Belag, so ist diese Schädigung schon weit fortgeschritten. (Trinker starken Alkohols zeigen im allgemeinen einen tiefroten Zungenkörper.)

Blaßroter Zungenkörper

Diese Färbung deutet auf Algor oder Depletion. Ist überdies kein Zungenbelag wahrzunehmen, so herrscht Defizienz sowohl im Bereich der aktiven wie auch der struktiven Energien.

Blutroter Zungenkörper

Bei fiebrigen Erkrankungen ist die blutrote Färbung ein Calor-Zeichen, bei Auszehrung ein Symptom für Depletion der struktiven Energien. Ist der Zungenkörper überdies ohne Belag, muß man auf Ardor auf der Grundlage einer depleten Struktivität schließen; bilden sich auf einem blutroten Zungenkörper spitze Erhebungen, so deutet dies auf Beeinträchtigung der Bauenergie durch eine mächtige Calor-Noxe; zeigt der blutrote Zungenkörper purpurne Streifen, so steht der Ausbruch eines Exanthems bevor.

Scharlachroter Zungenkörper

Wenn im Verlauf einer fiebrigen Erkrankung Calor die Bauenergie (*ying*) affiziert, ist der Zungenkörper scharlachrot, wenn sie auf das Xue, d. h. die individualspezifisch struktive Energie übergegriffen hat, ist er tief scharlachrot. Wird die Scharlachrotfärbung des Zungenkörpers mit einer Gelb- bzw. Weißfärbung des Belags eingeleitet, so ist dies ein Zeichen, daß die Heteropathie erst im Qi deversiert und noch nicht die Bauenergie erfaßt hat.

Ist der gesamte Zungenkörper leuchtend scharlachrot, so ist an eine Störung des Pericardialorbis zu denken.

Ist die Mitte eines scharlachroten Zungenkörpers trocken, deutet dies darauf hin, daß durch Ardor die Produktion von Yang-Säften im Stomachorbis beeinträchtigt ist.

Beschränkt sich die scharlachrote Färbung auf die Zungenspitze, ist auf Ardor im Cardialorbis zu schließen.

Ein scharlachroter Zungenkörper mit blutroten Tupfen deutet darauf hin, daß eine Calor-Noxe den Cardialorbis überlagert.

Ein scharlachroter, wie lackiert erscheinender Zungenkörper ist ein Zeichen dafür, daß die struktive Energie des Stomachorbis verlorengegangen ist. Ist die scharlachrote Zunge hingegen glanzlos, ja trocken, so deutet dies auf ein Versiegen der struktiven Energie im Renalorbis.

Ist ein scharlachroter Zungenkörper dem Augenschein nach trocken, erweist er sich aber bei Berührung noch als feucht, so steigt humorinduzierter Calor infolge Mangels an aktiven Säften nach oben, oder es besteht eine Blockade durch trübe[1] Pituita.

Hat ein scharlachroter Zungenkörper einen klebrigen Überzug, so daß man den Belag nicht recht wahrnehmen kann, so deutet dies auf eine Trübung der Energie im mittleren Calorium.

Purpurfarbener Zungenkörper

Ist ein purpurfarbener Zungenkörper trocken oder ausgedörrt, so deutet dies auf Calor; ist er feucht und zeigt er nur eine blasse Purpurdeversanz, so deutet dies im Gegenteil auf eine Algor-Heteropathie. Erstreckt sich die intensive Purpurfärbung auf den ganzen Zungenkörper, so läßt dies auf Ardor in allen Orbes schließen. Beschränkt sich die

---

[1] Da Qualifikativ 'trüb' weist auf die heteropathische Entgleisung von Lienal- und Stomachorbis — vgl. S. ≠ oben.

purpurne Färbung auf einen bestimmten Bereich der Zunge, so deutet dies auf Ardor in dem jenem Bereich entsprechenden Orbis und seiner Leitbahn.

Hat ein blaß purpurn gefärbter Zungenkörper eine besonders schlüpfrige Oberfläche, so ist dies ein Algor-Symptom.

Ist die Zunge feucht und zeigt die purpurne Färbung einen dunklen Ton, so deutet dies auf Stasen des Xue, der individualspezifisch struktiven Energie.

Blauer Zungenkörper

Die Blaufärbung des Zungenkörpers ist ein kritisches Zeichen der gleichzeitigen Depletion aktiver und struktiver Energien. Ist auf dem ganz blaufarbenen Zungenkörper immer noch Belag erkennbar, so bedeutet dies, daß trotz schwerer Schädigung der Orbesfunktionen noch Genesungschancen bestehen; fehlt dieser Belag, so ist dies ein äußerst infaustes Zeichen, das auf unheilbare, totale Depletion der aktiven und struktiven Energien hinweist.

Tritt die Blaufärbung nur schwach und partiell auf, so deutet sie in der Regel auf eine akute, infektiöse Erkrankung, mitunter auch auf eine nicht ausgeheilte Calor-Heteropathie, ausgelöst durch Humor.

Zeigt ein schlüpfriger oder klebriger Zungenkörper nur in der Mitte eine Blaufärbung, so kann man auf Pituita verschiedenster Chronizität schließen.

Zwar ist jede Blaufärbung der Zunge ein ernstes Krankheitszeichen, doch müssen ergänzend für die Beurteilung hier stets auch die Zeichen für Calor und Algor, Repletion und Depletion sowie das Alter und die allgemeine Verfassung des Patienten nach allen diagnostischen Verfahren berücksichtigt werden.

Schwarzer Zungenkörper

Ist der ganze Zungenkörper schwarz, so galt dies bei den Alten als sicheres Vorzeichen des Todes, denn es bedeutet, daß das Xue, die individualspezifisch struktive Energie völlig korrumpiert ist, sei es durch Ardor oder Algor.

Um zu entscheiden, ob die Schwärzung des Zungenkörpers durch Ardor oder durch Algor bedingt ist, ist zu untersuchen, ob die Zunge weich und feucht oder unelastisch und vertrocknet aussieht. Ersteres deutet auf depletiven Algor, letzteres auf Ardor. Deshalb ist bei präziser und rascher Diagnose und Therapie auch eine schwarze Zunge heute nicht in allen Fällen Anlaß zu einer infausten Prognose.

Die Gestalt des Zungenkörpers

Die Gestalt des Zungenkörpers ist unmittelbarer Ausdruck der Struktivität eines Individuums, mit anderen Worten der im körperlichen Substrat vorhandenen Ressourcen und ihrer Organisation. Mithin besteht beim Gesunden, aber auch bei allen günstig zu beurteilenden Kranken, eine evidente Übereinstimmung von Proportionen des Zungenkörpers und der gesamten körperlichen Erscheinung: ein graziler, schlanker Mensch zeigt einen schlanken Zungenkörper, ein schwer gebauter einen breiten und massigen, der mollige Säugling einen rundlichen, der gesunde Greis einen schmalen, zugleich aber wohlproportionierten Zungenkörper. Die Abbildungen 16 - 18 veranschaulichen "ausgeglichene Formen" von Zungenkörpern. Diese weisen auf ein intaktes *qi stomachi*, zugleich auf

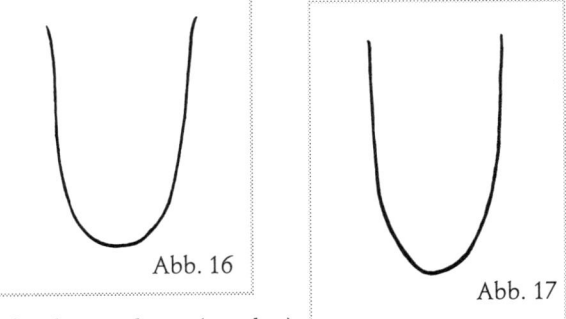

Abb. 16

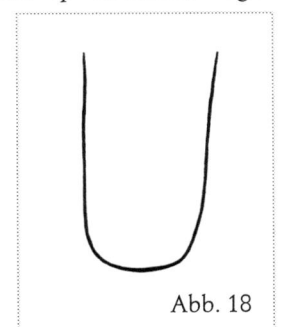

Abb. 17

Abb. 18

Mächtigkeit der (renalen) Struktivität (= *qi nativum*) hin.

Ähnliches läßt sich auch noch zu den Abb. 19 und 20 zumindest hinsichtlich des *qi stomachi* bei einem breiten bzw. schmalen Zungenkörper sagen, und zwar besonders dann, wenn, wie eben dargetan, offensichtliche Übereinstimmung zwischen allgemeinem Körperbau und der Gestalt des Zungenkörpers besteht.

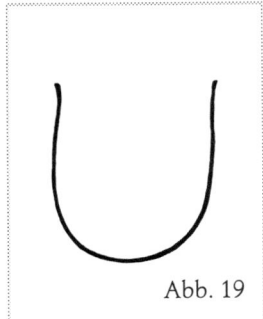

Abb. 19

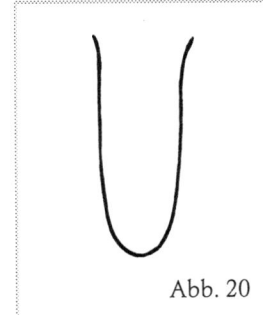

Abb. 20

Eine eklatante Schmälerung des *qi stomachi*, zugleich eine schwere Zerrüttung der struktiven Ressourcen des Renalorbis kommt hingegen im **keilförmigen** Zungenkörper der Abb. 21 zum Ausdruck.

Diese Form des Zungenkörpers ist — wie die zugehörigen Befunde — im medizinischen Alltag selten. Ich selbst hatte sie mit größter Eindeutigkeit erstmals bei einer Visite in einer Sonderabteilung für MS-Kranke in der Neurologischen Klinik der Universität München wahrgenommen. Dabei war ich frappiert von der übereinstimmenden Keilförmigkeit der Zungenkörper bei nahezu dreißig untersuchten Patienten — zugleich von einer einzigen Ausnahme. Ein Blick auf die Krankengeschichte jener "Ausnahme" machte deutlich, daß es sich bei dieser Patientin *nicht* um eine MS-Kranke handelte, sondern um eine zur Nachbehandlung eines operativen Eingriffs aus persönlichen Gründen in die Abteilung gelegte Person. — Während der vergangenen zwei Jahrzehnte hat sich dieser Eindruck erhärtet. Ich bin Beispielen keilförmiger Zungenkörper an den verschiedensten Orten und in

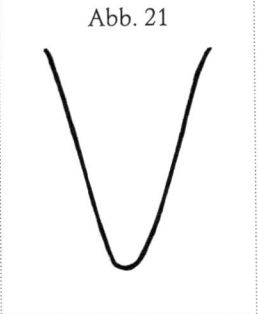

Abb. 21

den verschiedensten Weltteilen begegnet, in Europa, Nordamerika, Rußland, nicht aber in China. Wenn man sich erinnert, daß nach Auffassung der Neurologie bestimmte degenerative Störungen, insonderheit die multiple Sklerose, ein endemisches, vielleicht sogar rassisch umschriebenes Phänomen ist, kann dies nicht überraschen.

Des weiteren ist bei der Beurteilung der Gestalt der Zunge darauf zu achten, ob die Zunge zart oder derb ist, ob sie feine Stacheln hat oder Risse und Furchen aufweist, ob sie gedunsen oder, im Gegenteil, geschrumpft aussieht.

Zartheit der Zunge

Derb, wörtlich "altersverhärtet", lederartig nennt man einen Zungenkörper, der unbeschadet seiner besonderen Farbdeversanz — weißlich, gelblich, aschenfarben oder schwärzlich — verfestigt und verhärtet wirkt, ein Bild, das stets auf Repletion weist. Umgekehrt deutet Zartheit, d. h. ein jugendlich geschwellter, weicher Zungenkörper (mitunter mit Zahneindrücken) ohne Rücksicht auf die Färbung des Belags stets auf Depletion.

Stacheln und Risse

Eine feine Rauheit der Zungenoberfläche zeigt an, daß das Qi des Pulmonalorbis sich auf der Grundlage solider Ressourcen des Renalorbis entfaltet; sie ist mithin ein Indiz für Gesundheit und harmonische Gesamtfunktionen.

Erscheint solche Rauhheit nur schwach ausgeprägt oder fehlt sie ganz, so deutet dies auf Depletion.

Stark hervorspringende, spitze Erhebungen der Zunge sind ein Zeichen dafür, daß sich eine Calor-Heteropathie ausgebildet hat — wobei die Mächtigkeit der Calor-Noxe an der Größe und Zahl der Erhebungen zu erkennen ist. Überdies gibt ihre Lokalisation auf der Zungenoberfläche einen Hinweis auf die am stärksten von der Heteropathie betroffenen Orbes.

Spitze Erhebungen der genannten Art sind zudem im Zusammenhang mit der Farbe von Zungenkörper und Zungenbelag zu beurteilen. Treten z. B. die spitzen Erhebungen bei schwarzem Zungenbelag auf, so deutet dies auf einen kritischeren Grad des Calors als wenn sie unter fahlgelbem Zungenbelag auftreten. Ist andererseits der Zungenkörper beim Auftreten der Erhebungen von scharlachroter Farbe, so deutet dies darauf hin, daß durch die Calor-Heteropathie bereits Schäden im Bereich der struktiven Energien gesetzt worden sind.

Risse und Furchen sind stets Indizien für mächtig um sich greifende Calor-Heteropathien, sei es weil die individualspezifisch struktive Energie deplet ist, sei es weil ganz allgemein die struktiven Energien nicht ausreichen.

Ist die Zunge von glänzend scharlachroter Farbe und weist sie dabei deutliche Furchen auf, so zeigt dies an, daß die struktiven Säfte schwer geschädigt sind; auf Erschöpfung der struktiven Energien vor allem des Renalorbis deutet hingegen eine blaßfarbene, weiche gefurchte Zunge.

Gedunsener Zungenkörper

Eine Gedunsenheit oder Aufschwellung des Zungenkörpers deutet im allgemeinen auf Krankheiten des Xue, d. h. der individualspezifisch struktiven Energien, sei es weil sich Pituita gebildet hat, sei es weil sich humorbedingte Calor-Heteropathien in der Intima ansammeln.

Eine feuerrote, nahezu den ganzen Mund füllende Zunge deutet auf Calor in Lienalorbis und Cardialorbis und ihren Leitbahnen. Behindert die Schwellung einer solchen Zunge gar das Atmen, so deutet dies auf Ardor in den Leitbahnen und, in seinem Gefolge, auf Blockaden des Qi.

Schwellung eines blaugrünen, purpurnen oder schwärzlichen Zungenkörpers deutet auf Vergiftung, z. B. durch Alkohol.

Geschrumpfter Zungenkörper

Als geschrumpft bezeichnet man einen Zungenkörper, der extrem schmal oder besonders dünn ist. Ist ein solcher Zungenkörper von zarter Oberfläche und blasser bis zartroter Farbe, so deutet dies auf Depletion des Qi von Cardial- und Lienalorbis bzw. auf allgemeine Defizienz sowohl der aktiven wie der struktiven Energien . . .

Zeigt der geschrumpfte Zungenkörper eine scharlachrote bis karminrote Färbung, so schließt man daraus auf Schmälerung der Struktivität, auf um sich greifenden Ardor, auf eine schwere Schädigung der aktiven und struktiven Säfte, kurzum auf ernste Krankheit.

Ist die geschrumpfte Zunge trocken und dunkel bis schwärzlich gefärbt, besteht Aphasie, so ist dies ein Anlaß zu einer infausten Prognose.

Haltung und Bewegung der Zunge

Bei der Beurteilung von Haltung und Bewegung der Zunge unterscheidet man diagnostisch zwischen 1. weicher, 2. steifer, 3. bebender, 4. paretischer, 5. zur Seite fallender, 6. herausgestreckter, 7. zurückgezogener, 8. zwischen den Lippen spielender Zunge.

Der **weiche** Zungenkörper ist die nomologische Regel, weist mithin auf im ganzen harmonische, gesunde Körperfunktionen.

Beim Kranken ist eine weiche, normal bewegliche, feuchte, mittelrote Zunge ein Zeichen für Intaktheit des *qi stomachi*, läßt also darauf schließen, daß die Krankheit nur leicht oder zumindest nicht lebensgefährlich ist.

Der **steife** Zungenkörper, bei dem das Sprechen erschwert ist, kommt sowohl bei exogenen wie endogenen Krankheiten vor. Beispiele für exogen bedingte Steifheit der Zunge sind eine in den Pericardialorbis eingedrungene Noxe, die dort die konstellierende Kraft beeinträchtigt, so daß auch die Bewegungsfähigkeit der Zunge darunter leidet; oder die Unterversorgung der Nervocardinales der Zunge mit Qi dadurch, daß bei hohem

Fieber die aktiven Säfte geschädigt sind. In beiden Fällen zeigt die Zunge eine tiefrote Färbung.

Von den exogenen Agenzien, die eine steife Zunge bedingen, ist vor allem Ventus,* mithin schock- und schlagartige Zustände, u. U. mit halbseitiger Lähmung, Koordinationsstörung von Augen, Mund- und Gesichtsmuskulatur] und plötzlichen Ohnmachten zu nennen, ja mitunter ist die Steifheit der Zunge Vorbote eines solchen Anfalls von *vento percussio* [Apoplexie]. Oder die Steifheit der Zunge zeigt eine Pituita-Blockade der Zungenleitbahnen an, was durch eine gleichzeitig vorhandene Schwellung und schmutzigfarbenen Zungenbelag unterstrichen wird.

Die **bebende Zunge** tritt bei sowohl bei depletiven als auch bei ventischen Affektion des hepatischen Orbis auf. Ist die Zunge dabei rot und das Sprechen erschwert, so sind Cardial- und Lienalorbis deplet; oder aber durch einen (zum Symptomenbild des hepatischen Ventus gehörenden) starken Schweißausbruch sind die struktiven Energien (das Yin) geschmälert.

Ragt die bebende Zunge aus dem Mund hervor, deutet dies auf Alkoholvergiftung. Ist die bebende Zunge blaßrot, so kann man auf Defizienz des Xue und daraus resultierendem hepatischen Ventus[1] schließen. Ist ein bebender Zungenkörper purpurn gefärbt, so hat sich eine Calor-Noxe im hepatischen Orbis entfaltet.

Paretisch nennt man eine zwar weiche, doch zu keiner willkürlichen Bewegung fähige Zunge — bedingt durch Ausfall des Qi in den Muskelleitbahnen (*nervocardinales*). Eine nach langer Krankheit paretische, zugleich weiße Zunge weist auf Depletion sowohl des Qi als auch des Xue.

Eine bei kurzer, akuter Krankheit paretische, zugleich rote Zunge zeigt an, daß das Yin durch Ardor geschädigt ist. Noch kritischer ist die Scharlachröte einer paretischen Zunge nach langer Krankheit; sie läßt darauf schließen, daß die Struktivität in höchstem Maße deplet ist.

Eine deutlich **zur Seite fallende Zunge** tritt bei Apoplektikern auf.

Eine **hervorgestreckte Zunge** kann im wesentlichen zweierlei anzeigen, entweder Repletion dann, wenn der Patient das Bedürfnis empfindet, eine zugleich *heiße und gedunsene* Zunge herauszustrecken — das Zeichen für Pituita des Cardialorbis; oder die *Fühllosigkeit* der weit hervorgestreckten Zunge zeigt Depletion des Qi an. Kann in letzterem Fall die hervorgestreckte Zunge nicht willkürlich eingezogen werden, ist sie trocken und ohne Belag, so sind dies Todeszeichen; die gegenteiligen Begleitmerkmale geben noch Raum für therapeutische Maßnahmen.

Eine **zurückgezogene Zunge**, die nicht willkürlich vorgestreckt werden kann, ist im allgemeinen ein kritisches Krankheitszeichen. Ist die zurückgezogene Zunge weiß und feucht, so deutet dies auf Algor, der den Energiefluß in den Muskelleitbahnen zum Erliegen gebracht hat. Ist die zurückgezogene Zunge rot und trocken, so ist auf Schädigung der aktiven Säfte durch eine fiebrige Erkrankung zu schließen.

---

[1] Mithin unkontrolliert emporwallende Aktivität , die Spastizität zeigt.

Ist die zurückgezogene Zunge mit einem klebrigen Überzug behaftet, so blockiert Pituita den Fluß des Qi.

Ist die zurückgezogene Zunge überdies steif, ist der Patient benommen und redet er irre oder litt er anfänglich an einer Pituita-Störung und ist seine schließlich zurückgezogene Zunge steif, wirkt er benommen und spricht er nicht, so sind dies ernste Krankheitszeichen.

Die zwischen den Lippen spielende Zunge ist definiert als eine nur eben kurz mit der Spitze zwischen den Lippen hervorlugende Zunge, die sogleich wieder zurückgezogen wird, oder die rasch über die Lippen streicht und dann verschwindet. Beide Modalitäten deuten auf kritischen Calor in Cardial- und Lienalorbis.

Werden die Lippen unablässig mit der Zunge befeuchtet (geleckt), so deutet dies auf Depletion der aktiven Säfte im Lienalorbis. Ist die hervortretende Zunge purpurn verfärbt und schmerzhaft, so schließt man auf Ardor, insbesondere im Cardialorbis.

5. Die Inspektion des Zungenbelags

Die Entstehung des Zungenbelags (*shetai*) ist durch einen oder mehrere von folgenden drei Faktoren bedingt sein:

1. die Ausstrahlung der (aktiven) Energien des Stomachorbis,
2. die Projektion einer Heteropathie (*qi heteropathicum*) auf die Zungenoberfläche,
3. Spuren genossener Speisen und Getränke.

Der *Zungenbelag des Gesunden* wird durch das *qi stomachi*[1] hervorgerufen und ist eine weißliche, mitunter schwach gelbliche, durchschimmernde und fleckenlose Schicht, weder trocken, noch auffallend feucht, weder klebrig noch eingetrocknet. Im Sommer kann der Zungenbelag etwas stärker sein, deckt aber auch dann niemals den ganzen Zungenkörper völlig zu, noch bildet er eine feste oder brüchige Schicht.

Veränderungen des Zungenbelags spiegeln Wandlungen in der Funktionslage des Organismus. So beobachtet man nach Ausbruch einer fiebrigen infektiösen Erkrankung, daß der Zungenbelag sehr häufig sich von Weiß nach Gelb verfärbt; und später, daß im Laufe der Rekonvaleszenz das Gelb wieder in Weiß umschlägt. Aber es kann im Verlauf einer solchen Erkrankung durch eine Fehlbehandlung auch vorkommen, daß die Farbe des Belags von Weiß nach Gelb, dann nach Schmutziggelb oder gar nach Schwarz wechselt. Wenn der Belag rasch völlig verschwindet, ist dies ein Zeichen dafür, daß die Heteropathie in die Tiefe gesunken ist, daß mithin das orthopathische Qi sich gegenüber dem heteropathischen Qi nicht durchsetzen konnte.

Auch bei der Diagnose des Zungenbelags unterscheidet man zwischen Gestalt und Farbe.

[1] Man beachte hier und auf den folgenden Seiten den durchaus doppeldeutigen Gebrauch dieses Terminus, also *qi stomachi* = sowohl Aktivität des Stomachorbis als auch — von diesem nur mittelbar abhängig — = das vollkommen harmonische Zusammenspiel aller Orbes.

Die Gestalt des Zungenbelags

Folgende Unterscheidungen sind zu beachten:

ob ein Zungenbelag vorhanden ist oder fehlt;

ob er haftend ("echt", chinesisch *zhen*) oder locker ("falsch", chinesisch *jia*) ist;

ob er den Zungenkörper partiell oder total bedeckt;

ob er dick oder dünn, trocken oder feucht, schlammig oder klebrig ist.

Vorhandensein oder Fehlen von Zungenbelag

Bei Gesundheit und Wohlbefinden ist *stets ein Zungenbelag vorhanden*. Das Fehlen eines Zungenbelags drückt ganz allgemein Defizienz des Qi aus.

Fehlt bei einem Kranken zunächst der Zungenbelag und tritt dann plötzlich auf, so bedeutet dies entweder, daß das trübe Qi des Stomachorbis nach oben überfließt, oder aber daß eine Calor-Heteropathie sich allmählich steigert. Umgekehrt, hat der Kranke zunächst einen Zungenbelag, der nun verschwindet, so bedeutet dieses Verschwinden, daß die struktiven Energien des Stomachorbis versiegen oder, ganz allgemein, daß es dem Stomachorbis an Qi gebricht.

Das Weichen des Zungenbelags (im Sinn einer Besserung) kann etwa in der allmählichen Verdünnung, allmählichen Durchbrechung (Sprenkelung), dem allmählichen Schwinden des Belags bestehen, das an der Zungenwurzel beginnt, um schließlich die Zungenspitze zu erreichen. Solche Zeichen deuten auf ein Nachlassen der inneren Stockung oder Blockade. Wenn nun gar (nach dem Schwinden des pathologischen Zungenbelags) der nomologisch weißliche Zungenbelag sich neu bildet, so ist dies ein günstiges Zeichen dafür, daß das *qi stomachi* allmählich (in seiner Stärke und in seinen Orbis) zurückkehrt und das *qi frumentarium* (d. h. die aus der Nahrung verfügbare und aufgenommene Energie) allmählich wieder normal verteilt wird.

Wenn hingegen der Zungenbelag plötzlich schwindet, ohne daß sich ein neuer bildet, wenn er stellenweise abblättert, so daß Flecken auf der Zunge erscheinen, oder wenn eine käsige Schmiere an einzelnen, unregelmäßigen Stellen zurückbleibt, so ist dies ein kontravektives Symptom. Letzteres ist häufig durch die Fehlanwendung purgierender oder ableitender und schweißtreibender, die Extima öffnender Arznei bedingt — durch welche Qi und Säfte im Stomachorbis geschmälert und geschädigt werden.

Wenn eine ganz mit einem dicken Zungenbelag bedeckte Zunge diesen plötzlich verliert und der Zungenkörper mit einem unappetitlichen, klebrigen Schleim überzogen zurückbleibt, oder aber, wenn auf der Zunge zinnoberrote Punkte oder Linien erscheinen, so handelt es sich um ein unechtes Schwinden des Belags; es sollte sich dann nach 1—2 Tagen wiederum ein dicker Belag bilden. Bleibt die Zunge hingegen trocken zurück, so ist dies ein Zeichen, daß das *qi stomachi* allmählich zur Neige geht — ein infaustes Zeichen.

Nicht im gleichen Maße, aber in der gleichen Richtung kritisch ist das Ablösen einzelner Klumpen aus einem überdicken Zungenbelag, so daß tiefe Gruben mit trockenem Grund entstehen. In diesem Fall ist dem Verlust von Yin-Säften entgegenzuwirken.

Haftender Zungenbelag ("echter Zungenbelag")

Zungenbelag, der fest mit der Zungenoberfläche verbunden ist, gewissermaßen aus ihr herauswächst und sich durch Reiben und Schaben nicht entfernen oder im Aussehen deutlich verändern läßt, nennt man haftenden oder echten Zungenbelag.

Haftender Zungenbelag kann auch bei der Ausbildung einer Heteropathie vorhanden sein. Im Anfangs- und Mittelstadium einer Erkrankung deutet ein haftender Zungenbelag auf einen leichteren, ein lockerer (wurzelloser) auf einen tiefergreifenden, schwereren Krankheitsverlauf; im Schlußstadium einer Krankheit ist ein dicker, doch lockerer Zungenbelag als kritischer zu bewerten, denn ein haftender. Dabei ist allerdings zu beachten, daß bisweilen unter einem dicken, scheinbar wurzellosen Zungenbelag ein andersfarbiger haftender sich gebildet hat, ein Zeichen der Rekonvaleszenz.

Lockerer Zungenbelag ("falscher Zungenbelag")

Zungenbelag, der nicht haftet, gewissermaßen nur aufgestrichen erscheint, ohne Wurzeln ist, nennt man lockeren oder „falschen" Zungenbelag.

Eine Form des lockeren Zungenbelags ist eine dicke Belagschicht, die sich nur auf die Zungenmitte beschränkt, ringsherum aber wie abgeschnitten erscheint. In jedem Fall ist lockerer Belag ohne Rücksicht auf seine Färbung (gelb, weiß, aschgrau) durch Wischen oder Kratzen zu entfernen, so daß darunter der blaßrote Zungenkörper zum Vorschein kommt. — Bisweilen ist am Morgen die Zunge mit einem dicken aber lockeren Belag bedeckt, der aber nach dem Essen verschwunden ist — gleichfalls ein Beispiel für lockeren Zungenbelag. Dem lockeren Belag entsprechen dreierlei Befunde, nämlich

Ein beim Essen schwindender lockerer Zungenbelag zeigt die flüchtige, vorübergehende Depletion des Qi einzelner Orbes an, ohne daß eine tiefere Störung vorliegt.

Ein lockerer, farbiger Belag, der durch Abschaben der Zunge zu entfernen ist, deutet auf eine leichte, ein solcher lockerer Zungenbelag, der schon an den Zähnen abzureiben ist, auf eine ganz oberflächliche Erkrankung hin.

Ganz anders verhält es sich mit der dritten Art von lockerem Zungenbelag, der nach langer Krankheitsdauer beobachtet werden kann: infolge der Depletion des *qi stomachi* kann sich kein haftender Belag bilden — ein Zustand, der durch langen Gebrauch refrigerativer Drogen, die das Yang geschädigt haben oder, im Gegenteil, durch Gebrauch tepefazienter Drogen, die das Yin geschädigt haben, bedingt sein kann.

Partieller oder totaler Zungenbelag

Partieller Zungenbelag kann auf eine Seite der Zunge, auf die Zungenmitte oder den gesamten Zungenrand beschränkt sein.

Zeigt die Zunge eines Kranken einen totalen Zungenbelag, so bedeutet dies zunächst, daß die Heteropathie alle Orbes erfaßt. Zeigt die Zungenmitte keinen, der Zungenrand aber einen deutlichen Zungenbelag, so ist zu schließen, daß die Heteropathie noch nicht tief eingedrungen ist, daß zunächst nur das *qi stomachi* geschädigt ist.

Zeigt die Zungenmitte einen Belag, der Zungenrand jedoch keinen Belag, so deutet dies darauf hin, daß die eine extimale Heteropathie zwar abnimmt, daß die Störung im Stomachorbis jedoch fortbesteht, ebenso die Stauung in den weiterleitenden Orbes (Tenuintestinal- und Crassintestinalorbis); oder aber es bildet sich Pituita.

Tritt Zungenbelag nur halbseitig auf, so ist zu schließen, daß die Heteropathie halb innen, halb außen sitzt — wobei noch die Zungenfarbe von Bedeutung ist.

Ist die Zungenmitte ohne Belag, so sind Yin und Xue deplet oder das *qi stomachi* ist geschädigt.

Stärke, Feuchtigkeitsgrad, faulige oder klebrige Beschaffenheit des Zungenbelags

Ein **dünner Zungenbelag** zeigt an entweder, daß die Krankheit erst im Anfangsstadium ist, daß es sich nur um eine extimale Heteropathie handelt, oder daß die Krankheit von sehr leichter Art ist.

Ein **dicker Zungenbelag** zeigt an, daß die Heteropathie bereits in die Intima vorgedrungen ist, daß dort — in den Horrealorbes — eine Stockung besteht, daß es sich um eine schwere Krankheit handelt.(Ein dünner Belag kann im Verlauf einer Krankheit an Stärke zunehmen.)

Ist der **Zungenbelag feucht**, so sind die Säfte noch nicht geschädigt, ist er **trocken**, trifft das Gegenteil zu — in der Regel im Gefolge von Calor-Heteropathien.

Besondere Beachtung verdient, daß *Humor-Heteropathien zwingend* durch **klebrige Zungenbeläge** angezeigt werden, NICHT durch feuchte! (*Der auffallend feuchte Zungenbelag ist das typische Zeichen von Algor!*)

Es kann allerdings vorkommen, daß eine Humor-Heteropathie sich auf das Qi schlägt, so daß sich dieses nicht in aktive Säfte (*jin*) verwandeln kann — in welchem Fall der Zungenbelag trocken ist. Ähnlich kann eine Calor-Heteropathie sich auf das Xue schlagen und die struktiven Ressourcen in der Weise zerstreuen oder, wie man chinesisch sagt, "zum Verdampfen bringen", daß der Zungenbelag feucht wird.

Ein **fauliger (verfaulter)**, schlammiger Zungenbelag, der sich durch Wischen leicht entfernen läßt, ist ein Zeichen für Überfluß an Qi, der bewirkt, daß die trüben, fauligen Qi des Stomachorbis nach oben steigen.

Ein **kleisterartiger Zungenbelag**, der auf der Zungenmitte etwas dicker ist und der sich weder durch Reiben noch Wischen entfernen läßt, zeigt an, daß die Aktivität (Yang)durch eine Yin-Heteropathie niedergehalten wird — wie dies bei humorinduzierter Pituita oder bei hartnäckiger, durch eine Fehldiät bedingter Pituita der Fall ist.

Kurzum, die Dicke des Zungenbelags ist meist ein Indiz für die Schwere der Krankheit. Der Feuchtigkeitsgrad steht in Relation zur Menge der verfügbaren Yin- und Yang-Säfte.

Schlammigkeit oder Klebrigkeit geben über Feuchtigkeit und Klarheitsgrad des Qi in Stomachorbis, Tenuintestinal- und Crassintestinalorbis Auskunft.

Die Farbe des Zungenbelags

Die Farben des Zungenbelags — weiß, gelb, aschgrau, schwarz ... — spiegeln das Krankheitsbild und seine Wandlungen besonders rasch und differenziert. Beispielsweise läßt sich in den Farbveränderungen von Weiß über Gelb und Aschgrau nach Schwarz, anschließend auch in der Ausbildung spitzer Erhebungen und schwarzer Punkte, sehr genau das Vordringen einer Calor-Heteropathie aus der Extima in die Intima verfolgen.

Im einzelnen gelten folgende Entsprechungen:

Weißer Zungenbelag

Weiß ist die am häufigsten zu beobachtende Farbe des Zungenbelags. Der übliche weiße Zungenbelag ist in der Zungenmitte und an der Zungenwurzel weißlich und relativ dünn, während Zungenränder und Zungenspitze blaßrot erscheinen. Er ist feucht-glänzend. Weißer Zungenbelag begleitet viele Ventus-, Algor- und Humor-Heteropathien; dabei weist er stets auf eine *extimale* Störung. Doch je nach Feuchtigkeitsgrad des Belags und Rötung des Zungenkörpers und auf Grund der sich aus dem Zusammenwirken von Heteropathien ergebenden Symptome können bei weißem Zungenbelag sowohl Algor wie Calor, Repletion wie Depletion bestehen.

Dünner, weißer, zugleich feucht-schlüpfriger Zungenbelag

Bei normalem Zungenkörper kann dieser von erhöhter Temperatur, Schüttelfrost, *pulsus superficiales*, Kopfschmerz, geräuschvoller Nasenatmung, Husten, fadem Geschmack im Mund, klarem Urin begleitet sein und deutet auf exogenen ventischen Algor. Ist bei diesem Zungenbelag der Zungenkörper feuerrot, herrscht erhöhte Temperatur und Schüttelfrost, Husten und trockener Mund bis zu einem solchen Grad, daß der Patient in der Nacht keinen Schlaf findet, so hat sich zu dem exogenen ventischen Algor ein Calor der Intima gesellt.

Dicker, weißer, schlüpfriger Zungenbelag

Dicker, weißer, schlüpfriger Zungenbelag zusammen mit erhöhter Temperatur, Schüttelfrost, Gelenk- und Gliederschmerzen ist ein durch exogenen Algor ausgelöstes Symptom bei Humor. Der gleiche Zungenbelag kann auch auftreten, wenn dünnflüssige algorische Pituita die Leibesmitte blockiert und Stauungen aller Art, Plethora, Atemnot, Druckgefühl in der Brust, Husten bedingt.

Weißer, klebriger Zungenbelag

Weißer, klebriger Zungenbelag begleitet von Schmerzen und Druckgefühl auf der Brust und in der Magengrube, Herzbeklemmung und Unruhe, Brechreiz, Würgen, fortgesetzt auftretendem Durst, wobei jedoch getrunkenes Wasser sofort erbrochen wird, läßt auf Calor im Gefolge einer Ansammlung von Pituita schließen.

Der gleiche Zungenbelag tritt auf auf, wenn Unterleibsplethora bei Zurückweisung jeden Getränks, Abgeschlagenheit, Bewegungsunlust, kaltem oder nur mäßig warmem Körper aber auch Durchfall bestehen — was als Hinweis darauf zu werten ist, daß das lienale Qi durch Humor eingestaut wird und nicht nach außen dringen kann.

Weißer, kleisterartig klebriger Zungenbelag

Weißer, kleisterartig klebriger Zungenbelag im Verein mit erhöhter Temperatur, Schmerzen in Kopf und Körper, Durstlosigkeit deutet auf eine Humor-Heteropathie im Bereich des Qi; wirft der Patient dicken, trüben Schleim aus, so spricht man von "lienaler Prostration", eine Symptomatik, die durch humorinduzierten Ardor bedingt ist; dabei wird die Verteilung des *qi frumentarium,* also der aus der Nahrung gewonnenen Energien, behindert, so daß trübe Pituita[1] nach oben überfließt.

Schlüpfrig, glasig weißer Zungenbelag

Schlüpfrig, glasig weißer Zungenbelag im Verein mit leichtem Schüttelfrost, oberflächlichen, zugleich depleten Pulsen, leichtem Völlegefühl in der Brust, Oligurie, klebrigem Gefühl im Mund, viel trübem Auswurf, weiß glänzender Gesichtsfarbe deutet auf Depletion des Lienalorbis und mangelhafte Umsetzung der aus der Nahrung gewonnenen "trüben" Energien (= *qi frumentarium*) durch das lienale Qi.

Dünner, trockener, weißer Zungenbelag

Dünner, trockener, weißer Zungenbelag deutet auf eine eingetretene Schmälerung der aktiven Säfte des Pulmonalorbis. Ist dieses Zungenbild von Schüttelfrost begleitet, so kann man auf eine noch in der Extima wirkende Heteropathie schließen; besteht hingegen bereits Fieber an Stelle des Schüttelfrosts, so ist die Calor-Heteropathie schon aus der Extima in die Intima des Pulmonalorbis gedrungen, wo sie die die Entstehung aktiver Säfte (*jin*) behindert.

Dicker, trockener weißer Zungenbelag

Dicker, trockener weißer Zungenbelag deutet auf eine trübe Heteropathie, wobei die Trockenheit auf eine Schmälerung der Säfte durch Calor und eine Nichtassimilation der trüben Energien schließen läßt.

Weißer, wie gepudert aussehender Zungenbelag

Weißer, wie gepudert aussehender Zungenbelag zeigt sich am Beginn von Infektionskrankheiten, wenn die Heteropathie in die Plexusgegend gedrungen ist. Noch häufiger tritt er auf, wenn eine durch Calor im Pulmonalorbis induzierte Humor-Heteropathie besteht.

---

1 Zu 'Trübem' vgl. oben die SS. 105ff;; zu Pituita ebendort und das Register.

2 D. h. in den zu Tenuintestinal- und Vesikalorbis gehörenden Leitbahnen.

3 Entsprechend vor allem Lienal- und Stomachorbis.

Gelber Zungenbelag

Gelber Zungenbelag *deutet stets auf Calor*, in der Regel zugleich auf eine Affektion der Intima; er kann aber auch Calor in den Leitbahnen der Überstrahlung des Yang (*sinarteriae splendoris yang*)[2] oder Calor im Bereich des Qi allgemein begleiten.

Dünner, gelber, schlüpfriger Zungenbelag

Dünner, gelber, schlüpfriger Zungenbelag zeigt eine Ventus-Heteropathie an, die zwar schon in Calor umgeschlagen ist, die jedoch die aktiven Säfte noch nicht geschmälert hat. (Deshalb kann sie noch durch Refrigeration des Calors und Öffnung der Extima kupiert werden.) Besteht hingegen Fieber ohne Schweiß, Kopfschmerz und Schüttelfrost, so deversiert die Heteropathie noch in der Extima des Mächtigen Yang;[2] sind Kopfschmerz und Schüttelfrost bei solchem Zungenbelag bereits gewichen, so ist die Heteropathie schon in die *sinarteriae splendoris yang* vorgedrungen.

Dicker, gelber, schlüpfriger Zungenbelag

Dieser zeigt humorbedingten Calor im Stomachorbis an.

Klebriger, gelber Zungenbelag

Ist der Zungenbelag nur schwachgelb und kleisterartig und besteht zugleich Durstlosigkeit, so ist auf eine Humor-Heteropathie im Bereich des Qi zu schließen.

Ist der kleisterartige Belag deutlich gelb, klagt der Patient über Klumpengefühl in der Magengrube, Übelkeit und Brechreiz, Stuhlverstopfung und Urinverhaltung, so hat sich ein humorinduzierter Calor in der Intima des mittleren Caloriums[3] festgesetzt.

Schließlich können durch Pituita oder durch eine Überladung des Magens bedingte Verdauungsstockungen zu einem klebrigen gelben Zungenbelag führen.

Dünner, gelber, zugleich trockener Zungenbelag

Dünner, gelber, trockener Zungenbelag läßt auf eine Schädigung der Säfte des Renalorbis schließen. — Die Dünnheit des gelben und trockenen Zungenbelags darf nicht zur Fehldiagnose einer nur extimalen Störung verführen; man beachte, daß mit diesem Zungenbild gewöhnlich Verstopfung einhergeht!)

Dicker, gelber, ausgetrockneter Zungenbelag

Dicker, gelber, ausgetrockneter Zungenbelag weist auf Calor im Stomachorbis hin, so daß seine aktiven Säfte geschädigt werden. (Zur Therapie genügt die Refrigeration des Calors. Wirkt der Belag allerdings wie altes Leder und rissig, so muß auch der so angezeigte Ardor durch unverzügliche Purgation angegangen werden.)

Beinahe farbloser, schwach gelber Zungenbelag

Beinahe farbloser, schwach gelber Zungenbelag auf gedunsenem, zartem Zungenkörper, der zudem feucht und kühl ist, zeigt überhandnehmenden Humor infolge von Depletion des Lienalorbis an.

Aschfarbene bzw. aschgraue Zungenbeläge

Aschfarbene bzw. aschgraue Zungenbeläge können sowohl Algor wie Calor-Heteropathien in den Leitbahnen des Mächtigen Yin (*sinarteriae yin maioris*)[1] anzeigen. Im einzelnen finden wir:

Schlüpfrig-feuchter aschfarbener Zungenbelag

Sehr feuchter aschfarbener Zungenbelag deutet auf Überwältigung (*violatio*) der Wandlungsphase Erde durch die Wandlungsphase Wasser,[2] so daß Algor in den *sinarteriae yin maioris* auftritt. (Mit diesem Zungenbelagsbild treten stets Bauchschmerzen, Erbrechen, Durchfälle, kalte Finger und Zehen, *pp. mersi et minuti* auf.)

Trockener aschfarbener Zungenbelag

Trockener aschfarbener Zungenbelag auf gewöhnlich tiefrotem Zungenkörper weist auf Calor, durch welchen die aktiven Säfte in den Leitbahnen des Mächtigen Yin geschmälert werden.

Schwarzer Zungenbelag

Schwarzer Zungenbelag ist ein Zeichen für schwere und kritische Krankheitsphasen, die größte Präzision und Strenge der Diagnose und entschlossene Therapie erfordern, soll der Patient nicht (durch zögerliche oder gar falsche) Maßnahmen rasch zu Tode kommen. Schwarzer Zungenbelag kann gleichermaßen bei Depletion und Repletion, Algor und Calor auftreten. Bei Depletion besteht ein klares Sensorium gleichzeitig mit Abgeschlagenheit, bei Repletion zeigt sich Bewußtseinstrübung zugleich mit einer auffallend sonoren Stimme. Auch läßt Durst auf Calor, Durstlosigkeit auf Algor schließen.

Feucht-schlüpfriger, schwarzer Zungenbelag

bedeutet, wenn er auf einem nicht zu tiefroten Zungenkörper auftritt, Algor bei Depletion des Yang;

wenn er wie ein Überguß aus verdünnter Tusche aussieht und mit kalten Extremitäten und *pp. evanescentes* einhergeht, in jedem Fall Depletion;

wenn er gleich zu Beginn einer Krankheit den ganzen Zungenkörper bedeckt, dabei zwar zusammen mit Atembeklemmung doch sonst ohne kritische Symptome auftritt: subrepte Pituita[3] in Thorax und Körpermitte manifestiert sich nun pathologisch;

wenn auf ihm zusätzlich spitze Vorsprünge auftreten, der Zungenrand einen weißen Belag zeigt, wenn er auf den ersten Blick wie trocken erscheint — auf blassem Zungenkörper : Algor affiziert ein depletes mittleres Calorium.

---

[1] Diese gehören zu Pulmonal- und Lienalorbis; vgl. auch oben die S. 141.

[2] Die Orbes des mittleren Caloriums werden durch die Energien von Renal- und Vesikalorbis (qualifiziert durch die Wandlungsphase Wasser) überwältigt.

[3] Mit anderen Worten, ein (durch konstitutionelle Faktoren zunächst) larvierter Pituita-Befund.

Trockener bis ausgedörrter schwarzer Zungenbelag

deutet, wenn er dünn über einem leuchtend roten Zungenkörper auftritt, auf Depletion im Bereich der struktiven Energien;

wenn er völlig ausgetrocknet erscheint, auf Ardor, durch welchen die Säfte zu Versiegen drohen;

wenn er zudem Risse und spitze Erhebungen aufweist, auf *Ardor*, der die Säfte so weit geschmälert hat, daß nun das konstitutionelle Potential struktiver Energie im Renalorbis von totaler Erschöpfung bedroht ist — eine äußerst kritische Situation.

Nicht minder kritisch kann bei dieser Art von Zungenbelag (schwarz, trocken, mit spitzen Erhebungen) die Situation eines *Algor* sein. Dieser hat sich im Renalorbis infolge struktiver Redundanz ausgebildet hat, so daß die renale Aktivität (das "echte Yang") die Säftesekretion nicht in Gang bringen kann. (Daß es sich hier tatsächlich um Algor, nicht um Calor handelt, wird zwingend durch die kritischen Zeichen der Durstlosigkeit und des reichlichen Urins erwiesen. Also muß man unverzüglich durch mächtige Tepefaktion den Algor korrigieren und die renale Dynamik (Yang) wiederherstellen.

Schwarzer, ausgetrockneter Zungenbelag

Schwarzer, ausgetrockneter Zungenbelag, *auf die Zungenmitte beschränkt,* deutet — bei gleichzeitiger Schwärzung des Zahnfleischs und der Lippen — auf unmittelbar bevorstehenden Zusammenbruch der Funktionen des Stomachorbis; ansonsten, sofern gleichzeitig ein hartes, schmerzhaftes Abdomen gegeben ist, auch auf eingetrocknete Faeces.

Ausgetrockneter, schwarzer Zungenbelag, *nur an der Zungenwurzel vorhanden,* läßt auf eine Affektion des unteren Caloriums[1] schließen.

Ausgetrockneter, schwarzer Zungenbelag *nur an der Zungenspitze vorhanden,* deutet auf intimalen Ardor im Cardialorbis.

Gleichzeitiges Auftreten verschiedener Farben im Zungenbelag

Weißer und gelber Zungenbelag

Grundsätzlich kann man in diesem Fall den weißen Zungenbelag der Extima und den leichten und oberflächlichen Erkrankungen, den gelben Zungenbelag der Intima und den schwereren, tiefergreifenden Erkrankungen zuordnen und Übergänge in der einen oder anderen Richtung als entsprechende Verschiebungen des Krankheitsgeschehens verstehen. Im Einzelfall sind noch folgende Möglichkeiten in Betracht zu ziehen:

Vollzieht sich allmählich eine Gelbfärbung eines weißen Zungenbelags, so deutet dies darauf hin, daß ventischer Algor venti in Calor bzw. Ardor übergeht.

Zeigen sich in einem weißen Zungenbelag gelbe Stellen oder tritt zunächst ein dünner gelber Zungenbelag in Erscheinung, so ist zu schließen, daß die Heteropathie gerade in die Leitbahnen der Überstrahlung des Yang — entsprechend dem Stomach- und Crassintesti-

---

[1] Also von Renal- und Vesikalorbis, Tenuintestinal- und Crassintestinalorbis.

nalorbis — vordringt; fröstelt der Patient bei dieser Symptomatik leicht, so ist dies ein Hinweis, daß die Heteropathie überwiegend noch auf die Extima beschränkt ist.

Zeigt der Zungenbelag gleichzeitig weiße und gelbe Partien, hat der Patient ein flaues Gefühl im Magen, so bedeutet dies, daß neben einer extimalen Heteropathie sich in der Intima eine weitere Heteropathie ausbildet.

Ist ein normal feuchter Zungenbelag weiß und gelb (oder weiß und aschgrau) bei Durstlosigkeit des Patienten, so muß man schließen, daß sich eine Calor-Noxe zwar bereits ausgebildet hat, aber noch nicht symptomatisch eklatant auswirkt; oder, daß seit langer Zeit ein massiver Pituita-Befund bestanden hat.

Weißer und aschgrauer Zungenbelag

Weißer und aschgrauer Zungenbelag, der zugleich schlüpfrig ist, deutet auf algorischen Humor. Ist der Übergang von Weiß nach Aschgrau unscharf, verwaschen, wirkt der Belag schmutzig, so besteht neben dem algorischen Humor auch Pituita. Dabei ist der Kreislauf des Qi durch Yin-Heteropathien und Blockaden beeinträchtigt.

Weißer Zungenbelag, bei dem die Hälfte der Zunge eine schmutzigweiße Farbe zeigt, deutet auf eine halb Extima-, halb Intima-Affektion.

Weißer und schwarzer Zungenbelag

Treten auf einem weißen Zungenbelag schwarze Punkte oder Streifen auf und ist der Belag klebrig, so deutet dies auf eine Humor-Heteropathie im Bereich des Qi der Leitbahnen des Mächigen Yin, also von Lienal- und Pulmonalorbis.

Weißer, gelber und schwarzer Zungenbelag

Weißer, gelber und schwarzer Zungenbelag — oft bei zugleich trockener Zungenspitze mit feuchter Zungenwurzel oder ausgedörrter Zungenmitte bei schlüpfrigem Zungenrand; solches sind Zeichen für die gleichzeitige Wirksamkeit mehrerer pathogener Agenzien, z. B. des Widerstreits von Calor und Algor.

Weißer, aschgrauer und schwarzer Zungenbelag

Weißer, aschgrauer und schwarzer Zungenbelag, der zugleich klebrig oder oberflächlich schlüpfrig ist, weist auf eine Humor-Heteropathie in den *sinartertae yin maioris*, das ist, in den Leitbahnen von Lienal- und Pulmonalorbis.

Gelber und aschgrauer, ausgedörrter Zungenbelag

Gelber und aschgrauer, ausgedörrter Zungenbelag im Verein mit harten Stühlen deutet auf Calor, der sich aus einer chronischen Humor-Heteropathie entwickelt und die struktiven Energien schmälert.

Gelber und schwarzer Zungenbelag

Gelber und schwarzer Zungenbelag, klebrig oder schlüpfrig deutet auf eine humor-induzierte Calor-Heteropathie, die sich in den Leitbahnen von Lienal- und Pulmonalorbis (*yin maior*) festgesetzt hat. Ist der Belag am Zungenrand gelb, in der Zungenmitte aber schwarz mit spitzen Erhebungen, ist zugleich das Abdomen gespannt, hart und schmerzhaft, so sind dies die Zeichen einer Affektion von Lienal- und Pulmonalorbis.

Sieht die gelbe und schwarze Zunge wie versengt und lederartig aus, so herrscht Ardor in der Intima.

Zieht sich bei einem ausgedörrten gelben Zungenbelag von der Mitte bis zur Spitze der Zunge eine schwarze Zone, gehen übelriechende Hydrantenstühle ab, so sind die Funktionen von Stomachorbis zugleich mit jenen von Tenuintestinal- und Crassintestinalorbis schwer affiziert.

6. Zusammenfassung der bedrohlichen Zeichen in der Zungendiagnose

Die Zungendiagnose ist ein subtiles und präzises Verfahren, dessen Beherrschung indes der längeren Einübung bedarf. Deshalb ist es sinnvoll, sich jene Zeichen besonders einzuprägen, die kritische Krankheitsstadien anzeigen, die, sofern nicht rasch, energisch und zielstrebig eingeschritten wird, zum Exitus des Patienten führen. Der drohende Tod wird durch das Versiegen — überwiegend der struktiven Energien — in einem oder allen Orbes angezeigt, was zu folgenden Zungenbildern führt:

Zungenbilder bei drohendem Versiegen des Yin (der struktiven Energien)
Zungenkörper ohne jeden Belag, blank wie eine Schweinsniere: extreme Schmälerung des Yin, der struktiven Ressourcen durch Ardor oder unmittelbar drohendes Versiegen des *qi stomachi*, also bevorstehender Zusammenbruch des harmonischen Rapports zwischen allen Orbes.

Zunge mit spitzen Erhebungen wie ein Stachelfisch, auch ausgedörrt mit tiefen Rissen: Versiegen der Säfte.

Zunge in der Breite drastisch geschrumpft, wie eingetrocknet, aussehend wie eine getrocknete Lizhi-Frucht: Ardor läßt die Säfte versiegen.

Zungenkörper trocken und dunkel wie eine Schweinsleber: Zersetzung von Qi und Xue, d. h. aller individualspezifischen Energien.

Zungenkörper auffallend in der Länge verkürzt (bei gleichzeitig geschrumpftem Skrotum): drohendes Versiegen der Struktivität des hepatischen Orbis.

Zungenkörper wie rote Erde, mit einer Tendenz ins Schwärzliche: drohende Erschöpfung der struktiven Ressourcen des Renalorbis. .

Zungenbild bei drohendem Versiegen des Yang (der aktiven Energien)
Zungenkörper weiß wie Schneeflocken: drohende Erschöpfung des lienalen Yang, mithin aller assimilierenden und harmonisierenden Aktivität des Lienalorbis.

II. KAPITEL: DIAGNOSE DURCH GEHÖR UND GERUCH (*wénzhen*)

Der chinesische Terminus *wén* (= im 2. Ton) bezeichnet gleichermaßen die akustische wie die olfaktorische Wahrnehmung. Entsprechend wurde im Lauf der Zeit unter diesem Rubrum außer der akustischen Beurteilung der Stimme auch die geruchsmäßige der Ausscheidungen angeführt.

Die diagnostische Beurteilung von Stimme und Sprache

Die menschliche Stimme, die beim Gesunden unabhängig von individuellen Varianten klar, deutlich und in sich ausgewogen und getragen klingt, ist im Fall pathologischer Störungen den vielfältigsten Veränderungen unterworfen.

(1) Vokation

Stimmverlust nach kurzer oder zu Beginn einer Erkrankung ist in der Regel auf ventischen Algor zurückzuführen, der extimal die Entfaltung des pulmonalen Qi behindert.

Stimmverlust nach langer Krankheit deutet auf eine Heteropathie in (der Intima des) Pulmonalorbis.

Eine **rauhe oder dröhnende Stimme** ist in der Regel ein Zeichen von Repletion im Gefolge von exogenem Calor oder einer mächtigen Calor-Heteropathie.

Eine **piepsende Stimme** (= hell, klar und leise) ist gewöhnlich ein Zeichen von Depletion im Gefolge von intimalem Algor.

(2) Redefluß

Aus den Eigenheiten des Redeflusses sind Rückschlüsse auf Extima und Intima, Algor und Calor, Depletion und Repletion möglich.

Heteropathien in der Extima äußern sich in einer lauten, kraftvollen, zunächst leicht-flüssigen, später schwerfälligen Sprache.

Heteropathien der Intima bedingen eine leise, ängstliche, zunächst schwerfällige, später flüssige Rede.

Algor bedingt Redeunlust, Wortkargheit.

Calor bedingt Geschwätzigkeit.

Depletion führt zu einem schwachen, leisen, oft unterbrochenen Redefluß.

Repletion bedingt eine laute und polternde Stimme.

'Wirre Reden', d. h. zusammenhangloser Redefluß im Verein mit gedämpften Sensorium, deutet auf *Repletion*.

"Repetitive Faselei" bei großer nervöser Prostration weist ebenso auf *Depletion* (von Cardial- und/oder Renalorbis) wie die Tendenz zu Selbstgesprächen, zu sinnlosen Reden, von deren Inhalt man sich aber wieder distanziert.

(3) Atemgeräusch

Eine laute, geräuschvolle Atmung ist im allgemeinen ein Zeichen von Repletion; sie kommt aber auch vor, wenn nach langer Krankheit Depletion von Pulmonal- und Renalorbis besteht.

Eine leise, kaum hörbare Atmung ist im allgemeinen ein Zeichen von Depletion; sie kommt aber auch bei Calor-Heteropathien des Pericardialorbis vor.

Weitere typische Störungen des Atemgeräuschs sind:

Keuchatmung ('Keuchen', *chuan*): die Atmung ist erschwert, erfolgt durch den Mund, mit hochgezogenen Schultern; der Patient erträgt das Liegen nicht. Diese Zeichen können sowohl auf Repletion wie auf Depletion deuten.

Repletives Keuchen ist äußerst geräuschvoll, beschleunigt, von repleten Pulsen begleitet und tritt auf der Grundlage einer kräftigen Konstitution bei pulmonalem Calor oder bei Pituita-Blockaden auf.

Das depletive Keuchen geht mit einem eher verlangsamten Atemrhythmus bei einem sich müde fühlenden, leise sprechenden, häufig seufzenden Patienten einher.

Rasselatmung (*xiao*): Ein vernehmbares Atemgeräusch tritt jeweils nur am Ende der Atembewegungen auf. Dieses intermittierend auftretende, oft längere Zeit schwindende, dabei chronische Symptom, ist entweder bedingt

durch subrepte Pituita, die durch eine exogene Algor-Heteropathie in der Extima des Fleisches festgehalten wird, und die sich intermittierend manifestiert; oder

durch eine Algor-Heteropathie, die in den Leitbahnen des Pulmonalorbis deversiert; endlich kann auch der fortwährende Aufenthalt in kalten, feuchten Orten oder der übermäßige Genuß saurer oder salziger Speisen für die Rasselatmung bedingend sein.

Schnauben oder **Schnaufen** (*shangqi*): Ein kontravektives Symptom mit angestrengtem Atmen, bedingt durch Pituita in den Atemwegen. Dies kann sein

ein Symptom von Pituita im Bereich des Thorax, wenn der Patient sich immer wieder räuspert, dabei opaquen Auswurf herausbefördert, nur Sitzen, nicht aber Liegen erträgt;

ein Symptom von kontravektivem Ardor infolge von Depletion der Struktivität(des Renalorbis) — wenn der Patient zugleich einen rauhen Hals hat; endlich

ein Hinweis darauf, daß durch eine in der Extima (Haut) sitzende Heteropathie pulmonale Qi gebunden und nach innen zurückgedrängt wird, wo es den Säftehaushalt affiziert (weshalb oft das Begleitsymptom der Gedunsenheit beobachtet wird).

Kurzatmigkeit (*duanqi*), d. h. eine gegenüber der Norm flachere und daher beschleunigte, zugleich nervös-labile Atmung, die jedoch weder von besonderen Geräuschen noch von Schulterbewegungen begleitet ist, kann bedingt sein

durch Reste von Pituita im Thorax — wenn gleichzeitig Durst, schmerzende Gelenke und *pp. mersi* beobachtet werden;

Depletion des pulmonalen Qi — wenn zugleich reichliche Urinausscheidung und allgemeine Schwäche des Körpers besteht;

Repletion der Intima (insbesondere von Cardial-, Tenuintestinal- und Crassintestinalorbis) — wenn im Gefolge einer algorläsiven Erkrankung ein gespanntes, aufgetriebenes Abdomen beobachtet wird;

Depletion der Intima — wenn im Zuge der gleichen Erkrankung der Unterleib gedunsen, jedoch weich ist.

Respiratio minor [Hypoventilation] (*shaoqi*) nennt man eine zwar verhältnismäßig regelmäßige, jedoch zu flache, zu langsame, zu schwache (daher geräuschlose) Atmung. Sie deutet auf Depletion der aktiven wie struktiven Energien im gesamten Individuum.

(4) Der Klang des Hustens

Husten ist weist in erster Linie auf eine Affektion des Pulmonalorbis, die bestehen kann

in exogenem, *ventischen Algor* — wenn der Husten **laut** und **rauh** klingt, und gleichzeitig klarer, weißer Auswurf und eine Verstopfung der Nase beobachtet wird;

in *Calor* — wenn der **Husten gedämpft klingt**, der Auswurf gelb und dick, dabei schwer löslich ist und Schmerzhaftigkeit des Halses und eine heiße, aber durchgängige Nase gegeben sind;

in *Algor* oder *Humor* in Verbindung mit *Pituita* — wenn der gedämpft klingende Husten leicht größere Mengen Auswurfs herausbefördert;

in *Depletion* — wenn zwar ein Hustenreiz verspürt wird, der Drang sich aber nur in einigen **heftigen Atemzügen** auswirkt;

in *Repletion* — wenn der Husten **anfallsweise oder paroxysmatisch** auftritt und u. U. von Hämoptoe begleitet ist;

in *Ardor,* wenn der Husten niemals Schleim, sondern allenfalls etwas klebrige Flüssigkeit herausbefördert.

(5) Geräusche des Würgens und Erbrechens

Die chinesische Medizin unterscheidet zwischen 1. 'Erbrechen' (*ou):* geräuschvoll und Substanz herausbefördernd, 2. 'Speien' (*tu):* Substanz herausbefördernd, doch geräuschlos, und 3. 'Würgen' (*ganou):* geräuschvoll, doch nichts herausbefördernd. Jede dieser Störungen kann durch energetische Kontravektion im Stomachorbis bedingt sein.

Erbrechen, das durch *Algor* oder *Depletion* bedingt ist, fördert nur langsam und mäßig geräuschvoll Substanz zutage; durch *Calor* oder *Repletion* bedingtes Erbrechen geht plötzlich und sehr geräuschvoll vonstatten und fördert rasch viel Substanz heraus.

(6) Die Geräusche von Schluckauf (eni) und Rülpsen (aiqi)

Schluckauf wie gleichfalls das **Rülpsen** sind Kontravektionen des Stomachqi. Schluckauf kann bei einem im ganzen gesund und kräftig wirkenden, sonst keine auffälligen Symptome zeigenden Individuum bedingt sein entweder

durch eine meteorologische Kontravektion oder

durch einen nach dem Essen zugezogenen ventischen Algor oder einfach

durch zu hastiges Essen. Es handelt sich in diesen Fällen um ganz leichte Störungen, die meist überhaupt keiner Behandlung bedürfen.

Schluckauf bei einem kachektischen Individuum und nach langer Krankheit ist hingegen ein sehr ernstes Symptom, bei dem die angereihten Zeichen zu beachten sind.

Schluckauf weist auf

Algor, wenn er mit kalten Extremitäten, weißem Zungenbelag, fadem Mundgeschmack und *pp. tardi* einhergeht; auf

Calor, wenn er laut und abgehackt klingt, von trockenem Mund, Durst und *pulsus celeri* begleitet ist; auf

Depletion, wenn er leise und langgezogen erfolgt, von depleten Pulsen und weiteren Symptomen der Depletion begleitet ist; auf

Repletion, wenn er deutlich vernehmbar ist und mit repleten oder schlüpfrigen Pulsen einhergeht.

Rülpsen kann das Zeichen

einer im Stomachorbis deversierenden *Algor*-Heteropathie sein; oder es kann im Gefolge zu starker ableitender Maßnahmen (wie Sudation[1] und Brechen) auftreten und anzeigen, daß eine momentane Dysharmonie im Stomachorbis gegeben ist;

das Zeichen einer unverdauten Mahlzeit ("Nachtessen-Syndrom") sein, falls es faulig oder säuerlich riechende Luft nach oben fördert;

auf *Depletion* im Senium hinweisen, falls es bei betagten Individuen auftritt und gleichfalls faulig riechende Luft nach außen fördert.

Die diagnostische Beurteilung der Gerüche

Die Geruchsdiagnose (Olfaktion) bezieht sich auf die Ausdünstungen und Ausscheidungen des Körpers und den Geruch des Krankenzimmers. Nicht selten hat sie für die Beurteilung der relativen Schwere einer Krankheit kritische Bedeutung.

(1) Mundgeruch

Außer klar umschriebenen somatischen Ursachen wie faule Zähne und Magengeschwüre (für deren Diagnose und Behandlung die westliche Medizin primär zuständig ist), kann ein äußerst übelriechender Mundgeruch durch calor im orbis stomachi bedingt sein.

(2) Schweißgeruch

Der Umstand, daß der Schweiß einen deutlich wahrnehmbaren, oft penetranten Geruch hat, ist ein Zeichen, daß entweder eine Ventus-, Calor- oder Humor-Heteropathie[2] sich längere Zeit hindurch in der Haut (d. h. in der Perfektion des Pulmonalorbis) angesammelt hatte und dabei die Säfte verändert.

(3) Geruch der Ausscheidungen

Bei Kot, Urin und Menstrualblut deutet ein besonders penetranter Gestank auf Calor (bei Urin u. U. auch auf Humor), ein verhaltener Geruch, etwa wie nach frischem Fleisch, auf Algor.

(4) Geruch des Krankenzimmers

Unabhängig von der Reinlichkeit des Krankenzimmers weist ein fauliger oder leichenhafter Geruch auf schwerste Schäden der Orbes, mithin der Intima, der Geruch nach Blut im allgemeinen auf Defizienz des Xue.

[1] Zur Sudation und dem Schweiß in der chinesischen Medizin vgl. unten die SS. 204f.

[2] Einzelheiten zum Geruch des Schweißes entnehme man der Falttafel nach S. 80 bzw den Orbisikonogrammen der SS 79 - 130; am auffälligsten ist Schweißgeruch bei Calor-Heteropathien.

III. KAPITEL: DIE DIAGNOSTISCHE BEFRAGUNG

Die Befragung des Patienten oder seiner Angehörigen soll außer den allgemeinen Daten für das Krankenblatt Aufschluß über jene Faktoren bringen, die auf anderem diagnostischen Wege ungenügend oder überhaupt nicht erfaßbar sind, z. B. über subjektive Eindrücke, in der Vergangenheit liegende Krankheiten, Behandlungen, Unfälle, über die Lebensgewohnheiten usw. Wie bei der Anamnese der westlichen Medizin ergeben sich viele Fragen unmittelbar aus dem Gang der Untersuchung. Auf jeden Fall sollte bei jeder Erstdiagnose zumindest zu folgenden Punkten gefragt werden:

    1. Temperaturempfinden
      2. Schweiße
        3. Schmerz
          4. Stuhlgang und Miktion
           5. Appetit, Durst
          6. Atem
        7. Gesicht, Gehör
        8. Müdigkeit und Schlaf
      9. frühere Krankheiten und ihre Behandlung
    10. weibliche Regel.

(1) Temperaturempfinden

Die Frage nach dem subjektiven Temperaturempfinden ist ein *grundlegendes Element jeder Diagnose* und steht deshalb in der Regel am Anfang der Befragung. Es können auftreten:

Frieren ("Schüttelfrost", "Kältescheu", *wuhan*), das ist eine allgemeine subjektive Kälteempfindung, die unabhängig auftritt von, ja meist trotz gegebener Wärme der Kleidung, der Umgebung, des Körpers und der Extremitäten.

Frösteln ("Windabscheu", *wufeng*), das ist eine subjektive Kälteempfindung auf der Haut, die eine "Gänsehaut" hervorruft, als ob man einem starken Luftzug ausgesetzt wäre

— unabhängig von den objektiven Verhältnissen. Frieren und Frösteln, Schüttelfrost können bei Algor- und Calor-Heteropathien, bei Depletion und Repletion auftreten, was differentialdiagnostisch zu unterscheiden ist.

Quälende Hitze ("Hitzeabscheu", *wure*), d. h. die subjektive Empfindung drückender Hitze — unabhängig von Körper- und Umgebungstemperatur und Kleidung.

Fieber (*fare*), das ist eine objektive, oft auch subjektiv wahrgenommene Temperaturerhöhung des ganzen Körpers über das physiologische Maß hinaus.

Hitzewallungen, das ist das intermittierende oder anfallsweise Auftreten der als "quälende Hitze" beschriebenen Störung.

Periodisches Fieber (*chaore*), das ist intermittierendes, anfallweise oder periodisch wiederkehrendes Fieber, mitunter von Schüttelfrost begleitet.

Aus den Auskünften über das Temperaturempfinden sind Rückschlüsse möglich auf die relative Stärke von Orthopathie und Heteropathie, auf Depletion des Yin oder des Yang, auf Affektionen in Extima oder Intima, exogene oder endogene Störungen.

Auf exogene Noxen deuten **plötzliches Auftreten der Symptome**, Fieber mit Schüttelfrost, größere Wärme des Handrückens als des Handtellers, größere Wärme des Rückens als des Bauchs und der Brust.

Der endogene Charakter einer Störung wird nahegelegt durch **allmählich sich entwickelnde Symptomatik**, Wechsel von Hitze und Kälte, Frieren, das durch warme Bedeckung zu bessern ist, Handteller, die wärmer als die Handrücken, Brust und Bauch, die wärmer als der Rücken sind.

Die relative **Stärke von Schüttelfrost und Fieber** steht stets in direktem Verhältnis zur Stärke von Heteropathien und im allgemeinen in umgekehrtem Verhältnis zur Stärke der Orthopathie.

Eine stets eintretende **Verschlechterung des Befindens** bei Tag weist auf eine primäre Affektion der aktiven Energien (= Yang), eine stets während der Nacht eintretende Verschlechterung des Befindens weist auf eine primäre Affektion der struktiven Energien (= Yin).

Über längere Zeit jeden Tag nach Mittag ein Temperaturanstieg deutet auf Depletion der Struktivität (Yin). Frostigkeit, **spontane Schweiße** und kalte Extremitäten sind Zeichen von Depletion der Aktivität (Yang).

(2) Schweiße

Zunächst bedarf im Kontext der chinesischen Medizin der Begriff 'Schweiß' (*han*) — und damit auch der der therapeutischen Diaphorese, chinesisch gleichfalls *han* — einer ausdrücklichen Bestimmung, weil hier das Verständnis dieser Begriffe *wesentlich verschieden* ist von jenem in anderen Medizinsystemen, insonderheit von jenem der westlichen traditionellen wie modernen Medizin. Also

1. Schweiß = (nomologische oder pathologische) Hautfeuchtigkeit ≠ Nässe!

Diese "Hautfeuchtigkeit" wird im Körper aus struktiven Ressourcen (= Säften, Körperflüssigkeiten) unter dem Einfluß vitaler Dynamik (= Aktivität, Yang) gebildet und tritt durch die Poren der Haut nach außen. Mit anderen Worten, Schweiß zeigt stets eine Verschiebung im dynamischen Gleichgewicht von aktiven Impulsen und struktiven Potenzen einer Person an. Schweiß bildet sich also sowohl, wenn die Aktivität über das Maß der ihr die Waage haltenden Struktivität gesteigert wird, als auch, wenn bei gleichbleibender Aktivität — und sei diese nur die Aufrechterhaltung nomologischer Funktionen — die verfügbaren struktiven Ressourcen geschmälert sind. Im ersten Fall würde man Redundanz des Yang oder Calor, im zweiten Fall Defizienz oder Depletion des Yin diagnostizieren.

Bei exogenen Störungen kann Schweiß oder **Schweißlosigkeit** auftreten. Schweißlosigkeit ist dann ein Zeichen von extimaler Repletion, bei der die Poren sich nicht öffnen können; Schweiß ist ein Zeichen für extimale Depletion, bei der die Poren nicht geschlossen werden können.

Aus diesen Zusammenhängen ist klar, weshalb dann, wenn bei einer außeninduzierten, leichten Extima-Erkrankung ohne Schweiß die Repletion der Extima durch entsprechende Behandlung gelöst wird, der Wiedereintritt der nomologischen Hautfeuchtigkeit nicht nur sofortige subjektive Erleichterung, sondern zumeist auch schon eine völlige Heilung bringt — mit Beruhigung der Pulse und Weichen des pathologischen Zungenbelags.

2. Jede Verminderung oder Steigerung der nomologischen Hautfeuchtigkeit belastet die Orthopathie.

Nach dem oben Gesagten und alltäglicher Erfahrung ist eine gewisse ("nomologische") Hautfeuchtigkeit ebenso Teil der Orthopathie wie etwa die Lungenatmung; deshalb bedingt jede gesteigerte vitale Leistung eine gesteigerte Hautfeuchtigkeit. Nachdem aber die struktiven Ressourcen[1] keineswegs unerschöpflich sind, zeigt *absolut jede Steigerung der Hautfeuchtigkeit* zwingend den Verschleiß von Struktivität an. Deshalb ist es zunächst ein allgemeines Gebot der Lebenshygiene, die Hautfeuchtigkeit weder über noch unter den individuell angenehmsten Pegel zu steigern oder zu senken; erst recht aber ein Leitsatz der medizinischen Behandlung, daß bei der Öffnung der Extima[2] niemals ein massiver Flüssigkeitsverlust herbeigeführt oder auch nur toleriert werden darf.

Anders als die bei großer Kraftanstrengung nomologisch auftretenden Schweiße sind diagnostisch vor allem bedeutsam:

Die **spontanen Schweiße** (*zihan*), d. h. solche, die sich ohne besondere Anstrengung von selbst einstellen. Sie deuten in der Regel auf Depletion des Yang.

---

[1] Zum außerordentlich wichtigen Thema der struktiven Ressourcen — definiert als *qi nativum* und *qi ascitum* — und der Schweiße vgl. Ausführliches auf den SS. 121 und 101 oben.

[2] Zunächst und insbesondere durch *mm. liberantia extimae* (früher *liberantia speciei*), also Mittel, die die Extima öffnen — Vgl. PORKERT, *Klinische chinesische Pharmokologie*, SS. 98 - 121.

Die **Schweiße während des Schlafs** (*daohan*) sind solche, die sich nach dem Einschlafen einstellen und nach dem Erwachen sogleich wieder versiegen.[1] Sie weisen zumeist auf Depletion der Struktivität.

Die **Kopfschweiße** sind nur auf den Kopf bzw. das Gesicht beschränkte Schweiße.

Sind sie von quälendem Durst, gelbem Zungenbelag, *pp. superficiales et celeri* begleitet, so deuten sie auf Calor-Heteropathien, welche die Struktivität des Oberen Caloriums affizieren.

Geht mit ihnen Abgeschlagenheit, Müdigkeit, ein schlüpfriger gelber Zungenbelag einher, so sind sie Zeichen für calorinduzierte Humor-Heteropathien.

Im Verein mit kalten Extremitäten, Schüttelfrost, schlüpfrigem, weißem Zungenbelag, *pulsus mersi*, weisen sie auf Depletion des Yang.

Stirnschweiß, begleitet von Keuchen, ist ein Zeichen für die Entwurzelung der Aktivität (Yang).

Absolute Schweiße (*juehan*) sind solche, die bei schwersten Krankheitserscheinungen ohne Unterbrechung hervorperlen. Sie deuten auf einen total zerrütteten Rapport zwischen Yin und Yang und auf ein wurzellos nach außen diffundierendes Yang.

Als **Trepidationsschweiße** (*zhanhan*) bezeichnet man jene, die im Anschluß an einen heftigen Frostschauder mit Zittern und Zähneklappern ausbrechen. Sie zeigen stets den Eintritt der Krisis an, wobei eine genaue Diagnose erbringen muß, ob damit die Wende zum Bessern tatsächlich erfolgt ist (Zeichen dafür etwa: fallendes Fieber nach dem Schweißausbruch, Ausgleich der Pulse), oder ob eine zu stark geschädigte Orthopathie ein normales Konzert der Funktionen nicht aufbauen kann (Zeichen dafür: subnormale Temperatur nach dem Schweißausbruch, harte, schmale, schwache Pulse).

(3) Schmerzen

Aus der Sicht der chinesischen Medizin deutet absolut jede Schmerzempfindung auf eine **Hemmung, Behinderung, Blockade des Qi-Flusses**,[2] also der Entfaltung der vitalen Dynamik. Deshalb sind Schmerzen ein integrierender Bestandteil[3] vieler Krankheitsbilder, deshalb auch ist ihre genaue Beschreibung und Lokalisation diagnostisch von größtem Wert.

---

[1] Man beachte präzis diese Definition! In der westlichen Medizin ist zumeist von "Nachtschweißen" die Rede, eine Formulierung, die der klinischen Erfahrung nur sehr ungenau entspricht. Die hier erwähnten 'Schweiße während des Schlafs' treten auch bei einem am Tage in Schlaf fallenden Patienten auf, sistieren hingegen auch während der Nacht sofort, nachdem der Patient aus dem Schlaf erwacht.

[2] Daher auch der Begriff der 'Okklusion', chinesisch *bi* — vgl. unten S. 208 sowie das Glossar.

[3] Diese Auffassung der chinesischen Medizin ist wesentlich verschieden von jener der kausalanalytischen westlichen Medizin, die Schmerz — wie alle anderen Symptome auch — analytisch, mithin losgelöst von den übrigen Veränderungen oder Störungen der Gesamtpersönlichkeit, zu verstehen und zu behandeln trachtet. In der chinesischen Medizin ist eine Schmerzbehandlung nur im Rahmen der Gesamttherapie einer ganz individuellen Erkrankung möglich und sinnvoll.

Kopfschmerzen

Im allgemeinen weisen **akute Kopfschmerzen** auf Repletion, die durch eine exogene Noxe induziert wird; **chronische, anfallsweise auftretende Kopfschmerzen** weisen oft auf Depletion der Intima. Doch gibt es häufige Ausnahmen von dieser Regel — wie eine genauere Diagnose zeigen wird.

Kopfschmerz im Zusammenhang **mit der weiblichen Regel** deutet gewöhnlich auf Depletion der hepatischen Struktivität (Xue), die indirekt dazu führt, daß die hepatische Aktivität (*yang hepaticum*) nach oben steigt und im Kopf zu lokaler Repletion führt.

Es bestehen ziemlich präzise Beziehungen zwischen den topologischen und sonstigen Modalitäten der Kopfschmerzen und den Sinarterien.

Kopfschmerzen, die wiederholt auf Nacken und Rücken ausstrahlen, deuten auf die *sinarteriae yang maioris*.

Stirnkopfschmerz, Supraorbitalschmerz, weist auf die *sinarteriae splendoris yang*.

Schläfenkopfschmerz, (oft bohrend in der Nähe des Foramens *Clusa superior*, F3, weist auf die *sinarteriae yang minoris*.

Kopfschmerz mit Gliederschwere, gespanntem Abdomen, spontanen Schweißen, weist auf die *sinarteriae yin maioris*.

Innenkopfschmerz, auf die Zähne ausstrahlend bei Zyanose der Nagelfelder, deutet auf die *sinarteriae yin minoris*.

Scheitelkopfschmerz, auf die Schläfen ausstrahlend, mitunter von Aufstoßen und Übelkeit begleitet, deutet auf die *sinarteriae yin flectentis*.[1]

Schwindel als ein den Kopfschmerzen verwandtes Symptom

Auch der Schwindel ist akut und chronisch durch Repletion bzw. Depletion bedingt. **Plötzlicher, heftiger Schwindel** ist ein repletives Symptom, das auf emporloderndem Ardor des hepatischen Orbis oder auf nicht mobilisierte Pituita[2] weist. **Chronisches Auftreten von Schwindel** ist entweder ein Zeichen von Depletion, vor allem im Renalorbis, oder von Pituita, welche die Entfaltung des Qi hemmt.

Schmerzen in verschiedenen Bereichen des Körpers

Diffuse Schmerzen im ganzen Körper treten oft im Zusammenhang mit exogenem *ventischem Algor* auf; sie sind also die Zeichen einer *extimalen Heteropathie*.

Heftige Schmerzen im vorgeschrittenen Stadium von Schwindsucht deuten auf eine bereits extreme Depletion der struktiven Ressourcen, die nicht mehr zur Erhaltung der Nervus[3] und Knochen[4] ausreichen.

---

[1] Zu all diesen Zuordnungen vergleiche die Ausführungen auf den SS. 137 - 145 oben.

[2] Man beachte die genaue Bedeutung des Postulats von Pituita — Vgl. das Glossar!

[3] und [4] Die Rede ist hier respektive von den Perfektionen von hepatischem und Renalorbis — vgl. oben SS. 79 und 122 und die entsprechenden Ikonogramme.

Leibschmerzen des Weibes *post partum* weisen in der Regel auf Depletion des Xue (infolge Blutverlusts) oder auf Stauungen des Xue in den Leitbahnen.

Okklusionen

Okklusionen (Gelenk- und Gliederschmerzen) (*bi*) treten auf bei Ventus-, Algor- oder Humor-Heteropathien; differentialdiagnostisch muß man unterscheiden:

Ortsfesten Schmerz, begleitet von Gliederschwere und Abgeschlagenheit, nennt man 'haftende Okklusion' (*zhaobi*), die im wesentlichen durch *Humor* bedingt ist.

Wandernde Schmerzen, die bald in diesem, bald in jenem Gelenk auftreten, nennt man 'wandernde Okklusion' (*xingbi*); sie ist im wesentlichen durch *Ventus* bedingt.

Heftige und stechende Schmerzen, über lange Zeit ortsfest, nennt man 'schmerzhafte Okklusion' (*tongbi*); diese ist im wesentlichen durch *Algor* bedingt.

Lendenschmerzen

Lendenschmerzen deuten überwiegend auf Affektionen des Renalorbis. Differential-diagnostisch sind zu unterscheiden:

Anhaltende Schmerzen, in ihrer genauen Lokalisation und Eigenart aber schwer be-stimmbar, bei Kraftlosigkeit der Lenden und im Verein mit reichlichem, hellem Urin und Durchfall sowie Kälte der Lendengegend, sind Zeichen von Depletion des renalen Yang.

Ähnliche Schmerzen im Verein mit Stuhlverstopfung, wenig dunklem Urin, wieder-holten aktiven Kongestionen in Kopf und Oberkörper (bedingt durch emporlodernden depletiven Ardor) weisen auf Depletion des renalen Yin.

Lendenschmerz mit dem Gefühl "als säße man im Wasser" oder "als trüge man ein schweres Gewicht um den Leib gebunden", im Verein mit Gliederschwere, bei trübem oder feuchtem Wetter und im Sitzen verschlimmert, deuten auf Humor.

Rückenschmerzen, auch solche die in Schultern und Nacken ausstrahlen, weisen auf die *sinarteriae yang maioris*[3] hin. Halten sie über längere Zeit an, ist auch an Depletion des Renalorbis oder an ventischen Humor zu denken — was die Differentialdiagnose zeigen muß.

(4) Stuhl und Urin

Soweit die Modalitäten von Stuhlgang und Miktion der Inspektion (dem diagnosti-schen Augenschein) und der Geruchsdiagnose des Diagnostikers nicht direkt zugänglich sind, müssen sie durch Befragung ermittelt werden.

Stuhlgang

Verstopfung (Obstipation)

Verstopfung, das ist das Ausbleiben der Defäkation bis zu mehreren Tagen, weist grundsätzlich entweder auf eine Säfte-Defizienz im Bereich des Unteren Caloriums, also vor allem von Tenuintestinal- und Crassintestinalorbis, oder, gegenpolig, an ein hinfälliges Yang im gleichen Bereich.

Eine *repletive Verstopfung* mit Säfte-Defizienz infolge von Calor, wird durch Symptome wie periodisches Fieber, Durst, trockene Zunge mit gelbem Belag, harter gespannter Bauch, nahegelegt.

Eine *depletive Verstopfung*, gleichfalls mit Defizienz der Säfte, tritt im Senium oder bei Frauen *post partum* auf, wenn das Xue, also die individualspezifisch struktive Energie geschmälert ist.

Auf *algorische Verstopfung* weisen Zeichen wie ein grünlich-bleicher Teint, das Verlangen nach heißen Getränken und *pp. mersi atque tardi*.

Durchfall (Diarrhoe)

Durchfall mit dem Gefühl von brennender Hitze am Anus während der Defäkation und sehr übelriechendem Kot deutet auf *Calor*.

Durchfall mit Bauchschmerzen, kalten Extremitäten, weißer Zunge, fadem Mundgeschmack weist auf *Algor* der Intima.

Zunächst harter, dann durchfälliger Stuhl weist oft auf Depletion des Lienalorbis, bedingt durch eine *Humor-Heteropathie*.

Morgendurchfälle (vor Sonnenaufgang) deuten auf Depletion des renalen Yang .

Miktion

Eine auffallend gesteigerte Urinmenge deutet auf Defizienz der aktiven Energien.

Wenn diese vermehrte Urinausscheidung allerdings mit fortwährend großem Durst und gesteigerter Flüssigkeitsaufnahme einhergeht, ist sie Teil des *Sitis diffundens*-Krankheitsbilds [Diabetes].[1]

Vermehrter Urin ohne Durst ist ein Zeichen von Depletion des Renalorbis.

Eine deutlich verringerte Urinausscheidung weist oft auf eine Schädigung der Säfte durch Calor. (Die Säfte können indes auch durch eine (westliche) Schwitzkur oder durch fehlgeführtes Purgieren geschmälert sein.)

Häufige Ausscheidung geringer Mengen dunklen Urins deutet auf Calor im Unteren Calorium.

Häufige Ausscheidung von hellem, klarem Urin weist auf depletiven Algor im Unteren Calorium.

Häufige Ausscheidung kleinster Urinmengen ("Harnträufeln") ist ein Zeichen von Calor der Intima, der zu Depetion der Struktivität (Yin) geführt hat.

---

[1] Über *Sitis diffundens* im Vergleich zu *Diabetes mellitus* findet man Ausführliches in PORKERT, *Epistemological Fashions in Interpreting Disease — ... the Case of diabetes mellitus vs. Sitis diffundens*. Man vgl. unten die Bibliographie.

Erschwerte Miktion ist im allgemeinen ein Zeichen von Calor.

Bettnässen bzw. Urininkontinenz bei Erwachsenen ist gewöhnlich durch depletiven Algor im Unteren Calorium oder — nach schwerer Krankheit — durch eine Schädigung des *qi primum*[1] bedingt.

Totale Urinverhaltung ist (soweit nicht klare somatische Befunde gegeben sind) bedingt durch mehr oder weniger extreme Depletion des vesikalen Qi.

(5) Appetit und Nahrungsaufnahme

Auskünfte über den Appetit und die Nahrungsaufnahmc erleichtern die Beurteilung der Funktionen von Lienal- und Stomachorbis. Nahrungsidiosynkrasien zeigen oft Schwächen oder Überfunktionen spezifischer Orbes an.

Durst

Fortgesetzter, starker Durst weist im allgemeinen auf *Calor.*

Fader Mundgeschmack, **Verlangen nach Getränken, die** dann doch **nicht genossen werden,** deutet auf *Algor.*

Großer Durst, zugleich wirre Reden, kein Stuhlgang weisen auf *repletiven Calor.*

Fortwährendes Verlangen nach **Getränken, die** immer nur **schluckweise genossen werden,** ist entweder ein Zeichen von *Depletion der Mitte* oder von *humorinduziertem Calor.*

Verlangen nach heißen Getränken kann entweder *a.* durch eine mächtige Humor-Heteropathie. *b.* durch depletiven Algor oder *c.* durch Pituita in der Leibesmitte bedingt sein.

Durst nach Erbrechen weist auf eine deutliche Schmälerung der Säfte.

Hunger, Appetit, Speisenaufnahme

Die Abnahme oder Zunahme des Appetits ist bei den meisten Krankheitsbildern ein Indikator nicht nur für die Stärke des *qi stomachi,*[2] sondern mittelbar für die Stärke der Orthopathie überhaupt, mithin meist auch ein Gradmesser für die Schwere der Krankheit.

Verminderter Appetit deutet auf Schmälerung der aktiven Energien in Lienal- und Stomachorbis.

Zunahme des Appetits ist ein Zeichen erneuter Kräftigung dieser Energien.

---

[1] D. h. der angeborenen struktiven Ressourcen des Renalorbis — vgl. PORKERT, *Theoretische Grundlagen* . . . S. 143

[2] Hier wohl so doppeldeutig wie oben in der Anmerkung 1 auf Seite 187 zu verstehen.

[3] Das sind die struktiven Elemente der Nahrung. — Vgl. oben S. 90.

[4] Der lateinische Terminus *sapor,* oben auf S.76 erwähnt,bedeutet, genau wie der chinesische Ausdruck *wei,* nicht nur den mit der Zunge wahrgenommenen Geschmack, sondern zugleich die materiellen Speisen, Nahrung, Arzneien der entsprechenden Geschmacksrichtung. — Die den einzelnen Orbes enstprechenden Sapores entnehme man der Falttafel bzw. den jeweiligen Orbisikonogrammen.

Subjektive Besserung durch Nahrungsaufnahme ist ein Zeichen allgemeiner Depletion.

Subjektive Verschlechterung durch Nahrungsaufnahme ist ein Zeichen umschriebener Repletion.

Verminderter Appetit bei exogenen Affektionen weist auf Stauung des Qi in Lienal- und Stomachorbis.

Verminderter Appetit bei endogenen Störungen ist ein Zeichen von Depletion in Lienal- und Stomachorbis.

Fast völliger Appetitverlust zu Beginn einer Krankheit oder während einer leichten Krankheit weist auf eine Schädigung der aktiven Energien des Stomachorbis, die besonderer Aufmerksamkeit bedarf.

Hunger und/oder Magerkeit trotz reichlicher Nahrungsaufnahme ist ein Zeichen mächtigen Ardors im Stomachorbis, der zwangsläufig eine Schädigung der struktiven Energie dieses Orbis nach sich zieht.

Fehlender Appetit trotz Hunger weist auf eine Schädigung der struktiven Energien des Lienalorbis.

Mundgeschmack

Bitterer Mundgeschmack ist ein Zeichen überströmender Energie des Fellealorbis .

Saurer Mundgeschmack weist auf Calor im hepatischen Orbis.

Scharfer Mundgeschmack zeigt Calor des Pulmonalorbis an.

Salziger Mundgeschmack deutet auf eineCalor-Affektion des Renalorbis.

Süßlicher Mundgeschmack verrät, daß die trüben Energien[3] des Lienalorbis nach oben überfließen.

Fader Mundgeschmack deutet auf Humor im Stomachorbis, mithin auf eine mangelhafte Umsetzung der Flüssigkeiten. Außerdem kann ein fader Mundgeschmack während der Rekonvaleszenz auftreten und auf eine noch bestehende Depletion des Stomachorbis (mit den gleichen Folgen) hinweisen.

Sapores

Eine Geschmacksidiosynkrasie entsprechend dem zum Ikonogramm eines jeden Orbis gehörenden Sapor[4] kann als diagnostischer Fingerzeig dienen; dieser darf aber nicht schematisch und ohne Rücksicht auf die Gesamtdiagnose in den Befund übernommen werden.

(6) Gehör

Das Gehör ist die primär zum Renalorbis korrelierte Sinneswahrnehmung. An Gehörstörungen sind von Bedeutung:

Taubheit

Eine **akute, relativ rasch eintretende Taubheit** ist entweder — nach den algorläsiven Konventionen[1] — als Affektion von Pericardial- und hepatischem Orbis zu verstehen; oder sie zeigt eine Calor-Heteropathie an. Stets besteht eine direkte Relation zwischen der Schwere der Allgemeinerkrankung und der Taubheit.

Bei Depletion des Cardialorbis oder Defizienz des Struktivpotentials *(jing)* im Senium, endlich bei Depletion des renalen Yang kann auch Taubheit eintreten.

Schwerhörigkeit

Schwerhörigkeit wird im allgemeinen durch eine Ventus-Heteropathie oder durch Calor in den Leitbahnen des Renalorbis ausgelöst. Aber auch bei Depletion des renalen Yin und daraus resultierender Repletion des Yang in der Kopfregion kommt Schwerhörigkeit vor.

Ohrensausen, Ohrenklingen

Plötzlich auftretendes, sehr intensives Ohrensausen, das durch eine vor das Ohr gehaltene Hand noch verstärkt wird, deutet auf Repletion.

Allmählich sich einstellendes, verhältnismäßig schwaches Ohrensausen, das durch Abdecken des Ohres mit der Hand vermindert wird, weist auf Depletion.

(7) Augen und Sehkraft

Das Gesicht ist die primär vom hepatischen Orbis abhängende Sinneswahrnehmung.

Schmerzen des Auges

Stechende, reißende Schmerzen im Auge, oft im Verein mit Kopfschmerz und Drehschwindel, sind Zeichen einer Calor-Heteropathie im Cardialorbis.

Überempfindlichkeit gegen Licht

Überempfindlichkeit gegen Licht, Rötung und Schmerzhaftigkeit des Auges und der Lider im Verein mit gedunsenem Gesicht tritt vornehmlich im Sommer auf und weist entweder

auf ventischen Calor, wenn sie von Frösteln begleitet ist, oder

auf humorinduzierten Calor, wenn die Augen tränen und entzündet sind.

Überempfindlichkeit gegen Licht ohne Schmerzen oder Entzündungen weist auf Depletion des Xue, der individualspezifisch struktiven Energien.

Verminderte Sehschärfe

Verminderte Sehschärfe beruht stets auf Depletion, gleichgültig ob diese durch lange, erschöpfende Krankheit, unmäßiges Weinen oder emotionalen Streß[2] bedingt ist.

---

[1] Diese sind oben auf den SS.137 - 145 dargestellt.

[2] Gedacht ist an die im Abschnitt 'Agenzien' oben SS. 71ff. erörterten 'Emotionen'.

Nachtblindheit

Nachtblindheit ist letztlich stets durch Depletion des hepatischen Orbis bedingt.

(8) Schlaf und das Bedürfnis nach Schlaf

Unregelmäßigkeiten im Schlaf-Wach-Rhythmus — und damit die meisten Schlaf-störungen — weisen auf Affektionen des Cardialorbis, der Generalinstanz der Koordination aller vitalen Funktionen.

Schlaflosigkeit

Schlaflosigkeit, wenn sie auf übermäßiges Nachdenken (Kogitation) folgt, läßt auf die Defizienz des Xue im Cardialorbis schließen.

Geht Schlaflosigkeit mit Druck in der Leibesmitte, erschwerten Miktionen, keuchen-dem, unregelmäßigem Atem einher, so mag sie durch Störung des Qi-Mechanismus im Lienalorbis und daraus resultierendem Flüssigkeitsstau in der Körpermitte bedingt sein.

Schlaflosigkeit mit Palpitationen bei Trockenheit des Mundes und *pp. minuti sive celeri* ist ein Zeichen von Depletion des Yin.

Schlaflosigkeit im Senium ist in der Regel durch allgemeine Depletion und infolge-dessen durch ungenügenden Rapport der Energien bedingt.

Schlafsucht

Depletion der aktiven bei Vigor der struktiven Energien bedingt im allgemeinen Schlafsucht.

Schlafsucht mit Gliederschwere und *pp. languidi* weist auf Humor.

(9) Weibliche Regel

Verfrüht eintretende Regel

Eine verfrüht eintretende Regel von roter, purpurroter bis schwärzlicher Farbe bei Trockenheit des Mundes, *pp. celeri*, schmerzhaftem Unterleib weist auf Calor im Bereich des Xue.

Tritt die Regel erst in der zweiten Hälfte des Zyklus verfrüht ein, ist sie von heller Farbe bei normaler Mundfeuchtigkeit, *pp. tardi* und schmerzhaftem Unterleib, so besteht Defizienz des Xue.

Bestehen vor der Regel Schmerzen im harten und gespannten Unterleib, so ist auf Kongestion bzw. Stasis der aktiven wie struktiven Energien zu schließen.

Bestehen nach der Regel Schmerzen im Unterleib ohne sonstige Symptome, kann auf endogenen Algor infolge Depletion des Xue geschlossen werden.

Ausbleibende Regel

Sofern eine Schwangerschaft ausgeschlossen ist, kann das Ausbleiben der Regel durch Erschöpfung oder Stauung des Xue, durch extreme Überanstrengung oder durch Blockaden des Qi in hepatischem und Lienalorbis bedingt sein.

Stockende Regel

Eine Regel, die zwar eintritt, dann aber ins Stocken kommt, kann durch Erregung *(ira)* oder durch Algor-Perkussion[1] gehemmt worden sein. Bei fiebrigen Erkrankungen ist ein Übergreifen von Calor auf das Xue denkbar.

Fluor albus

Fluor albus deutet im allgemeinen auf depletiven Algor, wenn er dünn, auf humorinduzierten Calor, wenn er gelblich und übelriechend ist.

---

[1] Das ist eine sich plötzlich einstellende Algor-Heteropathie. — Zum Begriff der Perkussion vgl. das Hilfsglossar.

IV. KAPITEL: DIAGNOSE DURCH TASTUNG
(PALPATION, *qiezhen, anzhen*)

Wie in jeder anderen Medizin, nimmt auch in der chinesischen die Palpation, die Tastung des Körpers und der Pulse, einen wichtigen Platz ein. Im Unterschied zur westlichen Medizin sollen in der chinesischen Medizin jedoch auf dem Wege der Tastung nicht bloß oder zuvorderst Aufschlüsse über Schmerzempfindlichkeit, Verhärtung, Schwellung innerer Organe oder die Verspannung von Muskelpartien gewonnen werden, sondern eine schlechthin allesumfassende, höchst differenzierte und letztinstanzliche Information über den *status quo* aller Körperfunktionen. Daher die palpatorische Exploration kritischer Foramina, daher die überragende Rolle der Pulsdiagnose.

Die Tastung der Pulse, kurz "Pulsdiagnose" (*qiemo*)

1. Grundsätzliches

Unerläßliche Bedingungen für die
sichere Beherrschung der Pulsdiagnose

Jetzt, 1993, da ich diese neue Fassung des Lehrbuchs der chinesischen Diagnostik redigiere, ist in China die eben erwähnte "überragende Rolle der Pulsdiagnose" selbst an den größten Medizinschulen und besten Krankenhäusern wenig mehr als ein literarisches Gerücht, eine rituelle Geste. Ja es gibt inzwischen diplomierte Jungärzte, die Mühe haben, auch nur den Situs eines Pulses am Handgelenk aufzufinden! Und bei der Zahl jener Heilbeflissenen, die sich im Westen darum mühen, irgendeine Art chinesischer Pulsdiagnose zu vollziehen, muß ich mich im Moment nicht aufhalten. Dennoch gibt es keinen sachlichen Grund, die eingangs getroffene Feststellung zurückzunehmen oder abzuschwächen. Gewiß aber besteht heute noch immer, oder mehr denn je, das Bedürfnis, grundlegende Mißverständnisse und eklatante Fehlinformationen abzubauen.

Um bei den auch in der westlichen Literatur durchaus erwähnten Tatsachen zu beginnen: die chinesische Medizin, ganz sicher aber die Technik der Pulsdiagnose, war in China zu allen Zeiten und bis in unsere Gegenwart im Grunde eine "handwerkliche Tradition", eine Art Kunsthandwerk, und nicht der manuelle Vollzug einer wissenschaftlichen Methode. Selbst in den in früheren Zeiten wenigen und stets kleinen Medizinschulen, erst recht dann, wenn, wie es die Regel war, irgendwo ein in der Stadt oder auf dem Land praktizierender Arzt einen Lehrling aufnahm, wurden solche Lernenden erst in einem weit fortgeschrittenem Stadium ihrer Ausbildung, und dabei langsam und stufenweise, mit der Praxis der Pulsdiagnose vertraut gemacht. Die Literatur aber, die klassischen und weniger klassischen Texte zur chinesischen Medizin, gibt nirgendwo eine systematische und didaktische Anweisung zum Erlernen der Pulsdiagnose. Vielmehr sind die besten dieser Werke "Merkbücher" bestimmter Grundkonventionen oder aber, am andern Extrem, kasuistische, zugleich apodiktische Kommentare zur Anwendung des Verfahrens. Selbst die von mir immer wieder und auch in der Bibliographie zitierte "Allgemeine Darstellung der chinesischen Medizin" geht, was das Kapitel über die Pulsdiagnose anlangt, nur tendenziell in die richtige Richtung; eine ohne weiteres praktikable Anleitung zur Pulsdiagnose enthält auch jenes Werk nicht. Woher also rührt meine eigene, sichere Beherrschung dieser Technik und meine seit nunmehr zwei Jahrzehnten fortwährend bestätigte Überzeugung von ihrer objektiven Eindeutigkeit und Lehrbarkeit?

Als ich an einem Samstagnachmittag im März 1974 meinem späteren Lehrer Hsia Po-yen (Xia Boyan) in einer damals noch viel kleineren Provinzstadt Taiwans aus ganz anderem Anlaß als dem des Erlernens der Pulsdiagnose vorgestellt werden sollte, mußte mein Begleiter und ich in dem winzigen Ordinationsraum ein Weilchen warten, weil noch ein Patient zur Konsultation hereingekommen war. Dabei wurde ich unverhofft, doch mit überzeugender Evidenz, Zeuge einer zugleich einfachen und exemplarischen Pulsdiagnose, wie ich sie mir vollkommener als Veranschaulichung klassischer Theorien nicht hätte vorstellen können. Daran schloß sich in meinem ersten Gespräch mit Hsia Po-yen ebenso unvorbereitet meine Bitte an, diese Technik bei ihm erlernen zu dürfen — und die nicht minder ungewöhnliche Gewährung dieser Bitte. Wie mir erst allmählich deutlich wurde, genoß Hsia Po-yen, der bis in die Mitte der 60er Jahre der Chefausbilder der nationalchinesischen Armee im Kampfsport gewesen war, auf der Insel Taiwan unter Kennern den Ruf eines ungewöhnlichen Diagnostikers und Arztes. Wie ich mich erinnere, verging keine Woche, in der nicht irgendein hochrangiger Beamter oder Offizier aus der Hauptstadt ihm seinen Wagen sandte, um ihn zu einer Konsultation einzuladen, oder in der nicht irgendein jüngerer oder nicht mehr so junger Chinese, mit allen Gesten der Bescheidenheit von weither kommend, bei Hsia Po-yen vorsprach, um um Unterweisung in der Praxis der Pulsdiagnose zu bitten. Hsia Po-yen hat äußerlich mit größter Verbindlichkeit und Jovialität, doch innerlich mit absoluter Konsequenz, im Verlauf von fast vier Jahrzehnten Praxis keine einzige dieser Einladungen oder Ansinnen angenommen — dies wie er mir sagte, aus keinem anderen Grund als dem, daß all jene Unterweisungsuchenden ohne ausreichendes Verständnis der rationalen und systematischen Zusammenhänge nur zu falschen und irreführenden Ergebnissen über die chinesische Medizin kommen könnten. (Als ich Hsia Po-yen kennenlernte, hatte ich bereits 18 Jahre lang in den verschiedensten Richtungen und mit der verschiedensten Fragestellung die chinesische Medizinliteratur durchmessen und mir fast ein Jahrzehnt lang auch den Kopf über die Aussagen dieser Literatur zur Pulsdiagnostik, ihrer Begrifflichkeit und ihren Ergebnissen, zerbrochen. Ich hatte auch nicht nur auf Taiwan, sondern in andern Ländern Ostasiens, in Japan, ja bereits in Europa mehrere Dutzend Ärzte kennengelernt und beobachtet, von denen gesagt wurde, oder die selbst von sich behaupteten, die Pulsdiagnose zu beherrschen.)

In meiner Erinnerung erscheint mir, daß es nicht einmal eine Frage von Stunden war, mit Hsia Po-yen über das Grundsätzliche der chinesischen Medizin ein Einverständnis zu finden, und nicht mehr als die Zeit weniger Wochen, um in der Praxis der Pulsdiagnose zu einer absoluten Kongruenz zu kommen. Ohne die Erfahrungen mit Hsia Po-yen hätte ich schwerlich den Mut gefunden, irgendein klinisches Lehrbuch der chinesischen Medizin zu schreiben, und schwerlich wäre ich zu dem Durchblick gelangt, eine Darstellung der Pulsdiagnose zu geben, wie sie in ihrer didaktischen Vollständigkeit wie früher, so jetzt in der chinesischen wie anderssprachigen Literatur ohne Vorbild und weiterhin ohne Parallele ist.

Ich komme damit zu den praktischen Folgerungen aus diesen entscheidenden Erfahrungen, aber auch den mir während der vergangenen zwei Jahrzehnte in der Lehre und Praxis immer wieder gewordenen Bestätigungen. Der wirksame und sichere Gebrauch einer hochdifferenzierten wissenschaftlichen Technik setzt vor allem die gründliche gedankliche Durchdringung dieser Technik — und nur beiläufig eine manuelle Schulung und Praxis voraus. Im Gegensatz zu einem Glauben, der bei Ärzten, die in der westlichen Medizin geschult sind, weit verbreitet ist, kennt die westliche Medizin kaum solche Techniken *sui generis, sui generis,* d. h. aus der medizinischen Methodik erwachsene.[1] Wie wir indes wissen, besteht heute gerade das Studium der westlichen Medizin zu einem nicht geringen Teil in gedanklicher Schulung, also in verbaler Instruktion.

Wie eben ausgeführt, ist es zwar aus historischen Gründen begreiflich, aus sachlichen jedoch verfehlt, die chinesische Pulsdiagnostik in erster Linie als eine "manuelle Kunstfertigkeit" zu verstehen und zu lehren, als eine Kunst also, die eine ganz spezielle und seltene Begabung und vor allem eine umständliche und langwierige Schulung bei einem "Meister" voraussetze. Diese Meinung beruht heute seitens seiner Kolporteure nicht auf irgendwelchem praktischen Nachvollzug der Pulsdiagnose, sondern letztlich allein auf der eingangs erwähnten Erzählung von der "handwerklichen Weitergabe" der chinesischen Medizin in China. Und, seitdem im Westen die Akupunktur in Mode gekommen ist, finden sich auch hier allenthalben sogenannte "chinesische Meister", die mit geheimnisvoller Miene und dunklem Kommentar angebliche Pulsdiagnosen vornehmen und deuten.

---

[1] Die Anwendung einer Injektionsspritze setzt manuelle Geschicklichkeit und Erfahrung, nicht aber eine raffinierte intellektuelle Schulung voraus; ähnliches gilt für den Gebrauch eines Blutdruckmessers oder der chirurgischen Instrumente. Dort, wo — in der vielgescholtenen "Apparatemedizin" — hochentwickeltes technisches Gerät eingesetzt wird, gründet solcher Gebrauch zur Gänze auf Erkenntnissen und Methoden der Physik und Chemie, wird von speziell geschulten Technikern, Spezialärzten oder technischen Assistenten bedient, und zwar in der Regel als "black box". D. h., auch diese Spezialisten werden weder geschult noch gefordert, Funktionsanomalien, Störungen jener komplizierten Apparate im Detail zu erkennen und zu beheben.

Die Beherrschung der chinesischen Pulsdiagnose setzt also unabdingbar nur voraus

1. daß der Diagnostiker absolute und fraglose Sicherheit im Gebrauch der *gedanklichen Werkzeuge* der chinesischen Medizin besitzt — wie sie im Ersten Teil dieses Lehrbuchs dargestellt sind; sodann noch

2. eine ebenso klare Kenntnis der speziellen Werkzeuge der Pulsikonographie, die im folgenden Abschnitt[1] beschrieben wird; endlich

3., muß er sich über die Bedeutung und das Zusammenspiel bestimmter manueller Techniken selbstverständliche Klarheit geschaffen haben, beispielsweise darüber, daß die Tiefe eines Pulses nur unter Zurücknahme des Drucks sicher ermittelt werden kann, oder daß ein Pedalispuls etwa eine dreiviertel Ebene tiefer als die zugehörenden Pollikar- und Clusalpulse zu finden ist, daß auf Grund einer weithin gültigen anatomischen Regelmäßigkeit die *arteria radialis* sich in der Gegend des Pollexsitus gabelt — was dazu führt, daß für die Diagnose der in die Tiefe ziehende Zweig zu berücksichtigen, der oberflächliche hingegen außer Betracht zu lassen ist.[2] Hat man sich all dieses Wissen sorgfältig eingeprägt und verfügt man ohne Fehl und Zögern darüber, so ist das manuelle Erlernen der Pulsdiagnose und vollkommene Sicherheit in ihrer Deutung für einen in der täglichen Praxis stehenden Arzt eine Frage von Tagen, höchstens von Wochen. Und mit speziellen manuellen Fähigkeiten und Fertigkeiten[3] oder gar einer seltenen Begabung hat sie absolut nichts zu tun! Unter Tausenden von Interessenten und Schülern ist mir nicht einer begegnet, bei dem oder bei der ich ein solches Defizit der Anlage oder Begabung hätte unterstellen müssen. Wohl aber muß ich konstatieren, daß 99 von 100 jener, die behaupten, die Pulsdiagnose erlernen zu wollen, im Hinblick auf die zunächst genannten gedanklichen Grundvoraussetzungen nur ein mangelhaftes und unsicheres, eher ein eingebildetes als tatsächliches Wissen erworben haben.

Geschichte und methodischer Ort

Zur historischen Entwicklung der chinesischen Pulsdiagnose sei erwähnt, daß sie von den Anfängen einer wissenschaftlichen Heilkunde in China an, d. h. bereits in den alten Schichten des Innern Klassikers des Gelben Fürsten, also seit dem 2. Jahrhundert vor unserer Zeitrechnung, als wichtiger Aspekt der Heilkunde erscheint. Die erste aus heutiger Sicht faßbare systematische Darstellung des Themas finden wir im sogenannten "Pulsklassiker" (*Mojing*), von dem von ca. 265 bis 316 wirkenden Wang Shuhe verfaßt. Seither ist in China die Pulsdiagnose bei allen wichtigen Ärzten und Schulen ein unverzichtbarer Bestandteil der Diagnostik und wichtiger Gegenstand der theoretischen Erörterung und Verfeinerung gewesen. Deshalb gibt es seither und bis zum 20. Jahrhundert Dutzende wichtiger und Tausende beiläufiger Darstellungen des Themas. Ein aus

---

[1] Vgl. unten die SS. 230 - 255.

[2] Einzelheiten zu all diesen Feststellungen in dem hier eingeleiteten Kapitel!

[3] Natürlich gibt es banale Kautelen. Vgl. die folgenden SS. 220 - 223.

der Fülle solcher Arbeiten herausragendes Werk sind die "Pulsstudien des Li Shizhen" (*Binhu Moxue*) des berühmten Li Shizhen[1]

Angesichts der in vorhandener Literatur noch weitverbreiteten Fehlinformationen über die Grundlagen der chinesischen Pulsdiagnostik erscheint es mir trotz der oben[2] gegebenen Klarstellungen sinnvoll, auf einige spezielle Merkmale der chinesischen Pulstheorie und zugleich Unterschiede zwischen dieser und Postulaten der westlichen Physiologie hinzuweisen.

Die chinesische Pulsdiagnose liefert objektive Daten höchster Präzision. Diese Daten sind allerdings zu möglichen Daten westlicher Diagnostik wesensmäßig komplementär. Sie beziehen sich direkt und ausdrücklich auf aktuelle, das ist gegenwärtige, funktionelle Wirkung.[3] Was in den erfahrbaren und eindeutig definierbaren Qualitäten (= Direktionalitäten) des Pulses also bestimmt wird, sind nicht die abstrahierten Funktionen der westlichen Physiologie, sondern die — gleichfalls abstrahierten — Funktionen der chinesischen Orbisikonographie. Aus oder mit diesen Daten werden nicht organische Anomalien kommentiert oder belegt, wohl aber funktionelle Anomalien — eben die aus der orbisikonographischen Systematik sich ergebenden Störungen der Orthopathie, das Auftreten von Heteropathien. (Es ist hingegen nicht nur eine historische Fiktion, sondern vor allem eine methodische Absurdität, bestimmten Pulsqualitäten oder, schlimmer noch, einzelnen Pulssitus, Organbefunde zuordnen zu wollen.)

Aber natürlich steht die chinesische Medizin, steht mithin auch die chinesische Pulsdiagnose niemals im Widerspruch zu irgendeiner positiven Erkenntnis der westlichen Medizin. Zu solchen positiv gesicherten Erkenntnissen gehören auch die Daten der Anatomie und Physiologie — und zwar in der Form, in der sie legitimen Vertretern dieser Disziplinen gegenwärtig sind.[4] Wenn man sich also die Frage stellt, ob und in welcher Weise die in der chinesischen Pulsdiagnose zu definierenden qualitativen Unterschiede ein und desselben Pulses an verschiedenen Situs zu jenem anatomischen Wissen korreliert sind, bietet sich die Modulation der Stimme im Verhältnis zu ihrem anatomischen

---

[1] Li Shizhen lebte von 1518 bis 1593 und ist als Autor der monumentalen "Systematischen Pharmakopoe" (*Bencao Gangmu*) nicht nur in die chinesische, sondern in die universale Wissenschaftsgeschichte eingegangen. Li Shizhen hat nicht nur — wie tausende anderer chinesischer Autoren auch — ihm erreichbares Material neu geordnet, sondern er hat in zielstrebiger Forschung wichtige Teile seiner Aussagen empirisch zu überprüfen versucht; auch hat er in beispiellos großem Umfang klinische und pharmazeutische Daten zueinander korreliert. Die tiefere, systematisch ergiebige Beschäftigung mit der Pulsdiagnose ist ein weiteres Indiz für das heuristische Niveau seiner Arbeit.

[2] In den einführenden Kapiteln des Ersten Teils, insbesondere auf den SS. 11 - 15.

[3] Man erinnert sich, daß demgegenüber die westliche Medizin und Physiologie entweder kausale, also in der Vergangenheit liegende Wirkungen ableitet und postuliert oder, wenn sie, wie dies in der westlichen Physiologie ja der Fall ist, von Funktionen spricht, diese auf dem doppelten Umweg von in der Vergangenheit liegenden, d. h. an materielles Substrat gebundenen Postulate festmacht, und sie dann von jenen wiederum rational ableitet: in der westlichen Physiologie gibt es keine rationale Aussage, die dem Postulat eines solchen Substrats entraten könnte!

[4] Man hat den Eindruck, daß die meisten Autoren, die sich für berufen halten, Positives oder Kritisches über die chinesische Pulsdiagnose zu verbreiten, niemals Medizin studiert haben oder, wenn doch, dann das klare Wissen der Anatomie nur mehr ganz unscharf und zufällig sich vergegenwärtigen können.

Substrat an. Den meisten Menschen ist es möglich, ohne weiteres Personen, denen sie wiederholt begegnet sind, ganz sicher aber ihre nahen Freunde und Verwandten, an ihrer Stimme zu erkennen, sie also von beliebigen anderen Menschen eindeutig zu unterscheiden. Die Modulation der menschlichen Stimme beruht auf dem anatomischen Substrat nicht nur des Kehlkopfs und der Trachäa, sondern auch noch des Thorax und des Resonanzraums von Mund und Nase. Es ist unzweifelhaft, daß hier nicht nur anatomisch-strukturell eine unendliche individuelle Varietät besteht, sondern auch, daß funktionelle Schwankungen, Gemütschwankungen, Befindlichkeiten zu einer so deutlichen Modulation der Stimme führen, daß nicht nur die Nächsten oder ein diagnostizierender Arzt, sondern auch weit außen Stehende derartige Veränderungen wahrnehmen können.

Bei den auftretenden Modulationen des Pulses verhält es sich nicht anders als bei jenen der Stimme, mit dem großen Unterschied, daß die diagnostisch zu unterscheidenden Modulationen sehr viel einfacherer, mächtigerer Art sind, als jene der Stimme. Dies bedeutet wiederum, daß jede systematische Pulsdiagnose, erst recht eine solche, die wie die chinesische, im Lauf von mehr als 1500 Jahren zu methodischer Reife gelangt ist, aus dem Puls sehr viel klarere und eindeutigere Befunde gewinnen kann, als aus der Beurteilung der Stimme. Hingegen ist es zwar faktisch richtig aber heuristisch absolut unerheblich, solche unzweifelhaft bestehenden direktionalen Modulationen messend zu anatomischen Differenzen korrelieren zu wollen, nicht ganz, aber beinahe so unergiebig, wie wenn man die Direktionalität (d. h. die einmalige Individualität) einer bestimmten Stimme auf eine Biometrie des somatischen Substrats der betreffenden Person abstützen wollte.

2. Praktische Voraussetzungen — Technik der Pulstastung I

(1) Allgemeine Bedingungen der Pulstastung

Die chinesische Pulstastung wird grundsätzlich mit (Zeige-, Mittel- und Ringfinger) einer Hand vollzogen, indem man beim Patienten zunächst die Pulse an dem einen, dann am anderen Arm tastet. In der Regel wird man demnach als Rechtshänder mit der Rechten die Tastung erlernen und ausführen, als Linkshänder umgekehrt.

Es ist dennoch vorstellbar, daß ein passionierter rechtshändiger Tennisspieler, der nicht auf die chinesisch Diagnose überhaupt verzichten will (s. u.), seine Linke als "Pulshand" ausbildet und pflegt.

In Japan habe ich die *chinesische* Pulstastung niemals ausgeführt gesehen, selbst nicht von den Koryphäen der heutigen Kampo-Medizin[1] und Akupunktur. Man tastet oft mit

---

[1] *Kampo*, das heißt im Japanischen wörtlich 'chinesische Rezeptur', bezeichnet jene mindestens seit dem 8. Jahrhundert unserer Zeitrechnung eigenständig sich entfaltende japanische Tradition der chinesischen Medizin.

beiden Händen gleichzeitig und nur während des Bruchteils einer Minute, was von vornherein die Gewinnung des in der chinesischen Diagnostik erforderlichen umfassenden Pulsbefunds ausschließt.

Anders als alle übrigen Diagnoseverfahren läßt sich eine vollständige Pulstastung während eines ärztlichen Arbeitstags nicht an beliebig vielen Patienten durchführen. Zwar kann der routinierte Diagnostiker unter durchschnittlichen anatomischen Voraussetzungen[1] schon nach 5 bis 10 Minuten einen genauen Pulsbefund erheben, während seltene Problemfälle bis zu 30 Minuten Tastung erforderlich machen können. Ausschlaggebend ist aber der hohe Konzentrationsgrad und — oft bei der Tastung der Pedal-Situs — auch die physische Belastung des Diagnostikers. Zwölf vollständige Pulsdiagnosen über den Tag verteilt ist das äußerste, was sich ein gewissenhafter Diagnostiker zumuten sollte.[2]

Wie bereits angedeutet, setzt die chinesische Pulstastung zwar keine außergewöhnliche Begabung, wohl aber eine geübte und gepflegte Hand voraus. Für Wochen praktisch unmöglich wird die Pulstastung durch Kontakt der Tastfinger mit scharfen Alkalilösungen, Zement, Säuren, ja mitunter selbst mit scharfen Detergentien; ferner durch regelmäßiges Klavierspiel, Spiel von zweihändigen Zupfinstrumenten, Seilklettern usw.; erheblich beeinträchtigt — also unerreichbar — wird die Präzision der Pulstastung durch eine Betätigung in Sportarten, die zwar nicht unbedingt eine Verdickung oder Verhärtung des Fingerepithels, zwangsläufig aber eine starke Kräftigung und relative Härtung des Gewebspolsters zwischen Haut und Knochen bringen, zuvorderst also Rudersport und Tennis und vergleichbare Betätigungen. Auch ein umfangreicher Umzug kann bereits die Sicherheit der Tastung beeinträchtigen.

Schließlich muß die Pulshand auch vor der in unseren Breiten auftretenden Winterkälte geschützt werden. Eine sich von starker Abkühlung erwärmende Hand kann zumindest während der Dauer der ersten Diagnosesitzung in ihrem sicheren Tastvermögen beeinträchtigt sein.

(2) Der Zeitpunkt der Pulstastung

Im Prinzip kann zwar die Pulstastung zu jeder beliebigen Tages- und Nachtzeit durchgeführt werden. Ideal für die Gewinnung eines besonders treffenden Befunds ist indes die Zeit zwischen morgendlichem Erwachen und dem Frühstück des Patienten. Nächstbeste Alternativen sind die schon aus praktischen Gründen am häufigsten benutzten Zeiten zwischen den üblichen Hauptmahlzeiten, wobei zur vorangehenden wenigstens 2 Stunden und von der folgenden möglichst 1 Stunde Abstand gehalten werden soll.

---

[1] Zu Einzelheiten vgl. die vorangehenden SS.219 - 220 und unten die SS. 256ff.

[2] Dies die Auffassung von Hsia Po-yen — Zur Begründung vgl. S. 261.

Schon beim Gesunden, verdauungsmäßig absolut symptomfreien Individuum werden durch die Einnahme eines Mittagsmahls normalen Umfangs zumindest die Clusalpulse auf die Dauer einer Stunde deutlich in Richtung auf Exundanz[1] verschoben. Doch können sich die Auswirkungen des Verdauungsvorgangs, je nach Art und Menge der genossenen Speisen und Getränke, auf weitere, ja alle Pulse erstrecken.

Zumindest beim Schwerkranken sollte auch der späte Nachmittag und der ganze Abend wegen der dann besonders weiten Funktionsabweichungen nach oben und unten für die Stellung einer Basisdiagnose gemieden werden.

(3) Die Beachtung bzw. Vermeidung von Zufallsschwankungen im Pulsbild des Patienten

Grundsätzlich gehen alle momentan auf die Person des Patienten wirkenden Einflüsse und Faktoren, außer den konstitutionellen insbesondere auch die meteorologischen und emotionalen, in das gewinnbare Pulsbild ein.

Ebenso grundsätzlich sollte man aber die Wirkung von Kurzzeitreizen und vorübergehenden Anpassungsvorgängen daraus fernhalten wie etwa Autofahrt, Treppensteigen, Übergang von der kalten Straße in die warmen Praxisräume usw. Zu diagnostizieren ist stets ein "Ruhepuls" unter der für den Patienten typischen Dauerbelastung. Deshalb sollte in ambulanter Praxis von einem Patienten frühestens 1/4 Stunde nach seiner Ankunft die Pulstastung durchgeführt werden. Andernfalls könnten während der Diagnose sich vollziehende Umstellungen die Klarheit der Pulsdiagnose unnötig beeinträchtigen.

Selbstverständlich beeinflußt jede Arzneieinnahme das Pulsbild. Wenn also die Befragung des Patienten oder andere, sichere diagnostische Indizien auf die vorangehende Einnahme starker Anregungs- oder Beruhigungsmittel hinweisen, muß diesem Umstand in der Bewertung der gewonnenen Gesamtikonographie Rechnung getragen werden.

(4) Die Allgemeinverfassung des Diagnostikers

Während einer regulären Pulsdiagnose müssen eine beträchtliche Zahl *kritisch signifikanter* Daten in außerordentlich kurzer Zeit ermittelt *und bewertet* werden. Es ist nicht abwegig, diesen Vorgang mit dem Landeanflug eines Piloten unter schwierigen Bedingungen oder mit den Handgriffen eines Augen- oder Herzchirurgen zu vergleichen: eine Unaufmerksamkeit im kritischen Augenblick kann das angestrebte Ergebnis in sein Gegenteil verkehren. Also sind alle Faktoren, die die Konzentration des Diagnostikers beeinträchtigen, von vorneherein und mit Konsequenz hintanzuhalten. Nicht von ungefähr fordert

---

[1] Zum *pulsus exundans* Näheres unten auf S. 236.

man seit Alters her deshalb, daß der Diagnostiker bei der Tastung des Pulses vollkommen entspannt und gelassen — und damit zu äußerster Konzentration fähig — sein müsse.

So sind bei einem sich vollkommen gesund und leistungsfähig fühlenden Diagnostiker zwar alle witterungsbedingten Einflüsse, die Folgen mäßiger Nahrungsaufnahme und auch eine essentielle leichte Hypertonie[1] ohne Einfluß auf die Gewinnung einer verbindlichen und präzisen Pulsdiagnose. Zwangsläufig beeinträchtigt wird die Genauigkeit der Pulsdiagnose hingegen durch alle ungewöhnlichen Belastungen wie Dauerstreß, Momentanstreß, durch Autofahren, Erschöpfung infolge Krankheit oder Arbeitsübermaß, einschneidende familiäre Ereignisse, intermittierende Anwendung starker Genuß- und Arzneigifte[2] und anderes mehr. Denn durch diese Faktoren kommt es entweder zu einer deutlichen Repletion oder Depletion in den palpierenden Fingern, womit die unerläßliche Vergleichsnorm verfälscht wird.

Beispielsweise könnte ein stark erregter Diagnostiker den repleten Puls eines Patienten u. U. als normal, einen oberflächlichen Puls als deplet, einen Puls mit Tendenz zu Depletion als subrepten Puls[3] beurteilen, usw.

Auch unter scheinbar optimalen Bedingungen kann man an sich selbst nur eingeschränkt und bedingt den Puls diagnostizieren: Die unentwirrbare Vermengung subjektiver und objektiver Eindrücke sowie die nicht abzuschätzende Potenzierung und Überlagerung zwar gleichzeitiger, aber verschieden modulierter Impulse an den Fingerspitzen und den Pulsstellen verhindern dies.

3. Die Topologie und Bedeutung der allgemeinen Körperpulse

Zwar hat in der chinesischen Diagnostik methodisch und praktisch die Tastung der Radialispulse am sogenannten *os pollicare*[4] vor der Palpation aller übrigen Pulsstellen mit großem Abstand den Vorrang. Historisch[5] und auch als thematische Brücke zu der anatomisch begründeten, mithin an Körperorten orientierten westlichen Medizin, rangiert jedoch die Beschreibung der allgemeinen Körperpulse vor der Diagnose allein der Radialispulse. Dabei überlagern sich — wie bei allen anderen wichtigen Diagnoseverfahren — zwei Ebenen der Interpretation, nämlich 1. der Vergleich von 3mal 3 Pulsstellen an Kopf, Hand und Fuß, 2. die Palpation je eines Repräsentativpulses an Kopf, Hand und Fuß.

---

[1] Hypertonie ist nicht gleich Repletion! Im Gegenteil, in der Regel geht Hypertonie mit depleten Pulsen (vgl. unten die S. 232 und S. 233 — einher, wie umgekehrt Hypotonie von repleten Pulsen begleitet sein kann.

[2] Rauchen und Alkoholgenuß müssen in ihrer Auswirkung ganz individuell beurteilt werden, je nach Dosis und Konstitution.

[3] Einzelheiten unten auf S. 245.

[4] Vgl. Näheres unten auf SS. 225ff.

[5] Im Kapitel 20 der "Unbefangenen Fragen im Inneren Klassiker des Gelben Fürsten."

(1) Die 3 x 3 Pulse des Körpers

Obere Pulse (Kopfpulse)

Der **Schläfenpuls** (entsprechend dem Foramen *Clusa superior*, F3) zur Beurteilung der Energie in den Schädelflanken.

Der **Ohrpuls** (entsprechend dem Foramen *Porta auris*, T21) zur Beurteilung der Energie in Ohr und Auge.

Der **Nasolabialpuls** (entsprechend dem Foramen *Cella ampla*, S3) zur Beurteilung der Energie in Mund und Zähnen.

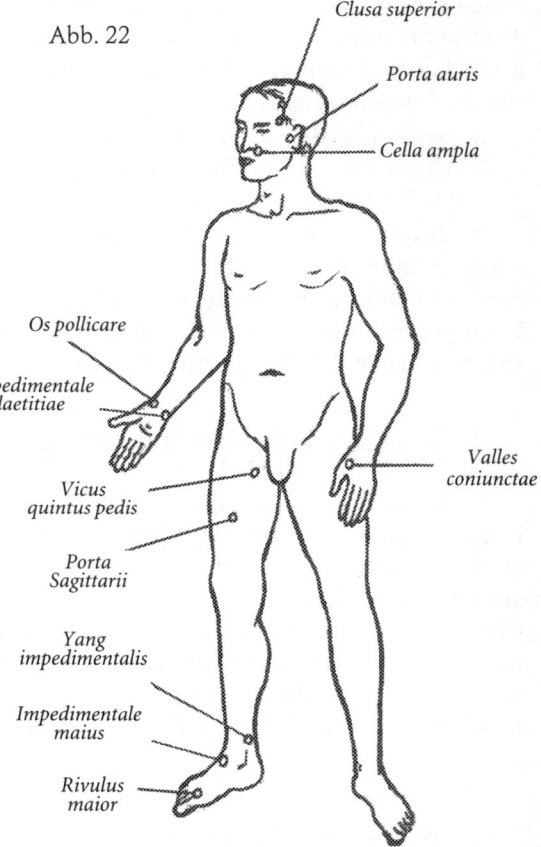

Abb. 22

Mittlere Pulse (Handpulse)

Der **Puls des Mächtigen Yin der Hand** (entsprechend dem *os pollicare*) zur Beurteilung des Qi im Pulmonalorbis.

Der **Puls des Jungen Yin der Hand** (entsprechend dem Foramen *Impedimentale laetitiae*, C7) zur Beurteilung des Qi im Cardialorbis.

Der **Puls der Überstrahlung des Yang der Hand** (entsprechend dem Foramen *Valles coniunctae*, IC4) zur Beurteilung der Energieverhältnisse im Thorax.

Untere Pulse (Fußpulse)

Die **Pulse des Weichenden Yin des Fußes** (entsprechend dem Foramen *Vicus quintus pedis*, H10 und dem Foramen *Impedimentale maius*, H3) zur Beurteilung des Qi im hepatischen Orbis.

Die **Pulse des Mächtigen Yin des Fußes** (entsprechend dem Foramen *Porta Sagittarii*, L11 und dem Foramen *Yang impedimentalis*, S42) zur Beurteilung des Qi in Lienal- und Stomachorbis.

Der **Puls des Jungen Yin des Fußes** (entsprechend dem Foramen *Rivulus maior*, R3) zur Beurteilung des Qi im Renalorbis.

(2) Die Repräsentativpulse an Kopf, Hand und Fuß

Die Repräsentativpulse umfassen:

am **Kopf** den Puls am Foramen *Accipiens hominum,* S9) [entsprechend dem Carotispuls] zur Beurteilung des *qi stomachi.*

an der Hand das *Os pollicare* [entsprechend der *arteria radialis*] zur Beurteilung der Energie der (zwölf = aller) Hauptleitbahnen.

am Fuß das Foramen *Yang impedimentalis,* S42) [entsprechend der *arteria dorsalis pedis*] zur Beurteilung gleichfalls des *qi stomachi.*

Sowohl an den Stellen der allgemeinen Körperpulse als auch an jenen der Repräsentativpulse wird man nur übergeordnete Pulsqualitäten wie etwa Repletion oder Depletion, Beschleunigung oder Verlangsamung, Oberflächlichkeit oder Untertauchen diagnostisch zu unterscheiden trachten.

Die Repräsentativpulse wurden erstmals im *Shanghanlun* beschrieben.

Die Tastung der Stellen *Accipiens hominum, Yang impedimentalis* und *Rivulus maior* ist auch heute in China in jenen Notfällen üblich, in denen man am *Os pollicare* keinen deutlichen Puls mehr tasten kann, man sich jedoch vergewissern will, ob in Lienal- und Renalorbis — die respektive Sitz des "erworbenen Qi" (*qi ascitum*) und des "angeborenen Qi" (*qi nativum*) sind — noch solches Qi vorhanden ist.

4. Die Topologie und Zuordnung der Pulse
am *Os pollicare* (*cunkou*), d. h. der "Radialispulse"

Allgemeines und Historisches; Terminologie

Der Begriff des Situs *os pollicare,* chinesisch *cunkou,* wörtlich "Zoll-Öffnung", leitet sich von dem Umstand her, daß die so bezeichnete Stelle ein 'Zoll' (chinesisch *cun,* lateinisch *pollex*) proximal von der *linea piscis* ('Fisch[bauch]grenze', *yuji*) beginnt — wie das Thenar nach der um es herumlaufenden Linie benannt wird.

Der Ausdruck wird, wie im vorangehenden Abschnitt angedeutet, zwar schon im Innern Klassiker genannt; die differenzierte Beschreibung der Radiusstellen und ihrer diagnostischen Beziehungen beginnt jedoch erst im "Klassiker der Einwendungen" (*Nanjing*) und erscheint nahezu vollendet im "Pulsklassiker" (*Mojing*).

In sinarteriologischer Terminologie entspricht die so definierte Stelle dem Foramen Vorago maior, P9, das als *conventus sinarteriarum*[1] gilt. Während jedoch ein Foramen stets eine punktförmige Stelle mit zirkulärem Umkreis ist, gehören zum Situs des *Os pollicare,* der sich in proximaler Richtung ausdehnt, noch zwei weitere Pulsstellen, nämlich *clusa* und *pes.*

---

[1] Wörtlich, der 'Conventus der (zwölf) Hauptleitbahnen' — Vgl. Hierzu PORKERT, *Theoretische Grundlagen* . . . SS. 229f. bzw. PORKERT/HEMPEN, *Systematische Akupunktur,* S. 55 und 140.

Die (lateinische) Bezeichnung 'Pes', "Fuß"entsprechend dem chinesischen *chi*, rührt daher, daß ab dem in der Ellbogenbeuge gelegenen Foramen *Lacus ulnaris = Lacus pedalis*, P5, man dann, wenn man einen biometrischen Fuß distal am Innenarm abträgt, genau an diese Stelle gelangt. Beim Erwachsenen verbleibt zwischen der Stelle 'Pollex' und

Abb.23

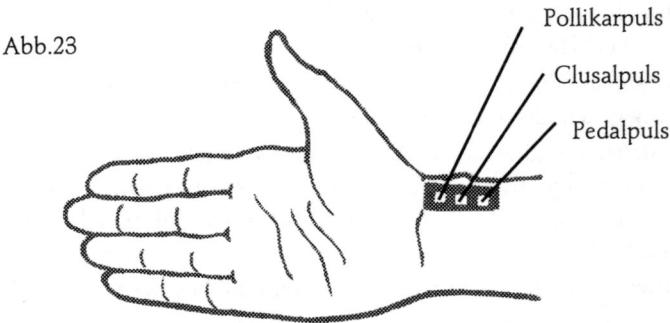

Pollikarpuls

Clusalpuls

Pedalpuls

der Stelle 'Pes' noch ein Zwischenraum, den man als 'Clusa' bezeichnet. Das lateinische Wort *cl(a)usa* bedeutet, genau wie das chinesische Wort *guan* — zugleich eine 'natürliche Enge' als auch die 'Befestigung' oder 'Sperre' in einer solchen Enge. Clusa (*guan*) ist also vom Begriff her und ontogenetisch tatsächlich keine weitere extense Pulsstelle mit meßbarer Ausdehnung, sondern die gedachte Trennungs- bzw. Grenzlinie zwischen den Stellen Pollex und Pes. Erst indem diese Stellen beim Erwachsenen auseinanderrücken, kann auch an der Clusa ein dritter Puls definiert werden.

Die an den genannten drei Situs tastbaren Pulse werden nun primär nach diesen Stellen benannt, als Pollikarpuls (*pulsus pollicaris*), Clusalpuls (*pulsus clusalis*) und Pedalpuls (*pulsus pedalis*) (Abb. 23).

Körperregionen und Radialispulse

Wie dem Zungenkörper und bestimmten Körperpulsen, werden auch den Radialispulsen auf zwei Ebenen Orbes bzw. spezielle Funktionsbereiche zugeordnet. Bei der Diagnose der Radialispulse kommt diesen Alternativdeutungen besondere praktische Bedeutung zu, weil man je nach dem Stadium der Diagnose sowohl einen groben Bereichsraster zur allgemeinen Lokalisierung einer Störung — die Beziehungen zwischen Körperregionen und Radialispulsen — als auch einen etwas kleineren Orbissraster — die Beziehungen zwischen Orbes und Radialispulsen — zur Verfügung hat. Den erstgenannten wird man stets einleitend anwenden, wenn andere Diagnoseverfahren unergiebig oder unmöglich waren (etwa Unmöglichkeit der Befragung bei Bewußtlosigkeit), sowie als einzigen Modus, wenn es tatsächlich primär um die anatomisch regionale Bestimmung einer Läsion geht. Es entsprechen beidseitig:

die Pollikarpulse   dem Bereich vom Kopf bis zur Brust;

die Clusalpulse   dem Bereich von der Brust bis zur Nabellinie;

die Pedalpulse   dem Bereich von der Nabellinie bis zu den Füßen.

Diese Angaben implizieren eine Überlappung der zugeordneten Bereiche. Eine Affektion, die nach dem Verständnis der westlichen Medizin im oberen Thoraxbereich liegt — etwa eine schwere Bronchitis — kann entweder an den Pollikarpulsen oder an den Clusalpulsen zu signifikanten Veränderungen führen, wahrscheinlich an beiden. Auch bedeuten diese Zuordnungen eigentlich bereits eine Annäherung an die differenzierte Korrespondenz von Orbes und Radialispulsen.

Orbes und Radialispulse

Etwa seit dem 1. Jahrhundert unserer Zeitrechnung[1] werden jedem Radialispuls ein oder mehrere ganz spezifische Orbes zugeordnet, und zwar die Horrealorbes direkt, die entsprechenden Aulikorbes indirekt. Allerdings war das so zu erwartende theoretische Schema auf Grund der empirisch-klinischen Daten nicht vollkommen symmetrisch auszufüllen

Als erprobt und abgeklärt können folgende Zuordnungen[2] gelten:

an der linken Hand		*P U L S*	*an der rechten Hand*	
mediat	*direkt*		*direkt*	*mediat*
[Tenuintestinal-orbis]	Cardialorbis (Pericardialorbis)	**Pollikarpuls**	Pulmonalorbis	[Crassintestinal-orbis]
Fellealorbis	Hepatischer Orbis	**Clusalpuls**	Lienalorbis	Stomachorbis
Vesikalorbis	Renalorbis (Tenuintestinal- mit Crass- intestinalorbis; Paraorbis des Uterus)	**Pedalpuls**	Renalorbis (Tenuintestinal- mit Crass- intestinalorbis; Paraorbis des Uterus)	[Tricalorium] (Vesikalorbis)

[1] Im Verlauf der klinischen Anwendung der im "Innern Klassiker" schon angelegten Pulsterminologie.

[2] Mit dieser Formulierung deuten wir an, daß es in der chinesischen Medizinliteratur wiederholt Abweichungen von diesen Entsprechungen gegeben hat, die sich jedoch stets in Grenzen hielten und die in diesem für die Praxis geschriebenen Lehrbuch nicht näher zu erörtern sind.

Die in [ ] gesetzten Orbes kommen nur in Betracht, falls auf Grund auch der übrigen diagnostischen Befunde eine auffällige Störung ihrer Funktionen unterstellt werden muß; sie können mithin in der Regel an der genannten Stelle außer Ansatz bleiben.

Die in ( ) gesetzten Orbes bzw. Paraorbes sind *jederzeit* am Pulsbild der genannten Situs *mitbeteiligt* und können nur differentialdiagnostisch von den übrigen Orbes des gleichen Situs abgetrennt werden.

Die hier gegebenen Entsprechungen ergeben sich aus Berücksichtigung der klassischen Tradition und einer optimierten Praxis. Wie im zusammenfassenden Abschnitt *Die Synthese des Pulsbefunds*[1] ausführlich darzustellen sein wird, ist es aber methodisch falsch und der Flexibilität und Klarheit der Befundung hinderlich, auf Grund dieser Korrespondenzen die Pulssitus selbst mit den Namen von Orbes zu kennzeichnen, also z. B. statt "linker Pollikarpuls" "Cardialpuls" oder noch schlimmer "Herzpuls", statt "rechte Clusa" "Lienalpuls" oder noch schlechter "Milzpuls", u. s. w. Auch die in der Literatur gelegentlich anzutreffende schematische und starre Unterscheidung von Yin und Yang, Oberflächlich und Tief — bei vollkommener Eskamotierung der tragenden Mittellage! — ist methodisch verengend, also weniger leistungsfähig, daher zu vermeiden.

5. Die spezielle Ikonographie der Radialispulse: die "Pulsbilder"

Allgemeine Eigenschaften der am os pollicare *zu tastenden Pulse*

Jeder am *os pollicare* mit einem tastenden Finger zu ermittelnde Puls ist allgemein durch seine Länge, Breite und Tiefe definiert.

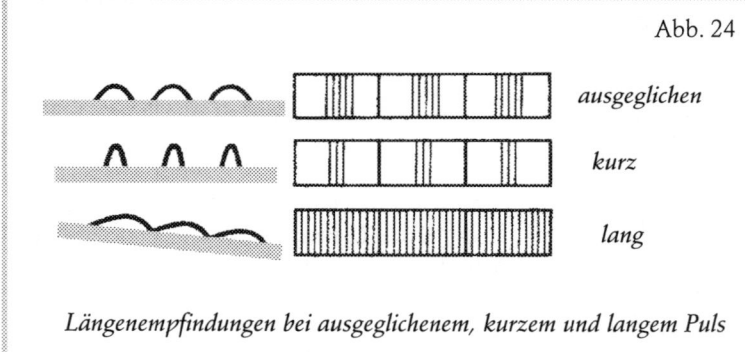

Abb. 24

ausgeglichen

kurz

lang

Längenempfindungen bei ausgeglichenem, kurzem und langem Puls

Länge des Pulses nennt man die tastbare Ausdehnung des Pulses an einem Situs, also unter einem tastenden Finger in der Verlaufsrichtung der Arterie.

Breite des Pulses nennt man die Ausdehnung des an einem Situs ermittelten Pulses horizontal mit der Haut und im rechten Winkel zur Verlaufsrichtung der Arterie.

Tiefe des Pulses nennt man die apparente Lage des an einem Situs ermittelten Pulses relativ zur Unterlage und zur Haut. Man unterscheidet dabei

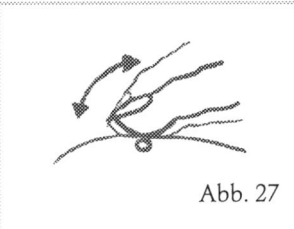

Abb. 25

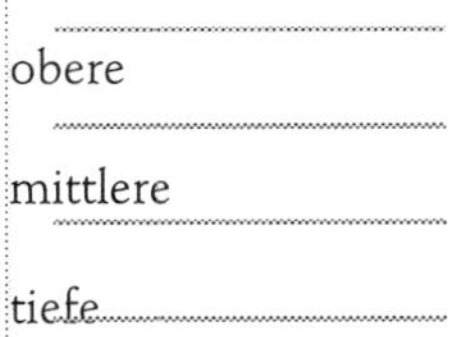

obere

mittlere

tiefe

. Ebenen der Pulse

oberflächliche Pulse (*pp. superficiales*) — sie pulsieren "auf dem Fleisch, jedoch unter der Haut";

tiefe Pulse (*pp. mersi*) — sie pulsieren "unter dem Fleisch, am Skelettknochen";

mittlere Pulse (*pp. mediani*) — sie pulsieren zwischen den *pp. superficiales et mersi* (Abb. 25 und 28).

Die Tiefe eines Pulses, präziser die Ebene, in welcher ein bestimmter Puls am deutlichsten wahrzunehmen ist, wird durch Veränderung des Drucks des palpierenden Fingers ermittelt; die Breite und Länge eines Pulses hingegen ist von solchen Druck-änderungen unabhängig und wird durch Roll- und Kippbe-wegungen des palpierenden Fingers bzw. der Fingerkuppe erleichtert.[2]

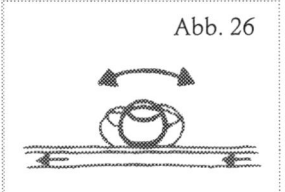

Abb. 26

Es kann im übrigen gar nicht oft genug betont werden — und darum geschieht es bereits hier — **daß die Ebene eines Pulses stets unter Zurücknahme des Drucks, und nicht durch Steigerung des Drucks bestimmt werden muß!** Praktisch bedeutet dies, der mit dem palpierenden Finger ausgeübte Druck wird zunächst solange gesteigert, bis durch den harten Kontakt mit der knochigen Unterlage eine weitere Steigerung nicht mehr möglich ist. Von da ab wird der Druck so lange vermindert, bis der palpierende Finger eben noch einen leisen Kontakt mit der Haut am Situs der Tastung hält. Die Tiefe (oder Ebene) des Pulses wird in der zweiten Phase ermittelt, in der die ganze Ausdehnung eines bestimmten Pulses in vertikaler Richtung sich hat eindeutig und vollständig manifestieren können.

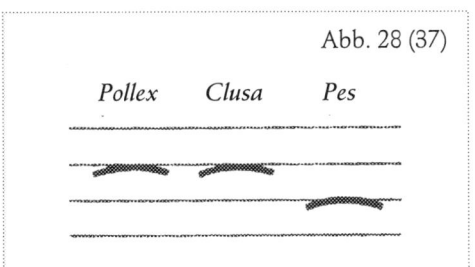

Abb. 27

Gleichfalls hier ist schon darauf hinzu-weisen, daß der normale Pedalpuls um etwa eine Stufe tiefer liegt, als die entsprechenden Pollikar- und Clusalpulse des getasteten Individuums. Dies bedeutet, daß die Tastung des Pedalsitus in der Regel einen höheren Fingerdruck erfordert, als jene der beiden anderen Pulssitus.

Abb. 28 (37)

Pollex	*Clusa*	*Pes*

---

[1] Unten SS. 270 - 274.

[2] Man vergleiche im übrigen auch die Abb. 35 auf S. 256 und Abb. 36 auf S. 257.

Die Ikonographie der Pulse

Jedes der nachfolgend beschriebenen Pulsbilder kann an einem einzigen Situs, an mehreren, oder an allen sechs "Radialis-Situs" eines Patienten beobachtet werden.

(1) Pulsus superficialis ("Oberflächlicher Puls", *fumo*)

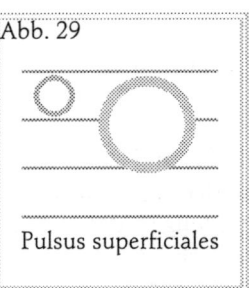

Abb. 29

Pulsus superficiales

Ikonographie

"Der Puls schlägt an der Oberfläche, ist bei leichtem Fingerdruck bereits spürbar, wird bei zunehmenden Druck immer schwächer; nimmt man den Druck zurück, so erscheint er wieder füllig." — Mit anderen Worten, ein Superfizialpuls erscheint mit größter Deutlichkeit in der obersten Ebene, d. h. unmittelbar unter der Haut bzw. dann, wenn der tastende Finger gerade noch Kontakt mit der Haut hält. Diese "Oberflächlichkeit" wird, wie soeben erläutert, *gültig nur bei Zurücknahme des Drucks* ermittelt: Nur unter dieser Bedingung kann man sich vergewissern, daß der Puls nicht in größerer Tiefe ebenso deutlich oder gar noch deutlicher fühlbar ist.

Die Aussage "oberflächlich", superfizial enthält keine Feststellung über die Mächtigkeit des Pulses. Das bedeutet, ein als superfizial zu qualifizierender Puls kann sehr wohl auf mehreren, ausnahmsweise auch auf allen drei Ebenen tastbar sein; wesentlich ist nur, daß er seine größte Deutlichkeit in der *obersten* Ebene zeigt (Man vgl. hierzu unten die Ikonogramme von repletem und depletem Puls!).

Befund

Extima-Symptom; ist der Puls kräftig, schließt man auf Repletion der Extima, ist er kraftlos, auf extimale Depletion.

Erklärung

Eine exogene Heteropathie hat die Extima, Haut und Fleisch, befallen und wird von der Wehrenergie dort bekämpft. Ein kraftvoller *pulsus superficialis* deutet dann auf extimale Repletion. Besteht indes Depletion des Qi, der aktiven, individualspezifischen Energie, so kann nur wenig Wehrenergie nach außen strömen — was sich dann in einem kraftlosen *pulsus superficialis* zeigt.

(2) Pulsus mersus ("Untergetauchter, tiefer Puls", *chenmo*)

Ikonographie

"Der Puls bewegt sich unterhalb des Fleisches". Mit anderen Worten, ein 'untergetauchter Puls' (*pulsus mersus*) erscheint mit größter Deutlichkeit auf der untersten Ebene, d. h. dann, wenn der palpierende Finger die Bereiche weichen Gewebes durchmessen hat und gegen den Knochen auf einen endgültigen Widerstand stößt, also auch bei Steigerung des Palpationsdrucks, nicht weiter vordringen oder eine zusätzliche Modulation bewirken kann. Auch mit der Aussage "untergetaucht" (*mersus, chen*) ist, für sich genommen, nichts über die Mächtigkeit des Pulses ausgesagt. Ein untergetauchter Puls, der sich auf eine Ebene, etwa die eigentliche und tiefe beschränkt, ist nur bei hohem Druck wahrnehmbar; zeigt er überdies Repletion, dehnt er sich über mehrere Ebenen aus, so wird man ihn u. U. auch bei mittlerem oder sogar ganz leichtem Druck empfinden können; dennoch weist er seine größte Deutlichkeit nur bei hohem Palpationsdruck auf, also in der tiefsten Ebene.

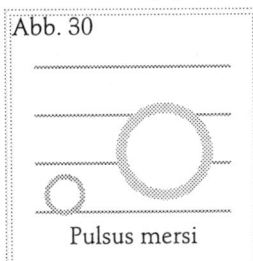

Abb. 30

Pulsus mersi

Befund

Heteropathie der Intima; ist dieser Puls mächtig, schließt man auf Repletion der Intima, ist er kraftlos, auf intimale Depletion.

Erklärung

Entweder eine Heteropathie hat sich in der Intima, also in einem oder mehreren Orbes zusammengezogen und hemmt den Fluß sowohl der aktiven wie der struktiven Energien: es zeigt sich ein repleter *p. mersus*;

oder die Enfaltung und Wirksamkeit des Qi bestimmter Orbes ist durch seine Depletion beschränkt; solches führt zu einem depleten *pulsus mersus*.

(3) Pulsus tardus ("Verlangsamter Puls", chimo)

Ikonographie

Verlangsamter Puls mit (beim Erwachsenen) weniger als 4 Schlägen pro Atemzug.[1]

Befund

Algor-Heteropathie, je nach Umständen auch in Verbindung mit Depletion oder Repletion.

Erklärung

Algor bedeutet verminderte Dynamik.[2] Die Verlangsamung des Pulses ist ein sinn-liches Zeichen verminderter Dynamik.

---

[1] Vgl. unten S. 261.

[2] Man vgl. oben die SS. 57f.

Eine Verlangsamung des Pulses — und damit Algor — kann allerdings auch mittelbar und gegenphasig im Gefolge einer Calor-Heteropathie beobachtet werden, durch welche der Energiefluß in den Leitbahnen auf weite Strecken behindert wird. Ein solcher *p. tardus* ist stets durch Repletion gekennzeichnet. Diese (und weitere) nähere Umstände sind durch die übrige, mit ihnen einhergehende Symptomatik klar zu ermitteln.[1]

(4) Pulsus celer ("Beschleunigter Puls", *shumo*)

Ikonographie

Puls beschleunigt, mit einer Frequenz (beim Erwachsenen) von mehr als 5 Schlägen pro Atemzug, bei Repletion kraftvoll, bei Depletion kraftlos.

Befund

Calor-Heteropathie.

Erklärung

Die Beschleunigung des Pulses läßt auf mächtige Aktivität schließen, auf "Überfülle des Yang". Entfaltet sich diese Aktivität in der Anfangsstadium einer Calor-Heteropathie, so wird man einen *repleten* beschleunigten Puls beobachten; ein *depleter* beschleunigter Puls hingegen wird sich einstellen, wenn die Hyperaktivität sich nach langer Krankheit als Folge der Depletion der struktiven Energien einstellt, also deshalb, weil der Antagonist der Aktivität (Yang), die Struktivität (Yin) geschmälert ist.

Eine weitere Variante eines beschleunigten, zugleich depleten Pulses ist ein *pulsus celer depletus superficialis*, bei dem ein depletes Yang an die Oberfläche getrieben wird. Bei Zunahme des Palpationsdrucks bricht der Puls abrupt zusammen und ist nicht mehr zu tasten.

(5) Pulsus depletus, ("Depleter Puls", *xumo*)

Ikonographie

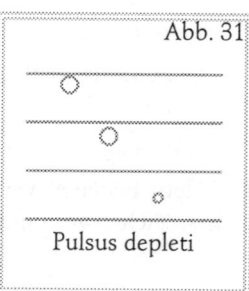

Abb. 31

Pulsus depleti

Ein schwacher Puls, der bei aufmerksamem Tasten stets nur in einer Ebene auszumachen ist. Er verschwindet völlig sowohl bei Zurücknahme als auch bei Verstärkung des seiner Ebene entsprechenden Palpationsdrucks. Bildlich läßt sich dieser Eindruck in der nebenstehenden Abbildung veranschaulichen, die modellhafte Pulsschnitte in drei verschiedenen Ebenen zeigt. Die Ausdehnung der Pulse ist von so geringer Dimension, daß jeder Puls wirklich deutlich nur in einer einzigen Ebene, in "seiner Ebene" erkennbar ist. Natürlich kann ein solcher

---

[1] Z. B. die Farbe des Zungenkörpers, Durst usw.

depleter Puls auch in der Tiefe als 'untergetauchter Puls' oder in der obersten Ebene als 'superfizialer Puls' vorkommen.

Befund

Depletion der Orthopathie.

Erklärung

Die aktiven Energien reichen nicht aus, die struktiven in Bewegung zu halten: kraftloser Puls; oder die struktiven Energien reichen nicht aus, die aktiven zu erhalten: hohler, leicht kollabierender Puls.

(6) Pulsus repletus, ("Repleter Puls", shimo)

Ikonographie

Ein mächtiger Puls, der sich über mehr als eine Ebene, u. U. über alle drei Ebenen ausdehnt. Solches wird in der nebenstehenden Abbildung verdeutlicht. Aus diesem Beispiel ist erkennbar, daß ein repleter Puls zwar besonders mächtig — und damit deutlich oder gar "hart und "kräftig" wirkt, der Diagnostizierende dennoch in der Pflicht bleibt, die eigentliche Ebene des repleten Pulses genau zu bestimmen. Denn auch ein repleter Puls kann *per definitionem* nicht in allen Ebenen gleich stark, d. h . gleich deutlich empfunden werden, sondern nur in einer einzigen, eben "seiner" Ebene.

Abb. 32

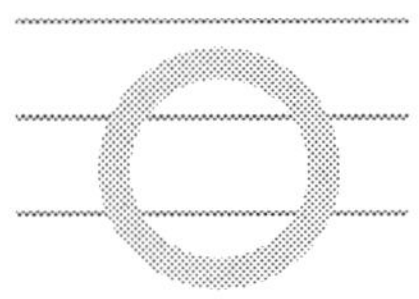

Pulsus repletus

Befund

Repletion einer Heteropathie oder mehrerer Heteropathien.

Erklärung

Beim Treffen von Heteropathie(n) mit der Orthopathie kommt es zu einem Rückstau von Qi in den Leitbahnen, die mit den massiv mobilisierten, aktiven Energien erfüllt sind.

(7) Pulsus lubricus, ("Schlüpfriger Puls", huamo)

Ikonographie

Der Puls kommt und geht leicht und gleitend; er scheint unter dem palpierenden Finger, dessen Druck man verändert, auszuweichen wie ein runder, schlüpfriger Gegenstand zwischen gleitfähigen Oberflächen.

Befund

Akzentuierung oder Überakzentuierung aller durch die Wandlungsphase Erde qualifizierten Funktionen, mithin von Assimilation und Integration, zuvorderst also Humor-Heteropathien, Belastung des Flüssigkeitshaushalts; u. U. auch Pituita, durch repletiven Calor bedingt.

Erklärung

Der schlüpfrige Puls zeigt eine Redundanz von Aktivität in der Mitte an, mit anderen Worten im Hinblick auf alle durch die Wandlungsphase Erde qualifizierten Funktionen. Repletion des Qi in diesem Bereich läßt indirekt das Xue, also die individualspezifisch struktive Energie emporwallen — was sich symptomatisch durch Schleim, in der Pädiatrie auch durch Verdauungsblockaden, Calor-Heteropathien, die die Bewegung der Bau- und Wehrenergie beeinträchtigen, auswirkt,

Eine durchaus nomologische Manifestation einer solchen Akzentuierung ist der Eintritt der weiblichen Regel und Schwangerschaft. Am Höhepunkt der weiblichen Regel können schlüpfrige Pulse an allen Situs auftreten.

(8) Pulsus asper, ("Schleifender Puls", semo)

Ikonographie

Der Puls kommt und geht schleifend, rauh, wie gebremst — so als ob man mit einem Messer leicht über Bambus schabte.

Befund

Das Qi, also die individualspezifisch aktive Energie, ist in seiner Entfaltung gehemmt entweder, weil die konstitutionellen Ressourcen, also das Struktivpotential oder das Xue, die individualspezifisch struktive Energie, geschädigt sind. Eine solche gehemmte Entfaltung begünstigt Pituita-Befunde und in der Pädiatrie einen Verdauungsstillstand durch lokale Stasen des Qi.

Erklärung

Der schleifende Puls (*p. asper*) weist direkt und auf jeden Fall auf eine unzulängliche Verfügbarkeit von Säften — gleichgültig, ob man sie nun Xue, Bauenergie oder Jin und Ye nennt.[1] Dieses Säftedefizit ergibt sich dadurch, daß die struktive Energie im weitesten Sinn in Stasen gebunden ist, sei es in chronischer Pituita, in Hämatomen oder in "Konkretionen" [Neoplasien, ausgedehntem Narbengewebe und dgl.].

---

[1] Zu diesen Begriffen vgl. die S. 149.

[2] Vgl. die S. 228 oben sowie die Abbildung 24 dort.

[3] "Behäbigkeit", die Eigenschaft eines *pulsus languidus*. Diese ist ein Hinweis auf große Energiereserven in den ausgleichenden Orbes der Mitte: Lienal- und Stomachorbis. Vgl. SS. 101ff.

[4] Die Aktivität des durch die mittlere Wandlungsphase Erde qualifizierten Lienal- und Stomachorbis.

(9) Pulsus longus ("Langer Puls", *changmo*)

Ikonographie

Der Puls "ist an Kopf und Schwanz gerade"[2], überschreitet mithin seinen Situs.

Befund

Energetische Redundanz.

Erklärung

Ein *pulsus longus* mit einer Nuance harmonischer Languiditas[3] deutet — unabhängig von der Pulsstelle — auf ein reichlich vorhandenes *qi medium*,[4] auf einen kräftigen, gesunden Energiehaushalt.

Auch bei Redundanz des hepatischen Yang, wenn in der Intima Hyperaktivität herrscht ("das Yang *vigens*" und Calor vorhanden ist), kommen lange Pulse vor, dann mit der Tendenz zu Chordalitas.[5]

Im allgemeinen sind bei *pulsus longi* die weiteren festgestellten Pulsqualitäten und Tendenzen von besonderem diagnostischem Interesse.

(10) Pulsus brevis ("Kurzer Puls", *duanmo*)

Ikonographie

"Kopf und Schwanz des Pulses sind verkürzt"[2], so daß der Puls seine Stelle nicht auszufüllen vermag. Mit anderen Worten, bei der Palpation hat man den Eindruck, daß der Puls in der Verlaufsrichtung der Arterie verkürzt ist, damit den eines größeren Zwischenraums zwischen den einzelnen Situs.[6]

Befund

Der kurze Puls (*pulsus brevis*) ist ein Zeichen einer depleten Orthopathie, genauer, eines ungenügend verfügbaren Qi (aktive, individualspezifische Energie). Begegnen wir kurzen Pulsen an allen Situs, liegt der Schluß einer konstitutionellen — und damit nicht notwendig pathologisch — verminderten Dynamik nahe; beschränkt sich ein kurzer Puls auf einen oder wenige Situs, so wird man auf eine erworbene Depletion schließen, die ebenso auf momentane Einstauung wie punktuelle Schmälerung des Qi deuten kann.

Erklärung

Das Qi, die individualspezifisch aktive Energie, reicht nicht aus, um das Xue, die individualspezifisch struktive Energie kräftig nach außen zu führen. Kurze Pulse können schwach sein; dann ist auf eine konstitutionelle Minderausstattung der Orthopathie zu

---

[5] "Saitenförmigkeit" — vgl. den *pulsus chordalis* auf S. 241 unten.

[6] Zum kurzen Puls vergleiche man die Abb. 24 auf S. 228.

schließen. Oder sie können kraftvoll, verhärtet wirken; dann wird man auf eine momentane Stauung der Mitte, etwa durch Humor oder Pituita, schließen.

(11) Pulsus exundans ("Exundanter Puls", hongmo)

Ikonographie

"Der Puls bewegt sich wie eine Flutwoge: er kommt mit Macht und verebbt schwach und allmählich; er wirkt breit und überströmend." Der exundante Puls ist ein oberflächlicher (superfizialer) Puls mit der zusätzlichen Qualifikation von Breite und Länge.

Befund

Eine stark entfaltete Calor-Heteropathie.

Erklärung

Calor der Intima dringt nach außen in die Extima, die aber ungenügend geöffnet ist und die Heteropathie nicht ausreichend ableiten kann. Dieser Symptomatik kann eine Depletion der struktiven Ressourcen der Intima zu Grunde liegen, so daß die durch Calor redundant gewordene Aktivität in die Extima schlägt und dort einen exundanten Puls induziert. Hält diese Anomalie längere Zeit unbehandelt an, so ist eine Verschlimmerung der Krankheit dadurch zu befürchten, daß sich das Zusammenspiel von Qi und Xue immer stärker dissoziiert, lockert. Solches ist spätestens dann zu unterstellen, wenn ein exundanter Puls bei einem an langer, schwerer Krankheit leidendem Patienten während einer scheinbaren Remission auftritt und die anderen Pulse auf Depletion der Struktivität hinweisen. Wenn phtisische Zeichen, Blut- und Säfteverlust, anhaltende Diarrhoe konstatiert worden waren, so ist Exundanz ein sehr kritisches, auf unmittelbare Lebensgefahr deutendes Zeichen.

(11a) Pulsus magnus ("Großer Puls", damo)

Im überwiegenden Teil der chinesischen Pulsliteratur wird der *pulsus magnus* als Synonym des exundanten Pulses verstanden und nicht separat beschrieben. Doch zeigt die klinische Erfahrung, daß er sehr wohl, wie nachfolgend definiert, vom exundanten Puls abgegrenzt werden muß.

Ikonographie

Der Puls ist breiter und länger als der gewöhnliche Puls, jedoch *nicht* emporwallend, mit anderen Worten am "großen Puls" ist die *superficialitas* (Oberflächlichkeit) nicht ausgeprägt.

Befund

Mächtigkeit einer Heteropathie. Das Individuum antwortet mit verstärkter Abwehr-reaktion auf die Ausbreitung einer solchen. Eine verstärkte Abwehrreaktion relativ zum energetischen Gesamthaushalt kann allerdings auch aus einer Depletion der Orthopathie sich ergeben.

Erklärung

Bei einem großen Puls ist darauf zu achten, ob er schwach oder mächtig erscheint. Im ersteren Fall dürfen wir auf die Antwort einer depleten Orthopathie schließen, im zweiten einfach auf die aktuelle Abwehr einer sich ausbreitenden Heteropathie.

(12) Pulsus evanescens ("Evaneszenter Puls", weimo)

Ikonographie

Der evenaneszente Puls ist ein depleter Puls, mithin nur in einer einzigen Ebene überhaupt wahrnehmbar; aber selbst in dieser nur äußerst schwach, nachgiebig, ja schemenhaft, "wie ein Spinnennetz". Deshalb kann er sich über kurze oder längere Zeit der Wahrnehmung auch eines sorgfältigen und geübten Diagnostikers entziehen. Insofern erfordert die Feststellung und richtige Beurteilung eines evaneszenten Pulses besondere Aufmerksamkeit. (Noch unerfahrene Diagnostiker dürfen sich durch diese Beschreibung des Pulsbildes nicht dazu verleiten lassen, überall dort, wo sie glauben keinen Puls tasten zu können, einen "evaneszenten Puls" annehmen zu müssen.) Evaneszente Pulse sind nicht übermäßig häufig. Aus meiner Erfahrung würde ich sagen, daß man bei *höchstens* fünf Prozent der untersuchten Personen solche antrifft.

Natürlich muß ein evaneszenter Puls bei kritischen Diagnosen auch von einem an einem Situs tatsächlich fehlenden Puls abgegrenzt werden, und dies, obzwar ein evaneszenter Puls wie gesagt auch mit größter Sorgfalt oft längere Zeit nicht wahrgenommen werden kann, und auch dann nur immer wieder schemenhaft und flüchtig. Diese Erkenntnis ist mir in unvergeßlicher Weise durch folgendes Erlebnis nahegebracht worden:

Auf einer medizinischen Tagung in Japan hatte ich unter Kollegen zunächst die Behaup-tung aufgestellt und anschließend durch eine praktische Demonstration begründet, daß die Modulation der Pulse an den Radialissitus völlig unabhängig von makroskopischen anatomischen Anomalien oder Veränderungen wahrgenommen und beurteilt werden könne. (Es ging um den Fall einer während eines Suizidversuchs durchtrennten Radialisarterie. Ich hatte am Arm des Probanden die Pulse zwar nicht mit äußerster, doch mit vollkommen ausreichender Klarheit wahrnehmen und zutreffend qualifizieren können.) Durch diese Demonstration beeindruckt, lud mich ein Cardiologe (K.Sh.) dazu ein, in seiner polikli-nischen Praxis am Universitätskrankenhaus in Bombay einen ungewöhnlichen Patienten zu beurteilen: Nirgendwo an dessen Handgelenk, weder an den typtischen Situs am *processus styloideus radii*, noch sonstwo am Handgelenk seien irgendwelche Pulse tastbar. Diese Feststellung habe nicht nur er immer wieder gemacht, sondern auch der berühmte ameri-kanische Cardiologe Cooley, der eine Ductus Botalli-Anomalie bei diesem damals 15-jährigen Patienten nachbehandelt hatte, habe ausdrücklich festgestellt, daß nirgendwo am Arm dieses Patienten irgenwelche Pulse tastbar seien. — Der dann mir in Bombay vorgestellte Jugendliche machte einen nahezu ausgeglichenen Eindruck, sein Teint war leicht gerötet, mit Sicherheit nicht blaß, seine Stimme war nicht laut, mit Sicherheit aber auch nicht schwach oder gar zitternd; sein Blick war klar und fest, und seine Bewegungen waren tadellos koordiniert; auch seine Hautfeuchtigkeit schien mir in Anbetracht des Klimas völlig in der Norm. Er wurde von jenem Kollegen Cardiologe weiterhin nachbehandelt und beobachtet, weil er oder seine Eltern noch über bestimmte Lernschwierigkeiten, einen angeblich zu geringen Appetit und häufige Müdigkeit klagten — nichts, das bei einem wie von mir eben geschilderten Jugendlichen von 15 Jahren sonderlich beunruhigen müßte. Wegen dieser "Beschwerden" behandelte ihn der Kollege einmal wöchentlich mit Elektroakupunktur, d. h. er setzte Nadeln, deren Reiz er anschließend über ein elektrisches Stimulationsgerät verstärkte. Während dieser Behandlung nun, bei der der Patient in einem Stuhl mit bequemen Armlehnen saß, explorierte ich weiterhin dessen Pulssitus, an denen auch ich zunächst absolut keine Pulsation hatte wahrnehmen können. Doch nach etwa zehn Minuten der Akupunkturbehandlung tastete ich an allen Situs zwar deplete aber außerordentlich harmonische Pulse. Und nach Verlauf weiterer fünf Minuten waren an allen Situs beider Hände Pulse mit absoluter Klarheit und einem starken *qi stomachi*, also großer Harmonie festzustellen, ein Umstand, den auch der Kollege mit größter Verwunderung konstatieren mußte.

Das Fazit aus dieser Erfahrung ist ein zweifaches: 1. daß *pp. evanescentes* bei auf Grund aller anderen diagnostischen Ergebnisse nicht kritisch kranken Patienten über lange Zeiträume bestehen können, ohne daß daraus auf das Fehlen von Pulsen oder auf ein extrem kritisches Defizit geschlossen werden dürfte; 2. sie bestätigt jene in den chinesischen kasuistischen Sammlungen wiederholt anzutreffende Feststellung, daß es Individuen gebe, die an allen Situs eveneszente Pulse zeigen, und durch welche *per se* keine pathologische Störung, sondern einfach eine besondere, absolut viable Konstitution zum Ausdruck komme.

Befund

Depletion der Aktivität oder relative Defizienz der Aktivität im Verhältnis zu den struktiven Ressourcen; daraus der Eindruck von Depletion aller Energieformen, und einer gedämpften Projektionsfähigkeit der individuellen Anlage.

Erläuterung

Eine gewisse konstitutionelle Schwäche der Aktivität (des Yang) führt zu deren gedämpften, gehemmten, verschwommenen Projektion. Liegt nur diese, nämlich die relative Depletion des Yang vor, so muß dieser Befund, ohne Rücksicht auf das Alter, in keiner Weise die subjektive Leistungsfähigkeit und das Wohlbefinden des Individuums beeinträchtigen; lediglich im Vergleich mit anderen Individuen kann der Eindruck entstehen, daß eine geringere Belastbarkeit durch körperliche Anstrengungen vorhanden sei.

Völlig anders ist die Situation, wenn ein oder mehrere eveneszente Pulse nach langer, schwächender Krankheit auftreten. Muß man aus anderen Indizien oder sogar früheren Beobachtungen schließen, daß es sich hier um ein neues Symptom handelt, so ist dieser Puls nicht anders zu beurteilen denn als ein Zeichen extremer Depletion der Orthopathie

— mit allen daraus zu ziehenden Schlüssen. Und noch größere Vorsicht ist geboten, wenn andere kritische Zeichen beobachtet werden, z. B. das gleichzeitige Auftreten von evaneszenten und repleten Pulsen.

(13) Pulsus intentus ("Intenter Puls", *jinmo*)

Ikonographie

"Der Puls erscheint vibrierend gespannt, wie ein verdrilltes Seil." Mit anderen Worten, der intente Puls zeigt eine Torsionsbewegung um die Achse der Radialisarterie, und dieser Eindruck einer Bewegung wird durch Steigerung oder Verminderung des Palpationsdrucks *nicht* verändert oder beeinflußt.

Befund

Algor-Heteropathien, vor allem aber durch Algor qualifizierte Schmerzbefunde, das sind ortsfeste, bohrende, beharrliche, schwer zu ertragende; oder, auf jeden Fall die chronische Bereitschaft zu solchen Schmerzbefunden, mithin die Latenz so definierter Schmerzbefunde. Der intente Puls ist ein unfehlbares und entscheidendes Indiz für Algor-Schmerzbefunde. Ich habe absolut nie eine Ausnahme von dieser Regel erlebt (die darin bestünde, daß ein *p. intentus* ohne Schmerz oder die latente Bereitschaft zu diesem — mithin rezidivierende Algor-Schmerzsymptomatik — oder, umgekehrt, kein *p. intentus*, aber typische Algor-Schmerzen) aufgetreten wären. Er ist mithin eines der wichtigsten diagnostischen Hilfsmittel zur Beurteilung der Notwendigkeit und Wirksamkeit einer "Schmerztherapie".

Der intente Puls kann unter diesen Umständen auch für die topologische (oder segmentale) Zuordnung von Schmerzbefunden — und mithin bei manueller Therapie für die optimale Lokalisation der Einwirkung hilfreich sein.

Als Beispiel für diese gar nicht seltene Anwendung haftet mir deutlich in der Erinnerung der Fall einer etwa 38-jährigen Frau, die 17 Jahre früher in einen zu seichten Swimmingpool gesprungen und mit dem Kopf auf dessen Boden aufgeschlagen war. Seither hatte sie fast fortgesetzt unter unausstehlichen Kopfschmerzen gelitten, die nur mit stärksten Analgetica zu beherrschen waren. Ein deutlicher röntgenologischer oder neurologischer Befund war nicht vorhanden, wohl aber anamnestisch zwei Entziehungskuren wegen Analgeticaabusus, verschiedene physiotherapeutische Anwendungen wie Massage, Unterwassermassage, auch Akupunktur. Eine etwas langwierige Pulsdiagnose während einer akuten Schmerzphase erbrachte einen *pulsus intentus* allein an den Clusal-Situs. Während einer anschließenden Palpation des Rückens wurden zwei extrem replete Punkte im Bereich der Brustwirbel festgestellt. Die Nadelung dieser Punkte führte fast augenblicklich zu vollkommener Schmerzlösung.

Erläuterung

Der drehende, einem bald zusammengedrillten, bald sich entspannenden Seil vergleichbare intente Puls ist das auffallendste Zeichen dafür, daß ein gut entwickeltes Yang, das sind gute Ressourcen der Aktivität, durch übermäßigen Algor, d. h. unproportionale, redundante, gewaltsame Struktivität, gefesselt, gehemmt und eingestaut wird. In der heutigen klinischen Praxis ist solches nur ausnahmsweise auf plötzliche, übermächtige klimatische Reize zurückzuführen; viel häufiger, nahezu die Regel hingegen ist eine Fehldiät oder Fehlmedikation, die beim Zusammentreffen mit einer konstitutionell starken Struktivität dann zur Algor-Symptomatik führt.

Nur beiläufig sei daran erinnert, daß die meisten wenn nicht alle chemischen Analgetica hinsichtlich ihres Temperaturverhaltens als 'algorisch' zu qualifizieren sind, d. h. als die Dynamik extrem dämpfend. Solches würde erklären, daß zumindest ein Teil der chronischen Algor-Schmerzbefunde aus dem vorangehenden Gebrauch bestimmter Analgetica resultieren.

(14) Pulsus languidus ("Behäbiger Puls", *huanmo*)

Ikonographie

Der Puls zeigt weder in Ausdehnung nach Länge, Breite und Tiefe, noch hinsichtlich seiner Frequenz (beim Erwachsenen 4 Schläge pro Atemzug) irgendwelche Anomalien, erscheint jedoch "im Kommen und Gehen träge, behäbig". Mit anderen Worten, der Einsatz der Pulswelle normaler Stärke, Lage und Ausdehnung ist weicher, allmählicher.

Befund

Betonung der durch die Wandlungsphase Erde qualifizierten Funktionen, also eine energetische Akzentuierung von Assimilation und Ausgleich. Solches ist in der Regel das Zeichen einer durchaus intakten mittleren Assimilationsfunktion, die durch besondere Anforderungen oder besondere Leistungen momentan stärker hervorklingt. Solches ist der Fall während erfolgreicher Rekonvaleszenz oder im Zuge außergewöhnlicher Belastungen, die jedoch ohne Schaden verkraftet, also integriert werden. Nur wenn andere Symptome ausdrücklich darauf hinweisen, darf man aus dem Auftreten eines oder mehrerer *pp. languidi* auf Humor-Heteropathien schließen.

Erläuterung

Eine gesteigerte Assimilation und Komposition (Harmonisierung) erfordert eine intensivere Mobilisierung und Dynamisierung von Qi und Xue, also mithin auch einen gesteigerten, verbesserten Säfteumlauf, ja die stärkere Bereitstellung von Körperflüssigkeiten. Diese stärkere Bereitstellung bewirkt die languide Modulation der Pulse. Treten *pp. languidi* an allen Situs auf, so ist solches dezidiert ein Zeichen bester Gesundheit, auch und wenn es im Verlauf von Rekonvaleszenz auftritt. Tritt ein *p. languidus* nur an einem oder zwei Situs auf, so ist zu klären wie stark das *qi stomachi* entwickelt ist. Nur bei schlechter Entwicklung dürfte man von von einem behäbigen Puls auf eine Humor-Heteropathie schließen.

(15) Pulsus chordalis, ("Saitenförmiger Puls", *xianmo*)

Ikonographie

"Scharf, gespannt, vergleichbar einer Lautensaite", mit anderen Worten ein Puls, der, projiziert auf den Durchmesser der Arterie, verschmälert wirkt ('scharf'), zugleich aber verlängert, fest, straff, also 'gespannt' — und all dies unabhängig von der Ebene (= Tiefe), in welcher man ihn wahrnimmt.

Befund

Ventus-Heteropathien, d. h. **Spastizität** jeder Art und Genese; Schmerzbefunde mit der typischen Ventus-Charakteristik: also flüchtig, oft den Ort und die Intensität wechselnd, vom Wandel der äußeren Umstände und der Aufmerksamkeit abhängig.

Erläuterung

Der saitenförmige Puls ist das unverwechselbare und unfehlbare Merkmal von Ventus-Störungen, zu denen zwingend Spastizität auf allen Funktionsebenen (willkürliche und unwillkürliche Muskulatur, bis hin in den kapillaren Bereich und, besonders auffällig, in der Blutversorgung des Sehorgans). Dies entspricht einer Emphase der Wandlungsphase Holz ("potenzielle Aktivität"). Die pathologische Störung der potentiellen Aktivität bedeutet eine die Harmonie der Funktionen störende Einstauung, Aufstauung von Aktivität, eben die Spastizität, den Krampf. Nach der chinesischen Systemtheorie, die hier wie sonst in vollkommenem Einklang mit komplementären Vorstellungen der westlichen Physiologie ist, wird durch Ventus, also Spastizität, die Durchlässigkeit der Leitbahnen und mithin der Austausch von Säften und Flüssigkeiten gehemmt, beeinträchtigt. Es kommt also in bestimmten Bereichen zu einer Unterversorgung aus im Grunde vorhandenen Ressourcen. Leicht zu verstehen ist auch, daß eine Spastizität, eine Verspannung zu einer Härte und Schärfe der palpierbaren Pulsmodulation führt.

(16) Pulsus cepacaulicus ("Cepacaulischer Puls", *houmo*)

Ikonographie

Großer, oberflächlicher, innen hohler Puls, vergleichbar einem Lauchstengel. Mit anderen Worten, ein breiter, langer *pulsus superficialis*, der jedoch unter dem palpierenden Finger in der Mitte einbricht, verschwindet und erst bei noch weiter gesteigertem Tastdruck wieder fühlbar wird.

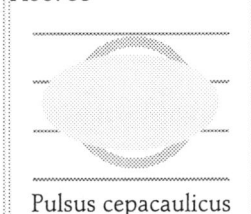

Abb. 33

Pulsus cepacaulicus

Befund

Ein Mangel an Struktivität bedingt durch Verlust von Xue [auch Blutverlust] oder auch durch Schädigung der übrigen struktiven Energien wie Bauenergie, Struktivpotential, Säfte.

Erklärung

Übermäßig geschmälerte struktive Energie bietet der aktiven Energie keine hinlängliche Grundlage; die aktive Energie zerstreut und verflüchtigt sich deshalb nach außen — wie der breite, zugleich oberflächliche Puls mit leerer Mitte deutlich macht.

Tritt bei einem Pulsbild mit *pp. cepacaulici* an einem Situs ein *pulsus chordalis* oder ein *pulsus asper* auf, so liegt die Vermutung einer Stasis, der Einstauung von Struktivität, nahe. Auf diese Möglichkeit einer Repletion inmitten von depletiven Symptomen ist sorgfältig zu achten.

(17) Pulsus tympanicus ("Trommelpuls", gemo)

Ikonographie

Oberflächlicher, innen hohler, außen hart gespannter Puls, vergleichbar dem Fell einer Trommel.

Befund

Starke Defizienz von Xue, individualspezifisch struktiver Energie, z. B. nach extremem Blutverlust; Verlust des Struktivpotentials; schwere nachgeburtliche Blutungen; Abortus.

Erklärung

Der *pulsus tympanicus* zeigt äußere Härte bei innerer Schwäche. Denn nachdem das Xue, die individualspezifisch struktive Energie, extrem geschmälert ist, reicht es nicht aus, um das Qi, die individualspezifisch aktive Energie zu halten, zu fixieren. So droht ein *circulus vitiosus*, in dem der sich rasch verflüchtigende Rest aktiver Energie ungehemmt nach außen schlägt.

(18) Pulsus fixus ("Haftender Puls", laomo)

Ikonographie

In der Tiefe, wie unverrückbar am Knochen haftender, zugleich langer und repleter Puls (*pulsus longus atque repletus*).

Befund

Algor in der Intima führt zu Kongelationen und Konkretionen[1].

Erklärung

Ein *pulsus fixus* deutet, für sich genommen, stets auf struktive, zumeist algorische Kongelationen und Konkretionen, niemals auf Depletion. Er ist also ein Symptom der Repletion, in der Regel bei Störungen der struktiven, mediat manchmal auch der aktiven

---

[1] Das sind funktionelle und materielle Verhärtungen und Neoplasien. Vgl. auch S. 249 und das Glossar.

Energien. Tritt ein solches Zeichen von Repletion als Teil eines depletiven Befunds auf, so ist höchste Lebensgefahr gegeben.

(19) Pulsus lenis ("Nachgiebiger Puls", rumo)

Ikonographie
Der Puls ist oberflächlich, minut[1] und nachgiebig, ohne Kraft.

Befund
Depletion; Humor.

Erklärung
Ist der Puls zugleich weich und minut, so deutet dies in der Regel auf Defizienz sowohl der aktiven wie der struktiven Energien. Ein *pulsus mollis, superficialis et minutus* kann allerdings auch bei Humor auftreten, der den Energiefluß behindert, ohne daß Depletion vorhanden ist.

(19 a) Pulsus mollis ("Weicher Puls", ruanmo)

Von den meisten Autoren wird der *pulsus mollis* als völlig synonym mit dem *pulsus lenis* verstanden. Indes läßt die nachfolgende Beschreibung eine Abgrenzung sinnvoll erscheinen.

Ikonographie
Weicher, nachgiebiger, oberflächlicher und kraftloser, jedoch normal bis übernormal breiter und langer Puls.

Befund
Depletion.

Erklärung
Bei Defizienz zuvorderst des Qi, der aktiven Energie, aber auch des Xue, der struktiven Energien, ist die in den Leitbahnen (= in der Extima) verfügbare Energie reduziert.

(20) Pulsus invalidus ("Invalider Puls", ruomo)

Ikonographie
Nachgiebiger, minuter (feiner), zugleich untergetauchter (*mersus*) Puls.

Befund
Durch Depletion der aktiven und struktiven Energien bedingte Schwäche.

---

[1] Vgl. das Ikonogramm 22 unten.

Erklärung

Dieser Puls unterscheidet sich von den vorangehenden außer durch seine Ikonographie auch dadurch, daß ihm während der Rekonvaleszenz besondere Bedeutung
zukommt: er zeigt die (noch) erschöpfte Orthopathie an — ist also in jenem Stadium
nomologisch. Tritt er bei frischen Erkrankungen im Verein mit repletiven Zeichen auf, so
muß man auf einen kontravektiven, oft kritischen und atypischen Krankheitsverlauf
schließen.

(21) Pulsus diffundens ("Zerfließender Puls", sanmo)

Ikonographie

Oberflächlicher, zerfließender Puls ohne Wurzel: beim Zurücknehmen des Drucks des
palpierenden Fingers ist er nur zögernd, schwach und unbestimmt tastbar; unter verstärk-
tem Fingerdruck schwindet er völlig.

Befund

Das *qi primum*, d. h. der struktive Anteil des *qi nativum*, der mit der Geburt gegebenen
konstitutionellen Energie, hat sich verflüchtigt, ist diffus geworden.

Erklärung

Wenn auch bei behutsamer und voller Fingerauflage der Puls keine Konturen gewinnt,
ist dies ein Zeichen, daß die Energie aller Orbes zu versiegen im Begriff ist.

(22) Pulsus minutus, ("Minuter Puls", ximo)

Ikonographie

Der Puls ist fein und dünn wie ein Seidenfaden, doch unabhängig von der Ebene, in
der er auftritt, *klar und deutlich tastbar.*

Befund

Depletion von Qi und Xue. Diese Depletion kann konstitutioneller Art sein, wenn
minute Pulse an allen Situs — und mithin ein vollkommenes *qi stomachi* — beobachtet
werden. Oder sie weist auf den Einfluß starker Kraftanstrengung und/oder außergewöhnlicher Assimilationsleistungen hin — welch letztere durch Humor-Symptomatik
unterstrichen werden (Müdigkeit!).

Erklärung

Der minute Puls ist Ausdruck einer geschwächten Gesamtorthopathie, bezieht sich
also in erster Linie auf angeborene und erworbene Konstitution (: Renalorbis und Lienalorbis). Übermäßige Anstrengungen, aber auch nervöser Streß und Sorgen können
vorübergehend *pp. minuti* induzieren. Diese geben, sofern flankierend keine anderen

kritischen Symptome beobachtet werden, oder im Gegenteil, eine große Harmonie (*qi stomachi*) der Pulse besteht, zu keinerlei ernster Besorgnis Anlaß. Menschen können jahrelang bei minuten Pulsen an allen Situs sich uneingeschränkten Wohlbefindens erfreuen.

Treten hingegen minute Pulse nur an einzelnen Situs auf und zugleich mit Symptomen wie Fieber, Benommenheit, verminderter geistiger Präsenz, so können sie Teil eines kritischen Symptomenbilds sein.

(22 a) Pulsus parvus ("Kleiner Puls", *xiaomo*)

Gewöhnlich wird der *pulsus parvus* als völlig synonym mit dem *pulsus minutus* betrachtet, was nur bedingt richtig ist.

Ikonographie
Puls schmal und *kurz*, doch unabhängig von seiner Tiefe, gut tastbar.

Befund
Depletion.

Erklärung
Je nach der Tiefe, in der man diesen *p. parvus* antrifft, kann man mehr auf Depletion der aktiven, der aktiven und struktiven oder primär der struktiven Energien schließen.

(23) Pulsus subreptus ("Subrepter = sich verkriechender Puls", *fumo*)

Ikonographie
Ein in der Tiefe verborgener, erst bei härtestem Druck gegen den Knochen oder die Sehnen schwach tastbar werdender, leicht wieder sich verlierender Puls.

Befund
Das Qi, die aktive individualspezifische Energie, wird sehr weitgehend durch eine Heteropathie gebunden, gefesselt. Dabei treten Flexus, also das Zurückweichen der Aktivität auf und Kälte in den Extremitäten, zugleich Schmerzen allerhöchsten Grades auf.

Erklärung
Der subrepte Puls deutet an, daß tatsächlich vorhandene Aktivität durch eine extreme, übermächtige Struktivität eingeschlossen, niedergehalten, gehemmt wird. Die Tatsache, daß die Aktivität auch palpatorisch nur schwer und unsicher zu erreichen ist, zugleich extreme Schmerzen bestehen, drückt aus, daß lebenswichtige Bereiche von der unerläßlichen Dynamik abgeschnitten werden — ein höchst kritisches Zeichen. Treten solche

Pulse an mehreren Situs beider Hände auf, und werden überdies auch noch die Foramina *Yang impedimentalis* und *Rivulus maior*[1] untastbar, so sieht man darin Zeichen eines drohenden Exitus.

(24) Pulsus mobilis, ("Mobiler Puls", dongmo)

Ikonographie

Der mobile Puls ist ein *pulsus triplex*[2], vereinigt also die Qualitäten und Qualifikationen dreier anderer Ikonogramme in sich, nämlich *lubricitas, celeritas* und Repletion. Er ist also gleichzeitig schlüpfrig, beschleunigt und replet. In der chinesischen Pulsliteratur wird er mit einer Bohne verglichen, "die sich an einem Stengel hin- und herbewegt".

Befund

Akute Dysregulation der Assimilationsfunktionen: Humor. Das Ikonogramm des mobilen Pulses ist eines der in der Alltagspraxis am häufigsten anzutreffenden und von seiner Bewertung her eines der wichtigsten. Denn die akute, mithin auch rezente, oft extimale Dysregulation der Mitte, der Erdphase, des Flüssigkeitshaushalts tritt punktuell unter ganz alltäglichen Belastungen auch bei Personen auf, die sich durchaus gesund und leistungsfähig fühlen: nach der Einnahme einer Mahlzeit, die zwar ohne subjektive Mißbefindlichkeit oder irgendwelche Störungen vertragen wird — die aber dennoch auf Grund der Allgemeinsituation und der Konstitution eine flüchtige, nur einige Stunden oder den Teil einer Stunde dauernde Veränderungen des Pulsbildes bringt — ist der mobile Puls das Zeichen einer relativen Depletion der Orthopathie der Mitte. Oder im Fall überraschender Nachrichten, schreckhafter Erlebnisse, geschäftlicher Sorgen, die "verarbeitet werden müssen", weist er darauf hin, daß die Assimilationfunktion intensiv gefordert und belastet wird.

Mit Abstand die größte diagnostische Aussagekraft haben die mobilen Pulse jedoch in der Beurteilung von Medikationen: Ob eine Medikation zur einer Harmonisierung des Gesamtbefindens beiträgt, ob sie dieses vorübergehend zusätzlich belastet oder, im Gegenteil, nachhaltig stört und überlastet, ist aus dem vereinzelten oder allgemeinen Auftreten von mobilen Pulsen eindeutig abzulesen.

Akute Humor-Befunde, also Dysregulationen auch der Verdauung, können durch typische Humor-Schmerzempfindungen, die relativ ortsfest und intensiv, aber nicht anhaltend und langwährend sind, begleitet sein: Koliken, Spasmen in drüsigen Organen. Indirekt können natürlich auch überhohe Dosierungen beliebiger Arzneien zu ganz plötzlichen und akuten Humor-Begleitbefunden — und damit eklatanten *pp. mobiles* und Schmerz — führen.

---

[1] Vgl. hierzu oben die Abbildung 22 und die zugehörigen Ausführungen auf S. 224.

[2] Vgl. unten die S. 276.

Erklärung

Wie die Analyse der Qualitätenkombination von Schlüpfrigkeit, Beschleunigung und Repletion zeigt, treffen im mobilen Pulsbild verschiedene direktionale Wirkungen zusammen, nämlich: Erstens *Humor* — als Ausdruck einer deutlichen Belastung der Assimilation und des Ausgleichs; zweitens *Calor*, also eine Steigerung der Dynamik, Aktivität, die diese Steigerung der Assimilationsleistung begleitet; endlich drittens *Repletion*, d. h. die Tendenz zur Abspaltung selbständiger, dissonanter Funktionskomplexe in dem Maß und so lange, als die orthopathischen Funktionen den Ausgleich nicht bewältigen können.

In der klassischen chinesischen Kasuistik wird der mobile Puls als Konflikt zwischen Yang und Yin, also Aktivität und Struktivität beschrieben, mithin als eine Art dissoziativen Befunds, der im Rahmen der Gesamtdiagnostik für sich genommen niemals Ausdruck einer lebensgefährlichen Situation ist, sehr wohl aber als Zeichen mehr oder minder häufiger und ausgedehnter Dysfunktionen — deren bedingende Faktoren Beachtung verdienen.

(25) Pulsus agitatus ("Jagender Puls", *cumo*)

Ikonographie

Ein jagender, also stark beschleunigter, zugleich kraftvoll, ja hart wirkender Puls, der in unregelmäßigen Abständen aussetzt.

Befund

Mächtigkeit des Yang, der Aktivität, Calor-Repletion — wie solche bei zugleich mächtiger Ballung und Stauung des Qi und gleichzeitiger Präsenz von Pituita oder struktiven Widerständen (Verdauungsblockaden, Kongelationen) eintreten kann — also Zeichen hochakuter Dysregulation der sich nach außen projizierenden aktiven Energie.

Erklärung

Wirkt der jagende Puls nicht nur mächtig, sondern auch groß, so deutet er vor allem auf eine Redundanz des Qi und des Yang; zeigt er trotz seiner Kraft hingegen relativ kleine Ausdehnung, so läßt er auf eine relative Redundanz von Struktivität schließen, u. U. auch auf eine algorbedingte (damit zu Stauungen, Stasen führende) Depletion der Orthopathie. Das Aussetzen des Pulses kommt durch das vorhandene Ungleichgewicht zwischen Yang und Yin zustande, das harmonische Kontinuität der Bewegung behindert.

(26) Pulsus haesitans ("Hängender Puls", *jiemo*)

Ikonographie

Ein träge und gemächlich wirkender Puls, der in unregelmäßigen Abständen aussetzt, mit anderen Worten "hängenbleibt".

Befund

Mächtigkeit einer struktiven Heteropathie, die symptomatisch zu einer allgemeinen Herabsetzung und Verlangsamung des Energieaustauschs und der Säftebewegung führt, zu Pituita-Blockaden, Konkretionen und Kongelationen [1]

Erklärung

Die Redundanz der Struktivität beeinträchtigt die Entfaltung der Aktivität.

(27) Pulsus intermittens ("Intermittierender Puls", *daimo*)

Ikonographie

In *regelmäßigen* Abständen auffallend lange zum Stillstand kommender Puls.

Befund

Die Orthopathie der mittleren Orbes, also von Lienal- und Stomachorbis, ist stark deplet, ein Befund, der durch Agenzien wie Ventus, aber auch durch traumatische Ereignisse wie extreme Erregung (= Ventus) oder durch äußere Verletzungen verstärkt oder überhaupt induziert worden sein kann.

Erklärung

Der intermittierende Puls deutet zunächst auf einen drohenden Zusammenbruch des Qi in der Intima der Mitte, also in den genannten Lienal- und Stomachorbes hin. Er kann aber auch in bestimmten Krisen, z. B. während der Schwangerschaft auftreten, ohne daß damit über das im Befund Gesagte hinaus eine infauste Prognose gestellt werden müßte.

(28) Pulsus concitatus ("Rasender Puls", *jimo*)

Ikonographie

Ein extrem beschleunigter, erregter Puls mit (beim Erwachsenen) 7 - 8 Schlägen pro Atemzug.

Befund

Eine drastisch geschmälerte Struktivität läßt die Aktivität (das Yang) ungehemmt sich zerstreuen. Zeichen eines drohenden Zusammenbruchs des *qi nativum*.[2]

Erklärung

Der rasende Puls deutet auf eine Erschöpfung der struktiven Reserven im Renalorbis, also der Körpersubstanz schlechthin. Diese verschmälerte Basis läßt die Aktivität ungebändigt nach oben schlagen und sich verflüchtigen. Insofern ist diese Pulsqualität, die in Endstadien auszehrender Krankheiten einschließlich der Phthisis oder bei andauerndem hohem Fieber auftritt, ein ernstes und kritisches Zeichen. Man wird ihm in ambulanter Praxis kaum je, in bestimmten Krankenstationen hingegen relativ häufig begegnen.

Vergleich einiger Pulsikonogramme

Die soeben beschriebenen Pulsikonogramme können als klassische Beschreibungskonventionen verstanden werden, die im allgemeinen eine Erprobung von etwa 1800 Jahren hinter sich haben. Ihr Gebrauch gestattet eine für alle praktischen Fragen optimale Abstufung der diagnostischen Aussage. Im Hinblick auf deren Klarheit ist noch der Vergleich bestimmter tendenziell verwandter Pulsbilder untereinander sinnvoll. Dies sind vor allem

(1) Pp. tardus: languidus

Für den verlangsamten Puls (*p. tardus*) ist charakteristisch, daß er bei Zählung und Vergleich des Pulsrhythmus mit dem der Atmung tatsächlich verlangsamt ist, also nur etwa 3 Schläge pro Atemzug oder weniger beim Erwachsenen aufweist; überdies hat er eher durchschnittliche Ausdehnung, häufig wirkt er schwach, wenn auch nicht klein.

Demgegenüber weist der *p. languidus*, der "behäbige Puls" eine absolut regelmäßige und mittlere Pulsfrequenz, also bei Zählung und Vergleich etwa 4 Schläge pro Atemzug beim Erwachsenen auf. Er ist nur im Einsatz gebremst, gedämpft, wirkt trotzdem im ganzen eher mächtig und gut gefüllt.

(2) Pp. mersus: subreptus

Der untergetauchte Puls (*p. mersus*), der in der Praxis keine Seltenheit ist, hat auf der untersten, also tiefsten der drei Ebenen, seine größte Stärke und Deutlichkeit. Er kann aber bei gleichzeitig gegebener Repletion auch auf der mittleren und oberen Ebene noch gefühlt werden, dann allerdings weniger deutlich und weniger kräftig. Besteht keine Repletion des untergetauchten Pulses, dann beschränkt sich seine Wahrnehmbarkeit auf die tiefe Ebene.

Der "sich verkriechende", subrepte Puls (*p. subreptus*) ist mit normaler Tasttechnik und Tastdruck in keiner Ebene ohne weiteres wahrzunehmen. Seine Wahrnehmung erfordert einen extrem starken Druck gegen die knochige Unterlage, wobei der subrepte Puls ohne sonderliche Modulation nur auf in dieser tiefsten Ebene gefühlt wird.

---

[1] Kongelationen sind dynamische, also Yang-Stauungen, damit Gewebeverhärtungen schmerzhafter Art, zugleich rezente, extimale Störungen; Konkretionen sind struktive, also Yin-Verhärtungen, Neoplasien, ortsfest und in der Regel schmerzlos.

[2] Vgl. hierzu oben die Ausführungen auf S.121; das *qi nativum,* enger *qi primum,* entspricht den konstitutionell angeborenen energetischen Reserven an Struktivpotential. — Vgl. PORKERT, *Theoretische Grundlagen . . .* S. 143.

(3) Pp. invalidus: lenis: mollis

Alle drei Ikonogramme drücken Depletion der Orthopathie aus, alle wirken schwach und nachgiebig, der *p. lenis* überdies auch verkürzt.

Der wesentliche Unterschied zwischen dem *p. invalidus* und den *pp. lenis et mollis* ist, daß ersterer nur auf der tiefsten Ebene, also mit erhöhtem Palpationsdruck, überhaupt tastbar ist, daß hingegen letztere unter erhöhtem Palpationsdruck vollkommen verschwinden, also an der oberen Grenze der mittleren Ebene oder in der obersten Ebene liegen. Daraus ist zu schließen, daß bei den oberflächlichen *pp. lenis et mollis* auf Grund einer geschmälerten Struktivität die Aktivität an die Oberfläche treibt; daß hingegen beim *p. invalidus* die Aktivität deplet ist, also nicht ausreichend für eine eindrucksvolle Entfaltung zur Verfügung steht.

(4) Pp. evanescens: minutus: depletus

Auch diese drei Ikonogramme drücken Depletion der Orthopathie ganz allgemein aus. Deskriptiv bestehen die wichtigsten Unterschiede darin, daß der *p. minutus*, der minute Puls, trotz seiner Zartheit unter allen Umständen klar und deutlich in einer Ebene tastbar ist; ähnliches gilt auch für den depleten Puls (*p. depletus*).

Im Gegensatz hierzu ist der evaneszente Puls *per definitionem* immer undeutlich, schemenhaft, selbst dann, wenn man seine Ebene mit größter Aufmerksamkeit und Sorgfalt ermittelt hat. Dies liegt daran, daß einer geschmälerten Struktivität eine noch schwächere Aktivität gegenübersteht.

(5) Pp. chordalis: longus

Sowohl der dem Namen nach lange Puls (*p. longus*) also auch der saitenförmige Puls (*p. chordalis*) sind lange Pulse, d. h. sie rufen palpatorisch den Eindruck hervor, den Situs in der Richtung des Arterienverlaufs vollkommen auszufüllen. (Vgl. die Abb.≠≠) Aber der lange Puls hat mittlere Stärke und vor allem mittlere Breite, der saitenförmige Puls (*p. chordalis*) hingegen ist immer stark geschmälert, hat erhöhte Spannung und wirkt auf jeden Fall auch noch durch seine Schmalheit scharf und gespannt.

(6) Pp. brevis: mobilis

Der kurze Puls (*p. brevis*) weist auf Depletion des Qi, der aktiven individualspezifischen Energie hin. Er hat aber, für sich genommen, eine unauffällige Frequenz und mittlere Tiefe. Demgegenüber wirkt der mobile Puls zwar mitunter bei der Palpation auch verkürzt, ist es aber *de facto* nicht, denn er weist eher auf Repletion hin; der Eindruck der Verkürzung rührt aus seiner auffallenden Beweglichkeit und u. U. Beschleunigung bei gleichzeitiger Kraft.

(7) Pp. exundans: repletus

Der replete Puls ist *per definitionem* in mehreren Ebenen, u. U. in allen Ebenen fühlbar, auch wenn man ihn nur in einer einzigen, "seiner Ebene" mit größter Intensität und Klarheit tasten kann.

Demgegenüber wirkt der exundante Puls zwar sehr mächtig, mächtig aber dadurch, daß er zugleich verbreitert und verlängert ist und seine Kraft sich an der Oberfläche, also in der obersten Ebene konzentriert. (Der exundante Puls ist ein oberflächlicher Puls!)

Nützlich ist auch der Vergleich folgender *gegensätzlichen* Pulsbilder:

(1) Pp. superficialis: mersus

Das "An-die-Oberfläche-Treiben" oder Untertauchen, "In-die-Tiefe-Absinken" der Pulse weist tendenziell auf die Betonung von Aktivität oder Struktivität, Extima oder Intima. Der oberflächliche Puls deutet auf die aktivierenden, dynamisierenden, leichten, lockernden, klärenden Tendenzen; der untergetauchte Puls hingegen auf die konkretisierenden, festigenden, fixierenden, beschwerenden, struktiven, trüben Tendenzen.

(2) Pp. tardus: celer

Die auf die Atmung des Patienten bezogene relative Frequenz eines ausgeglichenen Pulses liegt beim Erwachsenen bei etwa 4 - 5 Pulsschlägen pro Atemzug, bei Kindern bei 8 - 6 Pulsschlägen pro Atemzug. Alles was tendenziell unter dieser Frequenz liegt, bezeichnet man als 'verlangsamt' (*tardus*), was darüber liegt, als 'beschleunigt' (*celer*). Ersteres entspricht einer Abweichung in Richtung auf Algor, also Verlangsamung der vitalen Dynamik, letzteres eine Abweichung in Richtung auf Calor, also Beschleunigung der vitalen Dynamik unter oder über das auf Dauer Zuträgliche hinaus.

(3) Pp. depletus: repletus

Wir erinnern uns, daß Depletion eine Aussage über die Verfassung der Orthopathie, Repletion hingegen eine solche über das Vorhandensein und die energetische Besetzung einer Heteropathie ist.

Für die tastende Empfindung liegt der Unterschied zwischen Depletion und Repletion in der "Ausdehnung", Dimension des Pulses. Ein repleter Puls wirkt stets "größer", mächtiger, als ein ausgeglichener oder gar ein depleter. Ein repleter Puls ohne weitere Attribute ist sicher in mehreren Ebenen wahrnehmbar, obwohl auch er nur in einer Ebene tatsächlich liegt.

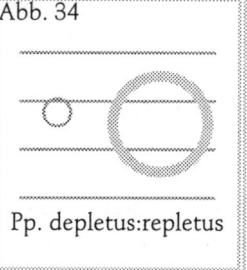

Abb. 34

Pp. depletus:repletus

Der palpatorische Eindruck von Depletion ist ein sehr viel differenzierterer, denn die Pulsikonographie kennt mehr als ein halbes Dutzend Depletion anzeigender Pulsbilder (:*pp. depletus; lenis, mollis, invalidus, brevis, evanescens, minutus, diffundens, parvus*). All diesen Ikonogrammen ist gemeinsam, daß sie im Vergleich zum ausgeglichenen Puls eine geringere Mächtigkeit zeigen, und daß mithin *per definitionem* keines dieser Pulsbilder als 'replet' qualifiziert werden könnte!

(4) Pp. lubricus: asper

Die gegensätzlichen Qualitäten von Schlüpfrigkeit und schleifendem Charakter (*asperitas*) resultieren daraus, daß durch erstere eine Redundanz von Säften einer Defizienz von Qi gegenübersteht, im zweiten Fall das Gegenteil zutrifft: eine Redundanz von Qi gegenüber einer Defizienz verfügbarer Säfte. (Welche Feindiagnose daraus abzuleiten ist, entnehme man den einzelnen Ikonogrammen der *pp. lubricus, mobilis* und *asper*.)

(5) Pp. exundans: evanescens

Exundante und evaneszente Pulse haben bei evidenter Gegensätzlichkeit gemeinsam die relative Unschärfe ihrer Konturen, ihrer Ausdehnung. Allerdings ist der exundante Puls ("überströmende Puls") zumindest als Puls eklatant und leicht wahrnehmbar: er liegt stets an der Oberfläche und wirkt dort mächtig, ja sogar täuschend kraftvoll. Hingegen gilt für den evaneszenten Puls das direkte Gegenteil: er kann in jeder Ebene vorkommen, doch ohne Rücksicht auf diese ist er nur unsicher und schwer wahrnehmbar, oft längere Zeit überhaupt nicht tastbar [1]

---

[1] Vgl. die Ausführungen oben SS. 237f.

[2] Vgl. ausführlicher noch unten SS. 70ff.

[3] Diese Kriterien finden wir auf S. 42.

[4] Diese finden wir in der Falttafel nach S. 80 bzw. in den einzelnen Orbisikonogrammen oben ab S. 79.

6. Systematische Ordnung der Pulse

Für die eindeutige Qualifikation der Pulse sind eine Reihe systematisierender Gliederungen und Zuordnungen hilfreich, wie sie sich im Laufe der Jahrhunderte herausgebildet haben.

"Orbispulse"

Die wichtigste dieser Gliederungen ist zweifellos die Gruppe der sogenannten "Orbispulse".[2] Dieser leicht irreführende Begriff weist auf Ikonogramme, die an einem beliebigen Pulssitus auftretend, jene Grundmodulation zeigen, die als typischer Ausdruck der einem Orbis entsprechenden empirischen Kriterien[3] und der für die Wandlungsphasenqualifikation des Orbis[4] typischen Äußerungsweise der Energie eines Orbis betrachtet werden dürfen. Mit anderen Worten, ein sogenannter "Orbispuls" zeigt das Hervorklingen, die deutliche und mächtige — und an beliebigen oder allen Situs hieße das dann, die übermächtige, redundante — Bekundung der dem Orbis entsprechenden Funktionsqualität an. Nach klassischer Tradition sind das für den

Pulmonalorbis	der oberflächliche Puls (*p. superficialis*)
Renalorbis	der untergetauchte Puls (*p. mersus*)
Cardialorbis	der exundante Puls (*p. exundans*)
Lienalorbis	der behäbige Puls (*p. languidus*) und für den
Hepatischen Orbis	der saitenförmige Puls (*p. chordalis*).

Formpulse

Auch bei den sogenannten "Formpulsen" wird — aus den gleichen Gründen wie soeben dargetan — eine Affinität zu Funktionen eines oder mehrere Orbes impliziert, darüberhinaus aber auch noch das hier entsprechend der Grundqualifikation nach den Leitkriterien Depletion und Repletion sich ergebende energetische Niveau.

Tabellarischer Vergleich der Ikonogramme

Unter bestimmten Voraussetzungen, z. B. in der Lernphase, kann ein tabellarischer Vergleich wichtiger Ikonogramme hilfreich sein bei der Einprägung ihrer Grundqualitäten, so z. B.

Es weisen der	auf den	und auf
pulsus longus	hepatischen und Lienalorbis	Repletion
pulsus brevis	hepatischen und Lienalorbis	Depletion des Qi
pulsus fixus	Renalorbis	Repletion
pulsus tympanicus	hepatischen, Renal- und Pulmonalorbis	extreme Depletion des Yin
pulsus cepacaulicus	hepatischen, Renal- und Pulmonalorbis	Depletion der Struktivität
pulsus diffundens	hepatischen und Renalorbis	Depletion
pulsus minutus	Renalorbis (Lienalorbis)	Depletion

Die Modalpulse

Modalpulse endlich geben, wie ihr Name andeutet, die Qualität, d. h. die Verlaufsrichtung an, in welcher eine Störung sich entwickelt.

Es weisen der	auf
pulsus celer	Calor, mithin Übersteigerung der Dynamik
pulsus tardus	Algor, mithin Redundanz der Struktivität
pulsus intentus	Algor fesselt ausreichend vorhandenes Qi, daher Schmerz oder die Bereitschaft hierzu
pulsus subreptus	Einschließung des Yang, der Aktivität, durch extreme Struktivität.
pulsus languidus	Akzentuierung einer im Grunde ausgeglichenen, die Rekonvaleszenz tragenden Funktion von Lienal- und Stomachorbis.
pulsus lubricus	Emphatische Akzentuierung der Assimilationsfunktionen, daher symptomatische Redundanz von Säften und/oder Pituita
pulsus mobilis	Gegenüber dem *p. lubricus* noch gesteigerte Akzentuierung der Assimilationsfunktion und die zusätzliche Mobilisierung und Entfaltung von Yang-Qi — all dies Zeichen für einen dysharmonischen Widerstreit zwischen Yang und struktiven Säften
pulsus repletus	Repletion, d. h. die energetische Besetzung einer Heteropathie
pulsus depletus	Depletion, d. h. die energetisch defiziente Ausstattung der Orthopathie

Die Qualifikation der Pulse nach Yin und Yang

Aus klassischer Tradition[1] rührt eine Qualifikation der Pulse nach Yin und Yang, Struktivität und Aktivität, die angesichts dem sehr viel subtileren Instrumentarium der Ikonographie für die Praxis der Diagnostik heute nur beiläufige Bedeutung hat. Es werden qualifiziert als

Yin der pulsus	*Yang der pulsus*
tardus	celer
mersus	superficialis
asper	lubricus
depletus	repletus
brevis	longus
evanescens	exundans
languidus	intentus
tympanicus	cepacaulicus *
fixus *	chordalis *
mollis	mobilis
invalidus	agitatus
diffundens	concitatus
minutus	magnus
parvus	
subreptus	
intermittens	
haesitans	

Die mit * bezeichneten Pulse gelten als yang im Yin bzw. yin im Yang.

[1] Zhang Zhongjing in seinem "Abhandlung über Algor laedens" (*Shanghanlun*) im 2. Jahrhundert unserer Zeitrechnung.

7. Technik der Pulstastung II

(1) Stellung und Lagerung des Arms des Patienten

Bei der Diagnose der Radialispulse ist der Stellung bzw. Lagerung des jeweils getasteten Arms besondere Aufmerksamkeit zu schenken. Durch zu starke Streckung bzw. Spannung der Muskulatur, durch eng anliegende oder gar einschneidende Kleidungsstücke können viele deplete Pulse überhaupt zum Verschwinden gebracht werden; andere Pulse — mit Ausnahme der repleten — werden in ihrer Qualität verändert, verfälscht. Der zu tastende Unterarm ist deshalb vom Handrücken mindestens bis zur Hälfte der Speiche auf einem eigens angefertigten, nicht zu weichen "Pulskissen" abzustützen, das auf einer harten Unterlage ruht, in der Weise, daß sowohl Patient wie Diagnostiker völlig entspannt die erforderliche Zeit ruhig halten können. Ideal hierfür ist zwar ein in der Höhe verstellbares Tischchen, doch auch das umsichtig zurechtgerückte Sitzmöbel und ein mittelhoher Tisch erfüllen den Zweck.

Die Diagnose am bettlägerigen Patienten erfordert mindestens die gleiche Aufmerksamkeit. Eine sachgemäße chinesische Pulsdiagnose an einem bewegungsunfähigen Patienten, dessen Liegestatt nur von einer Seite zugänglich ist, ist ein nahezu aussichtsloses Beginnen.

Daß im Stehen keine Pulsdiagnose möglich ist, bedarf keiner Begründung.

(2) Fingersatz

Die 2mal 3 Situs des *os pollicare* des Erwachsenen werden mit dem Zeige-, Mittel- und Ringfinger der entsprechend geübten Pulshand des Diagnostikers getastet. Dabei gleitet zunächst der Tastballen des Mittelfingers, der sich an der Erhöhung des Radialisköpfchens orientiert, leicht medianwärts, um sich auf die Clusa zu legen (Abb. 35). Während er dort verweilt, nehmen die Tastballen respektive des Zeigefingers und des Ringfingers zu beiden Seiten mit dem Pollikarpuls bzw. dem Pedalpuls Kontakt auf. Bei entsprechender Übung muß man am Durchschnittspatienten alle drei Pulse innerhalb von Sekunden sicher auffinden können.

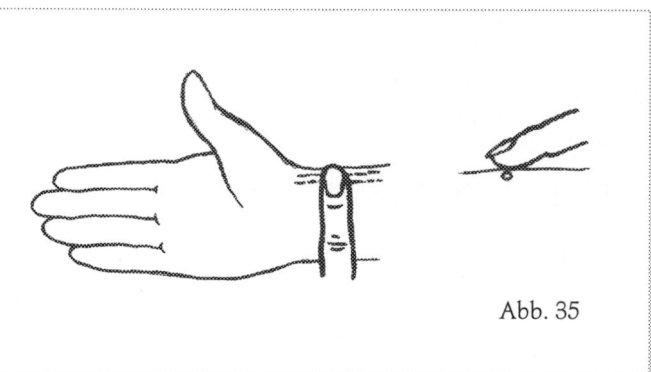

Abb. 35

Die drei Finger sollen in der Regel mit dem Zentrum der Kuppe möglichst[1] flach auf dem "Rückgrat" des entsprechenden Pulses liegen (Abb. 36).

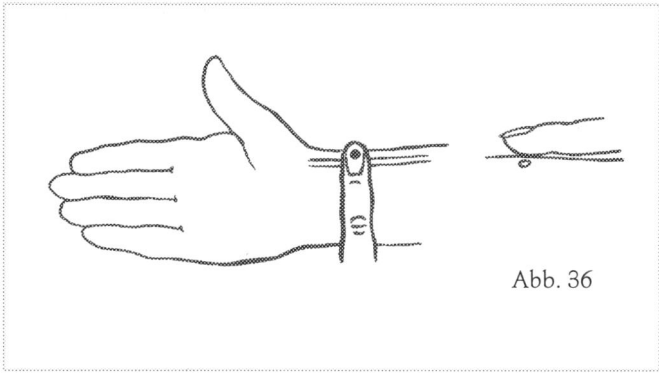

Abb. 36

Man kann einen oder alle drei Finger auch mit dem Kuppenmittelpunkt etwas über das Rückgrat des Pulses hinausschieben, um eine noch sattere Auflage der Tastfinger zu erreichen (Abb. 36). Dadurch kann u. U. die Tastempfindung noch plastischer werden. Ebenso gut kann es allerdings passieren, daß bei dieser Fingerhaltung die Pulsation der eigenen Fingerarterie das Ergebnis deutlich verfälscht.

Die Annahme, richtiger das Desiderat, daß gleichzeitig Zeige-, Mittel- und Ringfinger des Diagnostikers mit den drei genannten Situs in Kontakt bleiben können, entspricht in der Praxis allerdings einer Idealvorstellung, die dann zu verwirklichen ist, wenn das Handgelenk des Untersuchten relativ lang und die Finger des Tastenden relativ schmal sind. Dieses Ideal wird in der Praxis bei einem Palpierenden mit durchschnittlicher Fingerbreite höchstens bei der Hälfte der Untersuchten, und bei einem Diagnostiker mit besonders breiten Fingern an deutlich weniger als fünfzig Prozent der Untersuchten zu verwirklichen sein. Daraus braucht, nein, darf sich indes keine Beeinträchtigung der Klarheit und Präzision der Pulsdiagnose ergeben. Um jede Beeinträchtigung mit Sicherheit auszuschließen, ist technisch also Folgendes zu beachten:

1. Am Handgelenk des Erwachsenen absolut sicheres und unverrückbares Orientierungsmerkmal ist der unter allen Umständen tastbare (aber nicht immer sichtbare!) *processus styloideus radii*, der Vorsprung des Radialisköpfchens. Dieser Vorsprung markiert (am Erwachsenen) die Mitte der Clusa.[2] Auf diesem Orientierungspunkt, richtiger, senkrecht über ihm, muß während des ganzen Diagnosevorgangs die Mittellinie des Mittelfingers verharren, mit ihm zur Deckung kommen. Dieser Mittelfinger ist unter allen Umständen auch jener Tastfinger, der den ersten orientierenden Kontakt mit dem Handgelenk aufnimmt. Sofern die soeben erörterten anatomischen Verhältnisse es zulassen — also relative Länge des Handgelenks bei Schmalheit der Finger — kommen dann die Mitten von Zeige- und Ringfinger ganz spontan und sicher in Kontakt mit Pollikar- und Pedalsitus.

[1] In der Praxis heißt dies niemals "ganz" — denn wegen der unterschiedlichen Länge der drei Finger müssen sie in verschieden großen Winkeln angehoben werden, um gleichzeitig auf die gleiche Linie zu liegen zu kommen.

[2] Vgl. auch die Abbildung 23 oben auf S. 226, die das Verhältnis zwischen Radialisköpfchen und Clusa schematisch deutlich macht.

Aber wie gesagt, sehr häufig, bei Palpierenden mit breiten Fingern in der Regel, werden durch den auf der Clusa liegenden Mittelfinger auf einem relativ kurzen Handgelenk Zeige- und Ringfinger distal und proximal aus den Pollikar- und Pedalsitus herausgedrängt, oder sie können zumindest nicht so, wie dies gefordert ist, richtig auf jene Situs zentriert werden. Deshalb muß nach einer ersten Kontaktaufnahme der Mittelfinger von der Clusa abgehoben, zurückgezogen werden, so daß Ring- und Zeigefinger nun satten, mittigen Kontakt zu Pollex und Pes aufnehmen können. Die große Gefahr, die hierbei für den noch unerfahrenen Anfänger auftritt — der fürchtet oder sich selbst suggeriert, daß er den Puls nicht richtig tasten kann oder falsch tasten wird — ist, daß er auf der Suche nach einem möglichst eindrucksvollen und intensiven Tasteindruck Zeigefinger und Ringfinger, die der Orientierung durch den Mittelfinger beraubt sind, tatsächlich in Richtung auf die Clusa, wenn auch noch so geringfügig, verschiebt. Dies nicht zuletzt deshalb, weil ebenfalls nach einer empirisch immer wieder bestätigten Regel, der Puls an der Clusa auf Grund der anatomischen Verhältnisse, die relativ größte Deutlichkeit hat. Die Folge und das Fehlergebnis ist dann, daß ein mit dem Zeigefinger getasteter Clusalispuls als Pollikarpuls ausgegeben und interpretiert wird; seltener, daß durch Distalverschiebung des Ringfinger eben dieser Clusalpuls auch für einen Pedalispuls gehalten wird.

Die einzig sicheren technischen Kunstgriffe, die bewußt eingeübt und am Anfang auch durch Beobachtung der Fingerbewegung zu kontrollieren sind, sind

a. daß man besonders bei einer schwierigeren und länger währenden Pulsdiagnose in kurzen Abständen immer wieder Zeige- und Ringfinger völlig abhebt und mit der Mittellinie des Mittelfingers eichenden Kontakt zur Mitte der Clusa nimmt;

b. daß man auch nach Abheben des Mittelfingers entweder mit der 2. Phalanx des Mittelfingers oder mit den Spitzen von Daumen und Zeigefinger der Gegenhand palpatorischen Kontakt zum *processus radii* hält.[1] Durch den bei solchem Verfahren angestellten und immer wiederholten Vergleich zwischen Palpationsempfindung des Mittelfingers und des Zeigefingers kann eine Verwechslung oder Vermischung von Pollikar- oder Pedalbefund mit dem Clusabefund zuverlässig vermieden werden.

Ein weiteres Problem, das zumindest Anfängern Schwierigkeiten bereitet, ist die individuelle anatomische Ausbildung der *arteria radialis*. Sie weist bei den meisten Menschen in der Gegend des Radialisköpfchens eine Gabelung auf, nach der ein Arterienast in die Tiefe, ein zweiter mehr oberflächlich in distaler Richtung auf die Hand hin weiterzieht. Für die Palpation ergibt sich daraus 1. die Folge der Gabelung zeigt sich, wenn überhaupt, nur am Pollikarsitus; 2. wenn sie palpatorisch in Erscheinung tritt — wie dies bei etwa 20 Prozent der getasteten Individuen zutrifft — fühlt man in der Gegend des Pollex einen sehr deutlichen oberflächlichen und einen zweiten, nicht immer so deutlichen Puls auf einer der drei Ebenen. Der oberflächliche Puls ist dadurch gekennzeichnet, daß er *praktisch immer als ein oberflächlicher intenter Puls moduliert ist*; der tiefere und eigentliche Pollikarpuls kann jede denkbare Modulation aufweisen. In einem solchen Fall ist unter allen Umständen und unbedingt nur der tiefer (und damit näher an der Clusa) liegende Puls als Pollikarpuls zu beurteilen, der oberflächliche, intent modulierte ist kategorisch außer Betracht zu lassen. Und solches gilt selbst oder gerade dann noch, wenn man aus anderen diagnostischen Daten glaubt, auf die durch einen *p. intentus* ausgedrückten Anomalien schließen zu dürfen oder zu müssen![2] Träfe diese Vermutung nämlich zu, dann würde auch der eigentliche Pollikarpuls, oder je nach Topologie, würden auch Pulse an den anderen Situs, als Clusa und Pes, intent sein.

Im Verlauf einer langjährigen und häufigen Pulsdiagnose wird man allen möglichen scheinbaren oder tatsächlichen Anomalien begegnen, die von Fall zu Fall beurteilt werden müssen, jedoch, wie ich sogleich ausführen will, den erfahrenen Diagnostiker niemals verwirren können.

Zunächst sei noch einmal an den eingangs gebrauchten und sehr treffenden Vergleich zwischen Stimme und Pulsmodulation erinnert. Die an den klassischen Pulssitus eintretende Modulation der Pulse ist ein Ergebnis auch der lokalen Situation, im weiteren aber der Gesamtfunktion und Konstitution eines Individuums — nicht anders als die Phonation, die zwar im wesentlichen im Kehlkopf erfolgt, in deren Verlauf aber die Modulation der Stimme durch eine Vielzahl vor- und nachgeschalteter anatomischer und funktioneller Faktoren bedingt wird. So führt denn auch — ich denke an das Beispiel eines im letzten Krieg verletzten Kollegen — eine schwere Verletzung des Kehlkopfs zu einer dramatischen Veränderung der Stimme, nicht aber zu einem dauernden Stimmverlust, und schon gar nicht zum absoluten Verlust von Modulation der Stimme. Auf den Puls angewandt — auch hier spreche ich aus mehrfacher Erfahrung — Verletzungen der Arterie vor oder selbst am Pulssitus, die völlige Durchtrennung der Arterie bei Suizidversuchen, führt in dem Maß, in dem sich Anastomosen bilden, nicht nur zu keiner Auslöschung des Pulses, sondern zumeist nicht einmal zu einer irgendwie festzustellenden Verwischung der Modulation des Pulses.[3] D. h. in einem solchen Fall können die Radialispulse geringfügig schwächer oder unschärfer erscheinen — so wie dies ja auch bei allen weiblichen Probanden der asiatischen Rassen zutrifft — als bei einem ausgeglichenen Puls an einem männlichen Probanden.

Eine kongenitale, ebenfalls nur auf den ersten Blick verwirrende Anomalie, die mir im Lauf der Jahrzehnte nur ein einziges Mal begegnet ist, war die einer Gabelung der Unterarmarterie unmittelbar nach dem Ellbogen in der Weise, daß der Hauptast der Arterie über die Außenseite von Unterarm und Handgelenk in distaler Richtung verlief, so daß *auf* dem Handgelenk ein mächtiger Puls fühlbar war. Nur, bei sorgfältiger Prüfung stellte ich fest, daß sehr wohl am klassischen Situs immer noch eine, allerdings viel zarter ausgebildete, Arterie verlaufen mußte — die an drei Situs eine klare Modulation hervorbrachte.

---

[1] Das Gesagte gilt für einen mit der rechten Hand palpierenden Diagnostiker folgendermaßen: die Mittelphalanx des Mittelfingers der palpierenden Hand nimmt bzw. hält mit dem Radiuskopf während der Palpation an der linken Hand des Patienten Kontakt; bei der Palpation an der rechten Hand werden Zeigefinger und Daumenspitze der Gegenhand hilfsweise zur Markierung des *processus radii* benützt. Für einen Linkshänder gilt Entsprechendes umgekehrt.

[2] Vgl. oben den *p. intentus* auf S. 239.

[3] Meine Erfahrungen mit den erwähnten Sonderfällen beziehen sich auf Angehörige der kaukasischen Rassen; es kann sein, daß wegen einer höheren Disposition zur Keloidbildung bei asiatischen Rassen die Verhältnisse geringfügig anders liegen.

(3) Andruck, Zurücknahme, Kippen und Gleiten der Tastfinger

Nachdem die drei Tastfinger, wie beschrieben mit leichtem Druck, auf die entsprechenden Situs gesetzt worden sind, werden sie nun alle drei gleichzeitig mit gleichem, ansteigendem Druck langsam niedergedrückt, sodann mit gleichem, gleichzeitig verringertem Druck wieder bis auf den leichten Ausgangsdruck langsam zurückgenommen. Durch dieses Verfahren ist zunächst ein allgemeiner Gesamteindruck vom Puls, insbesondere hinsichtlich seiner Kraft, Tiefe, Länge und Breite zu gewinnen, der nun anschließend durch eine sorgfältige Einzeltastung jedes Situs mit dem auf ihm liegenden Finger nuanciert werden muß.

Während der Einzeltastung konzentriert sich die Aufmerksamkeit auf einen einzigen Pulssitus bzw. den ihn tastenden Finger, währenddessen die beiden anderen Finger locker auf ihren Pulsstellen liegenbleiben. Diese Einzeltastung muß in der Regel die gesamte Ikonographie des betreffenden Pulses einschließlich seiner Überlagerung oder Tendenz erbringen, weshalb hierfür ausreichend Zeit und völlige Konzentration unerläßlich ist.

Obzwar der oben in Abb. 35 beschriebene Fingersatz, mit verschiedenen Drücken ausgeführt, für die Tastung der meisten Pulsbilder ausreicht, sind bei Ikonogrammen gewisse Fingerbewegungen zweckmäßig. Über die Länge eines Pulses informiert man sich durch eine seitliche Rollbewegung des Palpierfingers, wie auf der nebenstehenden Abb. 26bis gezeigt.

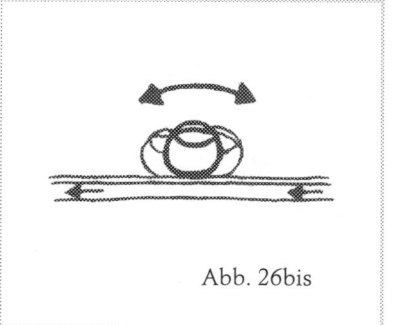

Abb. 26bis

Ein *pulsus exundans* läßt sich am besten nach Abb. 26bis von einem *pulsus magnus* oder auch den *pp. superficiales* abgrenzen.

Pp. lubrici, fixi, mobiles, cepacaulici erkundet man am besten genauer durch eine leichte Hebelbewegung des Palpierfingers (Abb. 27bis).

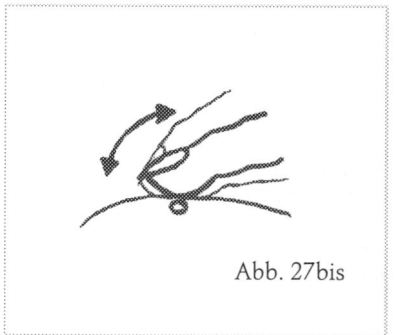

Abb. 27bis

Mit Ausnahme der untergetauchten (*mersi*) Pulse wird die genaue Tiefe aller übrigen Pulse bei Zurücknahme des Drucks bestimmt. Mit anderen Worten, auch wenn man vermeint, einen *p. superficialis* bereits beim ersten Fingersatz klar ertastet zu haben, steigert man den Druck so weit, daß ein theoretisch oder tatsächlich in der Tiefe vorhandener Puls[1] mit Sicherheit erfaßt wird — und vermindert ihn dann allmählich wieder. Solches Vorgehen ist deshalb zwingend, weil, wie schon oben erläutert,[2] nur bei Zurücknahme des Drucks ein Gesamteindruck des gesamten Pulsikonogramms an einem Situs zu gewinnen ist.

An dieser Stelle ist auch daran zu erinnern, daß — wie auf der nebenstehenden

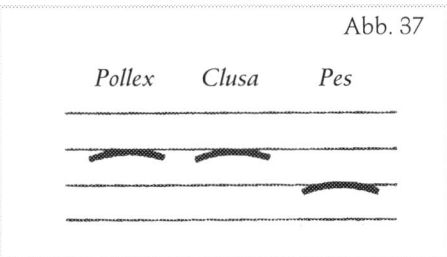

Abb. 37

Pollex   Clusa   Pes

Abbildung 37 angedeutet — alle Pedalpulse anatomisch knapp eine Ebene tiefer liegen als die entsprechenden Pollikar- und Clusal-Pulse. Und solches gilt auch noch für die *pp. mersi*. Das bedeutet 1., daß die Tastung des Pedalis-Pulses stets höheren Tastdruck erfordert, als die der beiden anderen Situs; 2., daß ein auf der gleichen Höhe wie ein *pulsus clusalis medianus* liegender *pulsus pedalis* bereits als *pulsus superficialis* zu werten ist, ein auf der gleichen Höhe mit einem *pulsus clusalis mersus* liegender *pulsus pedalis* ein *pulsus medianus* ist.

Der hohe Tastdruck für die *pp. pedales* bei dennoch subtilster Palpation ist einer der Gründe, weshalb nicht nur beim Anfänger der Zahl der in einer Folge oder pro Tag zu tastenden Pulse Grenzen gesetzt sind. Diese Schwierigkeit darf nicht dazu verführen, daß die Pedalis-Pulse abwechselnd mit verschiedenen Fingern getastet werden!

Zur Erzielung absolut gleichmäßiger und vergleichbarer Pulsdiagnosen ist es unerläßlich, daß unter allen Umständen stets der gleiche Finger auf den gleichen Situs gelegt wird. Das bedeutet nicht nur, daß der Diagnostiker stets die gleiche Hand zur Pulsdiagnose verwendet, sondern auch, daß der Patient stets an die gleiche Seite gesetzt oder gelegt wird.

(4) Bestimmung und Beurteilung der Pulsfrequenz

Obzwar die Chinesen ein überaus zeitbewußtes Volk sind,[3] spielt in der chinesischen Pulsdiagnostik die absolute Pulsfrequenz — d. h. das einzige Merkmal, welches die westliche Medizin heute am Puls mit einiger Regelmäßigkeit noch registriert — überhaupt keine, und die relative Frequenz nur eine beiläufige Rolle.

Diese relative Frequenz wird unter Bezug auf die Atemzüge (*xi*) des Patienten bestimmt. Ein 'Atemzug' ist die Zeitspanne vom Beginn einer Ausatmung bis zum Ende der folgenden Einatmung. Beim Erwachsenen, d. h. etwa ab dem 15. Lebensjahr, dürfen 4 - 5 Pulsschläge pro Atemzug als gesunde Regel gelten.

Für gesunde Kinder und Jugendliche sind die entsprechenden Zahlen

bis zum 3. Lebensjahr   8 Pulsschläge pro Atemzug
im 4. Lebensjahr etwa   7 Pulsschläge pro Atemzug
vom 5. bis 12. Lebensjahr etwa 6 Pulsschläge pro Atemzug.

[1] Allerdings nicht unbedingt ein subrepter Puls (*pulsus subreptus*) — oben S. 245.

[2] Oben Seite 229.

[3] Mechanische Uhren waren in China bereits im 10. Jhdt., 400 Jahre früher als in Europa, erfunden worden, und heute trägt, wo immer es die wirtschaftliche Situation erlaubt, jeder Chinese eine Armbanduhr.

(5) Dauer der Pulsdiagnose

Zwar gibt es keine zwingende Regel, wie lange eine Pulsdiagnose zu dauern hat. Als unerläßliche Mindestdauer für die kontinuierliche Beobachtung jedes einzelnen Situs gelten jedoch 50 Schläge.[1] Im allgemeinen wird man sich zumindest zur Erstdiagnose eines Patienten mehr Zeit nehmen müssen, wenn man zu sicheren und therapeutisch praktikablen Befunden kommen will. So sind für einen routinierten Könner an einem außergewöhnlich klaren Puls 5 Minuten das absolute Minimum einer Diagnose; für den Puls durchschnittlicher Schwierigkeit dürften 10—15 Minuten das äußerst Erreichbare sein. Und bei der Beurteilung eines anatomisch wie ikonographisch schwierigen Pulses darf 1/2 Stunde nicht als Zeitverschwendung gelten.

(6) Schnell-, Kurz- und Notdiagnosen

In außergewöhnlichen Situationen (zu denen im medizinischen Alltag mit Sicherheit auch jene gehören, in denen ein bettlägeriger Patient nur von einer Bettseite her erreichbar ist) und Notfällen sind die verschiedenen für eine sachgemäße und umfassende Pulsdiagnose unabdingbaren Voraussetzungen nicht annähernd zu erfüllen. Deshalb sollte man dann auch nicht noch Zeit vergeuden mit dem Versuch einer bruchstückhaften und mithin fragwürdigen Detaildiagnose. Man wendet dann am zweckmäßigsten die Ein-Situs-Diagnose mit der Daumenkuppe (nicht mit dem ganzen Daumen) an. Mit der Daumenkuppe am *os pollicare* aufgesetzt, trachtet man nur die Tiefe des Pulses genau zu erfassen — womit gewöhnlich auch schon eine Aussage über Repletion oder Depletion gewonnen ist. Man ordnet dann zu:

dem	an der linken Hand	an der rechten Hand
oberflächlichen Puls	Cardialorbis	Pulmonalorbis
mittleren Puls	hepatischem und Fellealorbis	Lienal- und Stomachorbis
untergetauchten Puls	Renalorbis	Renalorbis.

Eine solche Schnelldiagnose ist in Erste-Hilfe-Fällen, bei Schwerstkranken, nach Entbindungen sinnvoll. Abwegig wäre es, sie generell anzuwenden.

---

[1] Bei kürzerer Beobachtungsdauer ist es praktisch ausgeschlossen, einen *pulsus haesitans* oder einen *pulsus intermittens* zu bestimmen.

(7) Die Pulstastung am Kind und Jugendlichen

Das *os pollicare* gewinnt erst um das 15. Lebensjahr herum seine für eine normale Dreifingertastung erforderliche Länge. Zuvor ist es anatomisch schwierig oder absolut unmöglich, an ihm 3 Situs deutlich zu unterscheiden. Deshalb gilt für kindliche Patienten:

Bis zum 6. Lebensjahr ist am *os pollicare* nur ein Puls, nämlich der Pollikapuls mit dem Zeigefinger zu tasten. (Diese Tastung ist nicht mit der im vorangehenden Abschnitt beschriebenen Kurzdiagnose zu verwechseln! Sie wird denn auch nach den Regeln, die für die Pollikarpulse gelten,[1] bewertet.) An einem halbwegs vitalen Säugling, bis zur Vollendung des 1. Lebensjahrs, sollte die Pulstastung im allgemeinen unterbleiben. Aber auch danach, mindestens bis zum 4. Lebensjahr, darf den durch sie erhobenen Befund nur orientierende Bedeutung beigemessen werden, denn die genauere Wirkung der Störfaktoren, die während der Pulsdiagnose in der motorischen Unruhe des Kindes einerseits, dem Bestreben der Mutter, das Kind zu beruhigen und den Anstrengungen des Diagnostikers, diese Einflüsse durch erhöhte Konzentration und festeren Griff zu kompensieren, gegeben sind, läßt sich niemals sicher abwägen.

Etwa ab dem 6. Lebensjahr ist dicht neben dem Pollikar-Situs auch der Pes (mit dem Ringfinger!) zu tasten und zu interpretieren.

Etwa vom 12. Lebensjahr an ist es möglich und sinnvoll, alle drei Pulsstellen zu bestimmen. Wenn an kurzen Handgelenken dabei der Raum für die drei Pulsfinger noch nicht ausreicht, setzt man zuerst Zeige- und Ringfinger beidseitig des Radialisköpfchens auf und beurteilt damit Pollikar- und Pedalpulse. In einem 2. Diagnosegang setzt man dann den Mittelfinger allein genau auf die Clusa am Radiuskopf.[2]

(8) Die Deutung unterschiedlicher Befunde
bei Einfinger- und Mehrfingertastung; Halonierung

Bei der Palpation des *os pollicare* kommt es in der Praxis keineswegs selten vor, daß beim Niederdrücken aller drei Finger ein relativ kraftvoller, beim Niederdrücken nur eines Fingers ein kraftloser Puls gefühlt wird; aber auch umgekehrt, daß der gleichzeitige Druck aller drei Finger einen schwachen, der Druck eines einzelnen Fingers hingegen einen kräftigen Puls zu offenbaren scheint. Einige dieser scheinbaren Widersprüche sind als die Wirkung eines Pulshalo (*yun*) aufzuklären.

---

[1] Unter Beachtung der oben auf S. 227 gegebenen Hinweise.
[2] Wie oben — SS. 256ff. — bereits eingehend erörtert.

Wegrutschender Puls

Fühlt man mit drei Fingern einen kräftigen, mit einem Finger nur einen schwachen Puls, so ist der Puls gewiß saitenförmig (*chordalis*) und zugleich schlüpfrig (*lubricus*) — bei im ganzen gutem Energieniveau. Wird nämlich dieser extrem schmale und zugleich schlüpfrige Puls nur an einer einzigen Stelle erfaßt, so rutscht er buchstäblich unter dem Finger fort. Durch die breite Auflage dreier Finger wird dieses Weggleiten weitgehend verhindert, so daß nun die auf einen schmalen Streifen konzentrierte Energie als kräftiger Puls empfunden wird.

Täuschung durch einen zwar klaren, doch schwachen Puls

Wird ein Puls bei der Tastung mit nur einem Finger als stark, bei der Tastung mit gleichzeitig drei Fingern als kraftlos empfunden, so ist auf einen im Grunde kraftlosen Puls zu schließen. Konzentriert sich nämlich die Aufmerksamkeit auf die Empfindungen in einem einzigen Finger, etwa in dem ohnehin sehr sensiblen Zeigefinger, so kann auch ein sehr schwacher Puls, wenn er nur klar konturiert ist, den Eindruck relativer Stärke erwecken. Verteilt sich hingegen die Aufmerksamkeit auf alle drei Finger, so schwindet dieser Eindruck völlig.

Halo um einen schmalen Puls

Wird ein Puls bei der Palpation mit allen Fingern als *magnus*, beim Tasten mit nur einem Finger als *minutus* empfunden, so ist im Grunde auf einen *p. minutus sive chordalis* zu schließen, der einen Halo aufweist. Die Halonierung bedingt bei gleichzeitigem Druck aller Finger den Schein eines breiten und langen Pulses.

Großer Halo um einen schmalen Puls

Wird ein Puls unter dem Druck aller Finger als *minutus*, bei der Tastung mit nur einem Finger als *magnus* empfunden, so ist mit Sicherheit auf einen stark erschöpften Puls mit einem verhältnismäßig großen Hof zu schließen. Bei der konzentrierten Tastung erweckt der Halo den Eindruck eines großen Pulses, während bei der etwas diffuseren Wahrnehmung durch gleichzeitig drei Finger dieser Eindruck überhaupt nicht zustande kommt.

Halo über einem untergetauchten Puls

Gleichfalls der Effekt einer Halonierung ist der mit einem Finger als oberflächlich (*superficialis*), mit allen Fingern hingegen als untergetaucht (*mersus*) qualifizierte Puls. Der Halo suggeriert einen oberflächlichen Puls.

Nicht jeder Puls der einmal klein oder schwach, einmal als groß und stark gefühlt wird, hat einen Halo! Oft ist solches Schwanken in der Beschreibung einfach die Folge eines falschen Fingersatzes,[1] der Nichtbeachtung der elementaren Kautelen[2] oder einfach die Folge ungenügender Übung und Erfahrung im Pulstasten.

(9) Notation des Pulsbefunds

Auch ohne daß ein zwingendes Schema für die Notation des Pulsbefunds auf dem Krankenblatt existiert, sollten folgende Gesichtspunkte berücksichtigt werden:

1. Pulse sind grundsätzlich nach ihrem Situs, niemals nach einer schematischen Zuordnung dieses Situs etwa zu irgendeinem Orbis zu bezeichnen.

2. Sollte man, sofern irgend sinnvoll, außer dem Grundbefund stets auch die überlagernden Tendenzen zusätzlich angeben, so daß ein Pulsikonogramm etwa folgendermaßen aufzunehmen wäre:

1. Beispiel	Links	Rechts
Pollikarpuls	*mobilis > depletus*	*celer > minutus*
Clusalpuls	*mobilis*	*celer > minutus*
Pedalpuls	*Ø > superficialis*	*Ø > minutus*

2. Beispiel	Links	Rechts
Pollikarpuls	*depletus > mersus*	*exundans > depletus*
Clusalpuls	*exundans/*	*exundans > mobilis*
Pedalpuls	*exundans/*	*exundans/*

Ein Ø bedeutet, daß an diesem Situs kein von der Norm abweichender Befund erhoben wurde. Der / bedeutet, daß keine Überlagerungstendenz ermittelt werden konnte.

8. Die qualifizierende Interpretation des Pulsbildes

(1) Der "ausgeglichene" Puls[3]

Jede klinische Auswertung des Pulsbefunds setzt voraus, daß Klarheit darüber besteht, wie ein ausgeglichener (orthopathischer, nomologischer) Puls beschaffen ist. Ein solcher Puls erfüllt gleichzeitig drei Forderungen, nämlich er hat

---

[1] Man beachte insbesondere die Ausführungen auf SS. 256f. oben sowie die Abb. 35 und 36.

[2] Darüber wurde Ausführliches auf den SS.257 ff. oben gesagt.

[3] Dem Begriffs des 'ausgeglichenen Pulses' (*pingmo*) begegnen wir bereits im Innern Klassiker des Gelben Fürsten — Unbefangene Fragen (*Huangdi Neijing Suwen*), Kap. 18 — Vgl. PORKERT, Kolumne *Klassische Texte* . . .

1. *qi stomachi*, also übergreifende Harmonie im Konzert der Orbes,

2. *shen*, konstellierende Kraft[1],

3. *stirps*, d. h. "Wurzel" — nämlich im Pes.[2]

Qi stomachi

Daß ein Puls *weiqi*, das ist *qi stomachi* aufweisen müsse, wird bereits im Innern Klassiker[3] klar ausgesprochen: "Ist *qi stomachi* vorhanden, kann man leben, ist *qi stomachi* nicht vorhanden, stirbt man." Der Stomachorbis ist orbisikonographisch jener Orbis, der aktiv den harmonischen Ausgleich im Konzert aller Orbes herbeiführt. Diese Kraft des selbsttätigen, aktiven harmonischen Ausgleichs aller Belastungen, Beanspruchungen und Störungen — **und nicht der konkrete Stomachorbis, dessen Funktionen** sich u. U. auf einen einzigen Situs projizieren — ist gemeint, wenn man vom *qi stomachi* der Pulse spricht. Mit anderen Worten, "mit *qi stomachi* ausgestattet", "*qi stomachi* aufweisend", ist ein synthetisches Urteil vom Gesamteindruck aller Pulse. Wie äußert sich dieses *qi stomachi* diagnostisch? — Erstens dadurch, daß der Durchschnitt aller Pulse etwa eine Mittellage definiert. Kommt an einem Situs ein untergetauchter Puls (*p. mersus*) vor, so wird dieser an einem anderen Situs durch einen eher oberflächlichen Puls kompensiert, sind Pulse beschleunigt oder verlangsamt, dann nur tendenziell, mäßig und nicht extrem; zweitens, darin, daß in allen Pulsen ein gleichmäßiger Grundrhythmus spürbar bleibt.[4]

Der Begriff '*qi stomachi*' ist also als Gesamteindruck eines kohärenten, in sich ausgeglichenen, in allen Details klar ausgeprägten Pulsbildes zu definieren.

Optimal ist die Mittellage der Pulse, wenn Pollikar- und Clusalpulse median, also in der Mitte der 2. Ebene, der Pedalpuls mitteltief, d. h. im oberen Teil der 3. Ebene liegt — vgl. die nebenstehende Abbildung.

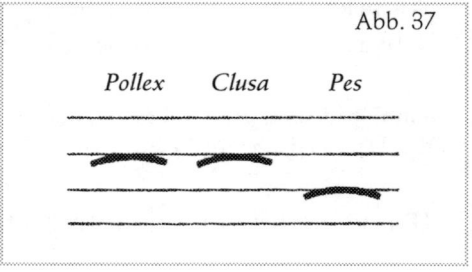

Abb. 37

Pollex   Clusa   Pes

Die Feststellung ob *qi stomachi* vorhanden ist, ob es fehlt, weicht oder zurückkehrt, ist eine Grundaussage jeder Pulsdiagnose.

Shen, "konstellierende Kraft"

Konstellierende Kraft im Puls deutet gleichfalls auf jene unerläßliche Elastizität und Resilienz, dank derer jede pathologische Verschiebung des Pulsbildes nach einer Richtung

---

[1] Zur konstellierenden Kraft vgl. auch oben die S. 148 und SS.154f.

[2] Zu diesem Begriff gleich anschließend auf S. 267.

[3] *Op. cit.* — Unbefangene Fragen (*Huangdi Neijing Suwen*) Kapitel 18 bzw. Angelpunkt der Struktivkraft (*Lingshu*) Kap 9.

[4] Wenn einzelne Pulse evaneszent oder subrept werden oder beim Auftreten von *pp. concitati* ist dies sicher nicht der Fall.

am gleichen oder einem anderen Situs durch kompensatorische Anpassungen in der umgekehrten Richtung augenblicklich ausgeglichen wird.

So erscheint selbst ein evaneszenter Puls, sofern er *shen* hat, nicht grenzenlos verschwommen und unbestimmbar, sondern er läßt sich, u. U. mit Kunstgriffen,[1] für geraume Zeit durchaus wahrnehmen. Und bei einem *p. chordalis* spürt man nicht einfach die hartgespannte Klaviersaite, sondern man hat den Eindruck einer lebendigen Pulsation.

Stirps (gen)

Stirps ("Wurzel") hat jedes Pulsbild, in dem die Pedalpulse noch deutlich wahrnehmbar sind. (Wie erinnerlich, informieren sie über die energetische Verfassung des Renalorbis, des Sitzes und Speichers des von Geburt her gegebenen Energiepotentials (*qi nativum*). Der völlige Zusammenbruch dieses Potentials, der sich im totalen Verschwinden der Pedalispulse manifestiert, ist ohne Rücksicht auf die medizinischen Ressourcen ein sicheres Zeichen des bevorstehenden Exitus.

(2) Varianten des ausgeglichenen Pulses

Jeder Diagnostiker muß die Varianten und Nuancierungen kennen, die Wetter, Klima, Beruf, Konstitution, Lebensalter und Geschlecht in der Gesamtikonographie eines Pulses bedingen können. Denn ihr Auftreten ist durchaus "nomologisch", berechtigt also nicht, auf eine Krankheit zu schließen.

Klima und Jahreszeit

In der gemäßigten Klimazone bedingen der Wechsel der Jahreszeiten und ihr typisches Wetter Inflexionen des ausgeglichenenPulses, und zwar

im Frühling in Richtung auf einen	*pulsus chordalis,*
im Sommer in Richtung auf einen	*pulsus exundans,*
im Herbst in Richtung auf einen	*pulsus superficialis,*
im Winter in Richtung auf einen	*pulsus mersus.*

Andauernder Aufenthalt in heißem Klima vergrößert und erweicht (*pp. magni, pp. molles*) die Pulse, langewährender Aufenthalt in sehr kaltem Klima vertieft (*pp. mersi*) die Pulse, andauerndes Leben in sehr trockenem Klima macht die Pulse oberflächlicher und schmäler (*pp. superficiales sive minuti*), anhaltender Aufenthalt in extrem feuchtem Klima bewirkt behäbige Pulse (*pp. languidi*) — ohne daß auf diese Zeichen allein schon ein Krankheitsbefund gegründet werden könnte.

Konstitution

Gesunde **pyknische** und **korpulente** Typen zeigen eine klare Tendenz zu *pp. mersi.* Gesunde **asthenische** und **magere** Typen zeigen eine klare Tendenz zu *pp. superficiales.*

---

[1] Vgl. oben SS. 258ff. und die dazugehörigen Abb. 26bis und 27bis.

Stellt man bei einem entsprechenden dynamischen Habitus an allen sechs Pulsstellen einheitlich *pp. exundantes* oder einheitlich *pp. magni* fest, ansonsten aber auch bei genauester Untersuchung keinerlei Krankheitszeichen, so müssen diese Pulse für dieses Individuum als normale Pulse bezeichnet werden. Ähnliches gilt bei "sanguinischen" bzw. "phlegmatischen" Typen, wenn bei ihnen an allen Pulsstellen *pp. languidi sive minuti* auftreten.

Lebensalter

Das **Kind** hat, wie in der chinesischen Medizintheorie formuliert wird, "einen Körper ganz aus Yang." Mithin zeigt es bei guter Gesundheit und im Vergleich zum ausgeglichenen Puls des Erwachsenen stets *pp. superficiales et celeri*.[1] Solches bedeutet zugleich, daß das Auftreten von Erwachsenenpulsen bereits als Krankheitszeichen, und gar die Feststellung kritischer Yin-Pulse wie beispielsweise eines *pulsus mersus* oder eines *pulsus tardus*, ungleich ernster zu bewerten ist, als beim Erwachsenen.

Im **Senium** zeigen alle, insbesondere aber die Pedalpulse, eine Tendenz in Richtung auf Invaliditas (*pp. invalidi*), d. h. sie verschmälern sich und tauchen zugleich unter.

Geschlecht

Bei den ostasiatischen Rassen zeigen die Pulse des Weibes eine deutliche Tendenz zu *pp. lenes, pp. molles, pp. invalidi*, d. h. sie wirken stets weicher, weniger kraftvoll als die des Mannes. Dies liegt daran, daß der Fett- und Flüssigkeitsgehalt des weiblichen Gewebes dort auffallend stärker ist, als beim Mann. Die Pulstastung an weiblichen Patienten erfordert deshalb besondere Übung und Aufmerksamkeit. Bei den indoeuropäischen Rassen besteht diese starke Ausprägung der geschlechtsbedingten Unterschiede im Unterhautfettgewebe des Handgelenks in aller Regel nicht. Hier kann, von seltenen Ausnahmen abgesehen, der Puls des Weibes in gleicher Weise wie der des Mannes getastet und beurteilt werden.

Lebensweise, Sexualität

Lang andauernde, **sedentäre Lebensweise** und Berufsausübung verschiebt die Ikonographie vor allem der Pollikarpulse in Richtung auf *pp. invalidi* (d. h. nicht geradewegs zu Depletion, die bereits als krankhafter Befund zu werten wäre). Umgekehrt führt andauernde körperliche Arbeit bzw. **sportliche Betätigung** zu *pp. celeri sive pp. magni*.

Lang andauernde **sexuelle Enthaltsamkeit** läßt die Pedalpulse sich deutlich in Richtung auf *pp. invalidi* entwickeln (in China spricht man in diesem Fall von einem "echten Mönchspuls", weil man auf diese Weise den tatsächlich enthaltsamen vom in Wirklichkeit weltlich lebenden Klosterinsassen unterscheiden kann). Umgekehrt treibt **übersteigerte Sexualität** die Pedalpulse an die Oberfläche (*pp. superficiales*), verändert sie in Richtung auf *pp. minuti* oder *pp. depleti*.

---

[1] Vgl. das auf S. 261 Gesagte.

Mahlzeiten, Genußgifte

Bei **kurzem Fasten** tendieren die Clusalpulse zu Invaliditas (*pp. invalidi*), bei **anhalten-dem Fasten und Hungern** zu Depletion und Oberflächlichkeit (*pp. depleti et superficiales*).

Die **Nahrungsaufnahme** läßt die Ikonographie der Clusalpulse vorübergehend nach Exundanz und Behäbigkeit (*pp. exundantes sive languidi*) sich verschieben.

Der Genuß von **Alkohol** oder **Bohnenkaffee** wirkt sich kurzfristig in den Pollikar-pulsen aus: als Beschleunigung und Vergrößerung (*pp. celeri sive magni*). Gewohn-heitsmäßiger Abusus führt zu pathologischen Verschiebungen auch der Clusalpulse.

(3) Pulse der Gynäkologie und Geburtshilfe

Menses

Nach den Kriterien der chinesischen Medizin ist das Typische des weiblichen Habitus die Dominanz der Erdphase und aller funktionellen und körperlichen Entsprechungen im Verhältnis zu den peripheren Wandlungsphasenqualitäten und ihren Entsprechungen.[1] Im Hinblick auf die Pulse bedeutet dies, daß bei nomologischen, also ganz harmonischen Vorgängen und Abläufen, Dominanzen entsprechender Pulse (*pp. languidi, pp. lubrici*) auftreten, ohne daß daraus Schlüsse auf pathologische Vorgänge gezogen werden müßten. Die wichtigsten solcher Ereignisse sind natürlich der Eintritt der Regel oder eine Schwan-gerschaft.

Der **Eintritt der Regel** wird stets vom Auftreten von *pp. lubrici* an einigen oder allen Situs begleitet. Nicht selten beobachtet man, daß auf dem Höhepunkt der Regel absolut alle Pulsqualitäten, die an den vorausgehenden oder folgenden Tagen mit großer Klarheit zu unterscheiden sind, vorübergehend durch *pp. lubrici* überdeckt sind. Regelstörungen müssen deshalb durch zusätzliche Symptome definiert, eingegrenzt und qualifiziert werden.

Auch eine **Schwangerschaft** ist grundsätzlich durch das Auftreten und Anhalten von *pp. lubrici*, hier allerdings vorzugsweise an den Pedalsitus, gekennzeichnet. An diesen Situs sind *pp. lubrici* ohne weitere Modifikation dann geradezu die Zeichen einer gut verlaufenden Schwangerschaft. (Im Gegensatz hierzu zeigen deplete Pulse aller Art,[2] erst recht aber kritische Pulse wie die schleifenden (*pp. asperi*) oder gar die *pp. subrepti*, ernste Probleme mit dem Säftehaushalt, und damit die Möglichkeit von Komplikationen an.)

Der **Eintritt der Wehen** projiziert sich auf die Pulse in jenen oberflächlichen, raschen scharfen und kurzen Zuckungen und Strahlen, die auch sonst für akute, aber ganz flüchtige, also extimale, kakuminale Schmerzen charakteristisch sind.

---

[1] Vgl. oben die Ausführungen S. 42 sowie SS. 101 - 103.

[2] Vgl. die Ikonogramme depleter Pulse oben.

9. Die Synthese des Pulsbefunds

Jede ordentlich geführte Pulsdiagnose liefert eine beachtliche Zahl leicht zu differenzierender, zugleich objektiver Informationen, die unter Verwendung der spezifischen Werkzeuge der chinesischen Diagnostik in eindeutige Befunde umgesetzt werden müssen. Diese Befunde müssen weiter auch zueinander und vor allem zur Gesamtaussage der Diagnose korreliert werden. Nützlich kann es auch sein, die Befunde der chinesischen Diagnostik, insbesondere aber die hochdifferenzierten und sehr zuverlässigen Pulsbefunde, zu Daten der westlichen Medizin in Beziehung zu setzen. Solche Daten sind zumindest im Fall erwiesener somatischer Veränderungen gegeben und dem Arzt bekannt. Aus all diesen Gründen ist die so verstandene Synthese der Befunde von entscheidender Wichtigkeit.

Bei dieser abschließenden Synthese des Pulsbefunds stehen zwar im Vordergrund das in den vorausgehenden Abschnitten eingehend dargestellte Verhältnis zwischen Orbisikonogrammen und Pulssitus (Plural!). Dahinter stehen indes die der chinesischen Medizin immer zu unterstellenden Beziehungen zwischen

(a) der funktionellen Tiefe und zeitlichen Dimension einer Funktion,

(b) der ontogenetischen und phylogenetischen Ebene und Dimension einer Funktion.

Wenn man versteht, wie diese Beziehungen sich empirisch auf die Pulstiefe (= Ebene des Pulses) und die verschiedenen Pulssitus projizieren, gelingt die rationale transparente Synthese jedes vorstellbaren Pulsbefunds mit Leichtigkeit und Selbstverständlichkeit.

Die Orbisikonogramme geben — auf Grund einer im Verlauf langer Jahrhunderte gereiften Methodologie vorinterpretiert — über die spezifische, stets aktuelle und individuelle Gesamtmodulation der Lebensfunktionen einer Person Auskunft. Durch die Situs oder den Situs, an denen solche Modulationen beobachtet werden, erfolgt eine Korrelation (a) zu topologischen und (b) zu delokalisierten Funktionsbereichen.

(1) Die Bedeutung des Pulssitus

Um also mit dem letztgenannten, der Bedeutung des Pulssitus zu beginnen: dieser gibt Auskunft über vitales Geschehen in einem topologisch umgrenzten Bereich,[1] zugleich aber auch Auskunft über die Verfassung und das Geschehen *im Rahmen eines delokalisierten Funktionskomplexes*, nämlich des oder der chinesischen Orbes. Solche Auskünfte können zwar niemals im Widerspruch zueinander stehen; sie müssen sich aber nicht in jedem Fall auch ergänzen.

Sofern eine Person die vom Diagnostiker nur als Proband, nicht als Patient untersucht wird, über längere Zeit über keinerlei Mißbefindlichkeiten zu klagen hatte und aus keinerlei anderer Sicht auch körperliche Störungen zu unterstellen sind, können an einem Pulssitus auftretende Modulationen nur als Ausdruck der individuellen Funktionscharakteristik verstanden werden. Solches hatten wir ausdrücklich[2] für eine Reihe von

Pulsen festgestellt, die eine relative Depletion der Orthopathie anzeigen, nicht aber damit zwingend auch das Auftreten von Heteropathien. Voraussetzung ist in all diesen Fällen das Vorhandensein eines deutlichen *qi stomachi*, also einer guten Harmonie der Pulsqualität aller Situs im Vergleich zueinander.

Unter den soeben genannten Voraussetzungen können aber dann bestimmte Modulationen an einzelnen Situs eine in der Pulsdiagnose, und nur in dieser, faßbare Funktionslabilität ausdrücken, also bildlich gesprochen, einen *locus minoris resistentiae* — auch dieser, für sich genommen, noch kein pathologischer Befund.

Erst in einem dritten Stadium wird man bei angereihten, weiteren Befunden die auffällige Modulation des Pulses an einem oder mehreren Situs als Ausdruck einer regelrechten Funktionsanomalie, also einer funktionellen Entgleisung definieren.

Erst wenn ganz bestimmte angereihte Befunde aus Inaugenscheinnahme und Befragung des Patienten oder einem westlichen Befund die Vermutung oder Gewißheit somatischer Veränderungen nahelegen, wird man die an bestimmten Situs auftretenden auffälligen Modulationen auch oder zuvorderst in ihrer topologischen Korrelation und Relevanz beurteilen.

Hierzu einige praktische Beispiele.

1. Ein Schmerzbefund im Unterleib ohne Vorausbefund und Vorgeschichte, muß sich nicht auf die Pedalispulse projizieren, sondern kann, wenn es sich um ein funktionelles Problem der Assimilation handelt, die Mitte, also Lienal- und Stomachorbis als Ausdruck der Scheidung von Trübem und Klarem, der Assimilation und des Säftehaushalts betreffen; er führt dann zu einer betonten Modulation der Clusalpulse. Oder, noch oberflächlicher, extimaler, ein durch momentane Anpassungsschwierigkeiten an eine neue klimatische oder meteorologische Situation ausgelöster Spasmus wird sich gleichfalls auf die Mitte, dann aber eher auf die linke Clusa projizieren, u. U. auch auf die distalen Situs, also die Pollikarpulse beidseitig oder auf den rechten Pollikarpuls, auf den sich der Pulmonalorbis als Instanz des Eigenrhythmus projiziert. Finden wir hingegen bei einem Patienten auch ohne klare Vorgeschichte, oder gerade ohne eine solche Vorgeschichte, Unterleibsschmerzen bei auffallenden Anomalien der Pedalispulse, so ist hier erhöhte Vorsicht und Umsicht des Diagnostikers gefordert, weil die damit angedeutete topologische Korrelation eine somatische Veränderung — und dies heißt stets, in langer Zeit angehäufte Dysfunktion — anzeigt.

2. Aus dem eben genannten Beispiel ist es kein Widerspruch, sondern, im Gegenteil, die eindrucksvolle Bestätigung der Richtigkeit sowohl der chinesischen wie der westlichen Diagnose, wenn etwa ein von der westlichen Medizin diagnostizierter chronischer Darmkatarrh sich sowohl auf die Pedalsitus als auf die Pollikarsitus, oder aber nur auf die Pollikarsitus projiziert. Anomalien am Pedalsitus drücken in Bezug auf einen Darmkatarrh, also Defäkationsstörungen, die somatogene Dysfunktion aus; die Veränderungen am Pollikarsitus sind Ausdruck der auf das Gesamtsystem bezogenen funktionellen Veränderung.

---

[1] Man vergleiche hierzu oben die SS. 226f.

[2] Zuvorderst die *pp. languidi* (S. 240), *pp. minuti* (S. 244), *pp. invalidi* (S. 243), *pp breves* (S. 235); vgl. auch die SS. 267ff.

Denn alle *oo. intestinorum*, also sowohl Tenuintestinal- als Crassintestinalorbis, entsprechen extimalen, an der Funktionsoberfläche und nahe an der Gegenwart ablaufenden Funktionen; sie entsprechen kurzen und rezenten Funktionszyklen.

Das letztzitierte Beispiel führt nun zum nächsten uns hier interessierenden Kriterium.

(2) Die Bedeutung der Pulsebene (Pulstiefe)

Über die Pulsebene (oberflächlich, median und tief) haben wir oben auf S. 229 ausführlich gesprochen. Wir haben gesagt, daß die oberste ("oberflächliche") Ebene extimalen Lebensäußerungen und Symtomen, die tiefe Ebene intimalen Lebensäußerungen und Symtomen und die mittlere zwischen beiden vermittelnden Lebensäußerungen und Symtomen zugeordnet werden darf und muß. Dieser Einstufung lassen sich die in distaler Richtung beim Erwachsenen aufgereihten klassischen Pulssitus einpassen:

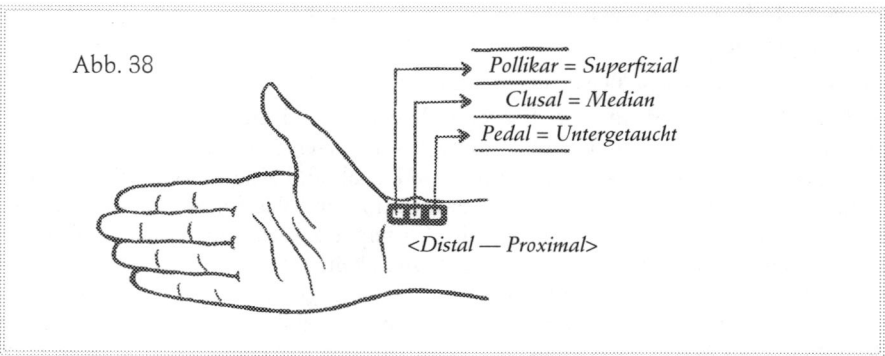

Abb. 38

Pollikar = Superfizial
Clusal = Median
Pedal = Untergetaucht

<Distal — Proximal>

die **proximalen Situs**, bezeichnet als Pedal(pulse) und dem Renalorbis, also der Körperlichkeit und Materialität schlechthin zugeordnet, entsprechen der **tiefen Ebene**;

die **distalen Situs**, nämlich Pollikar(pulse) oder Pollikarsitus entsprechen der Oberfläche, also den rezentesten, unmittelbarsten Lebensäußerungen und Projektionen eines Individuums, der Extima — typisiert durch die Qualitäten von Cardial- und Pulmonalorbis.

Endlich entsprechen die **zwischen beiden liegenden** Clusalsitus der **medianen Ebene der Vermittlung** — hier also der Verfassung nicht nur des Säftehaushalts und seiner Regulierung, seiner Fähigkeit zu Assimilation, Pufferung, Harmonisierung, Integration, sondern — mit dem Blick auf diese in Säften "fließende" Materialität — jeder Wechselwirkung zwischen dem (scheinbar oder nahezu) unwandelbar Materiellen und der reinen Funktion.

Das eben Gesagte erklärt, weshalb Veränderungen von Funktionen bestimmter zeitlicher Dimension gleichzeitig auf *eine bestimmte Ebene an verschiedenen Situs* und *auf mehrere Ebenen eines einzigen, bestimmten Situs* projiziert sein können oder projiziert werden. Ja mehr noch, wie mittlerweile schon seit Jahrzehnten die westliche Embryologie, Histologie und Physiologie deutlich machen, laufen innerhalb eines Organismus die Lebensfunktionen nicht nur mit unterschiedlicher Frequenz ab, sondern sie haben auch ein unterschiedliches ontogenetisches und phylogenetisches "Alter". Mit anderen Worten, es gibt Gewebe — z. B. das Knochengerüst — die bei der Ontogenese sehr früh angelegt und nach ihrer Ausreifung nur extrem langsam veränderbar und wandelbar erscheinen. Es gibt Gewebe, die einen außerordentlich schnellen und das heißt, kurzen Lebenszyklus haben, wie etwa die Schleimhäute des Verdauungstrakts und bestimmtes Drüsengewebe; und es gibt Gewebe, die ein mittleres onto- und phylogenetisches Alter und einen mittleren Zyklus haben — die Muskulatur, das Bindegewebe. Ohne jede Gewaltsamkeit können diese aus der Perspektive der westlichen Physiologie sich zeigenden Funktionsebenen und Rhythmen zu den soeben beschriebenen in strenge Korrelation gebracht werden. Das bedeutet, **ontogenetisch junge Gewebe und ihre Funktionen hoher Frequenz** und kleiner zyklischer Dimension entsprechen im chinesischen Kontext **extimalen Funktionen** und projizieren sich auf die *Pollikarsitus* ODER die oberste Ebene von Pulsen an jedem beliebigen Situs (*pp. superficiales*).

Physiologische Funktionen mittlerer metabolischer Geschwindigkeit, die Funktionen von Geweben mittleren phylogentischen Alters, projizieren sich auf Pulse der mittleren Ebene (*pp. mediani*) ODER auf die *Clusalsitus*.

Endlich erscheinen Funktionen großer zeitlicher Dimension, also eines extrem langsamen Metabolismus — entsprechend **phylogenetisch alten Geweben** (Nerven, Knochen, Zähne) — projiziert auf die tiefen Pulse (*pp. mersi*) ODER auf die proximalen Pulssitus, also die *Pedalsitus*.

Ein weiteres Element, das in dieser Synthese unbedingt der Berücksichtigung und Einbeziehung bedarf, ist das der als "Orbispulse"[1] charakterisierten Ikonogramme. Die Pulsqualität eines sogenannten "Orbispulses" kann *an jedem beliebigen Situs auftreten,* oder aber — was selten ist — ausschließlich oder — was nicht besonders häufig ist — *auch* am Situs des Orbis selbst sich zeigen.

Beispielsweise ist der rechte Clusalpuls dem Lienalorbis korreliert. Diesen gleichen Orbis wird der behäbige Puls (*p. languidus*) zugeordnet. Treten allgemein *pp. languidi* auf, d. h. an vielen oder allen Situs, so bedeutet dies die spezifische Funktionsqualität — etwas salopp können wir sagen, die energetische Qualität — des Lienalorbis, nämlich Assimilation, Integration, Harmonisierung, manifestiert sich so stark, daß sie das gesamte System nicht nur beeinflußt, sondern gewissermaßen überzieht, überlagert — während der Rekonvaleszenz eine ganz normale und wünschenswerte Erscheinung, in anderen Situationen ein Zeichen, das der näheren Klärung zugänglich ist.

---

[1] Vgl. oben die Aufzählung S. 253.

Oder die Funktionsqualität des Cardialorbis wird einerseits dem linken Pollex zugordnet, andererseits dem *p. celer*. Auch hier gitl das Gleiche: Wenn diese Qualität, nämlich aktuelle Aktivität, die unmittelbare Projektion einer Persönlichkeit, situationsbedingt akzentuiert ist, so gehören hierzu — ohne daß dies je beim Fehlen jeder Mißbefindlichkeit der Person in irgendeine medizinische Diagnose einginge — *pp. celeri*, "beschleunigte Pulse", und zwar an allen Situs.

Eine völlig andere Situation besteht, wenn die spezifische Funktionsqualität des Renalorbis, nämlich aktuelle Struktivität, unmittelbare, direkte Materialität und Statik, direkt korreliert zu den Pedalispulsen und zur tiefsten Pulsebene, sich an beliebigen Pulssitus bemerkbar macht. Solches bedeutet, daß struierende, also konkretisierende, fixierende, dämpfende, hemmende Tendenzen im gesamten Funktionsgefüge die Oberhand gewinnen und jene anderen Funktionen, die durch Situs markiert sind, überlagern, also ein sehr wohl problematisches, zugleich dem Probanden oder Patienten durchaus auch zu Bewußtsein kommendes Geschehen.

Als Interpretationsrichtlinien für die möglichen Varianten und Kombinationen lassen sich also formulieren:

1. Bestehen an allen Pulssitus identische Pulsqualitäten, also das gleiche Ikonogramm, damit ein vollkommenes *qi stomachi*, eine vollkommene Harmonie des ganzen Gefüges, fehlen überdies weitere konkrete Beschwerden der untersuchten Person, so handelt es sich ohne Rücksicht auf das beobachtete Pulsikonogramm um eine individuelle Ausprägung der Konstitution, um Zeichen ohne pathologische Bedeutung.

2. Tritt an einem einzigen Situs ein abweichend modulierter Puls auf oder treten an verschiedenen Situs mehrere verschieden modulierte Pulse auf, so ist das harmonische Zusammenspiel des Systems (*qi stomachi*) gestört und therapeutische Maßnahmen müssen unter Berücksichtigung der Wandlungsphasenqualifikation und Sequenzen der durch die Situs angezeigten Orbes in Betracht gezogen werden.

3. Tritt eine gleiche, auffallende Pulsmodulation an mehreren Situs oder allen Situs in gleicher Weise auf, gehen mit dieser Modulation typische andere Dysfunktionen und ihre Symptomatik einher, so ist aus der Leitkriterien-Norm, u. U. zusätzlich auch unter Berücksichtigung der Wandlungsphasenqualifikation, die Richtung therapeutischer Maßnahmen zu bestimmen.

---

[1] Ein Puls ohne Stirps — vgl. oben S. 267.

[2] Gemeint sind die nach der algorläsiven Qualifikation durch Yang definierten Orbes — Vgl. oben die SS. 137 - 141.

[3] Dies ist eine Anspielung auf den klassischen Begriff der '*lapiditas*', chinesisch *shi* — so wie im Innern Klassiker der untergetauchte Puls bezeichnet wurde. — Näheres in PORKERT, Kolumne *Klassische Texte* . . . .

10. Ergänzungen

(1) Kritische und infauste Pulsbilder

In der chinesischen Medizinliteratur, insbesondere in deren kasuistischen Sammlungen, wird eine Anzahl kritischer Pulsbilder beschrieben, deren Kenntnis für die praktische Beurteilung lebensbedrohender Situationen von Nutzen ist. Deshalb werden sie hier angefügt.

(1) Ein Puls wie ein überkochender Kessel, d. h. oberflächlich und beschleunigt in höchstem Maße, dabei innen hohl und ohne Wurzel,[1] deutet auf extremen Calor der drei Yang[2] und Abwesenheit von Struktivität.

(2) Ein Puls wie ein treibender Fisch, d. h. am Kopf fixiert und mit dem Schwanze schlagend — mithin unter der Oberfläche treibend, bald wahrnehmbar, bald nicht — deutet auf extremen Algor in den drei Yin-Leitbahnen sowie auf Verlust des Yang.

(3) Ein Puls wie ein klopfender Stein,[3] d. h. ein *pulsus mersus*, der tief unten hart gegen den Finger schlägt wie ein Stein — deutet auf Zusammenbruch der Energien des Renalorbis.

(4) Ein Puls wie ein aufgedrilltes Seil, d. h. superfizial, aufgelöst, locker, unscharf — deutet auf Totalverlust der Energien im Renalorbis.

(5) Ein Puls wie das Tropfen einer Traufe, d. h. zwar in der Mitte liegend, doch von dem man nur hin und wieder einen kraftlosen und gedämpften Schlag wahrnimmt: Bau- und Wehrenergien sind erschöpft, das *qi stomachi* ist geschwunden.

(6) Ein Puls wie eine schwimmende Krabbe, d. h. ein *pulsus superficialis*, zumeist von unscharfen Umrissen, ab und zu erratisch emporschnellend.

(7) Ein Puls wie das Picken eines Sperlings, d. h. ein extrem heftiger, beschleunigter *pulsus medianus*, der ab und zu zum Stillstand kommt und dann wieder einsetzt: Zusammenbruch der Energie im Lienalorbis.

(8) Ein Puls wie eine Messerschneide, d. h. bei leichtem Tastdruck wirkt der Puls klein und hektisch, bei gesteigertem Druck hart, groß und hektisch: Totalzusammenbruch der Energie des hepatischen Orbis.

(9) Ein Puls wie eine umhertaumelnde Bohne deutet auf Zusammenbruch der Energien des Cardialorbis.

(10) Ein Puls wie umherwirbelnde Sesamsamen, d. h. evaneszent bzw. minut im Extrem, deutet auf Erschöpfung der Wehrenergie.

Alle beschriebenen Pulsbilder sind Zeichen schwerster Störungen, die, sofern sie nicht unverzüglich und energisch behandelt werden, zum Tode führen.

Einfache und komplexe Pulsikonographien

Der Vollständigkeit halber sei hier die in allen einschlägigen chinesischen Texten erwähnte, im Grunde nur für die Formulierung der Pulsdiagnose relevante Tatsache erwähnt, daß bei Zugrundelegung der 28 bzw. 30 Pulsikonogramme mitunter für die adäquate Definition eines einzigen, an einem Situs auftretenden Pulses mehrere der Ikonogramme, und mithin auch die zugehörigen Befunde, gleichzeitig anzuwenden sind, etwa

ein *pulsus superficialis atque intentus (= pulsus duplex)*,

ein *pulsus mersus et parvus et inanis (= pulsus triplex)* oder gar

ein *pulsus superficialis et celer et lubricus et repletus (= pulsus quadruplex)*.

Die Interpretation solcher "zusammengesetzter" Pulsikonogramme bereitet keinerlei theoretische Schwierigkeiten; wohl aber ist darauf zu achten, daß tatsächlich ertastete Komplexbefunde auch vollständig auf dem Krankenblatt notiert werden.[1]

Die allgemeine Tastung von Körperregionen

Auch bei der allgemeinen diagnostischen Tastung einzelner Körperpartien wird — entsprechend der Gesamtorientierung der chinesischen Medizin — die sinnlich-physikalische Beschaffenheit dieser Partien als Grundlage prinzipieller Aussagen über energetische Veränderungen genommen, die unter Verwendung der im Ersten Teil beschriebenen Werkzeuge formuliert werden.

1. Die Tastung der *cutis pedalis*

Als 'cutis pedalis', chinesisch *chifu*, bezeichnet man in der chinesischen Diagnostik die Hautregion (*cutis, fu*) an der Innenseite des Unterarms, mithin im Bereich jener Fußlänge (*pes, chi*) zwischen Ellbogenbeuge (Foramen *lacus pedalis = lacus ulnaris*) und der Pulsstelle gleichen Namens [1] vor dem Radiuskopf.

Den diagnostisch signifikanten Veränderungen dieses Hautbereichs ist bereits im Innern Klassiker[2] ein eigenes Kapitel gewidmet. Ihm ist zu entnehmen, daß

(1) eine mollige, zugleich schlüpfrige *cutis pedalis* schließen läßt auf Ventus,

(2) eine rauhe *cutis pedalis* auf ventusinduzierte Okklusionen[3],

(3) eine grobe *cutis pedalis,* vergleichbar der Schuppenhaut eines trockenen Fisches, auf Exundanz des Wassers[4] auf Grund von Pituita,

---

[1] Wir denken an die auf S. 265 vorgeschlagenen Notationen.

[2] Angelpunkt der Struktivkraft (*Lingshu*), Kap. 74.

[3] Zu diesem Begriff vgl. oben S. 208.

[4] Gemeint ist die renale Struktivität — vgl. SS. 121f. oben.

(4) eine heiße *cutis pedalis* bei gleichzeitig repleten, unruhigen Pulsen, akutemperate Infektionen[1],

(5) eine kalte *cutis pedalis* bei gleichzeitig kleinen Pulsen auf Defizienz des Qi.

2. Die Tastung der Körperoberfläche

Die Tastung der Körperoberfläche soll vor allem Aufschluß bringen über deren Temperatur, über die Elastizität und Festigkeit des Fleisches[2] sowie über die Feuchtigkeit der Haut.

Die **Hautfeuchtigkeit** wird mit einer ganz leicht über die Haut streichenden Hand geprüft.[3] Die **Körpertemperatur** ist mit leichtem, mittlerem und starkem Druck der Finger zu erkunden. Dabei sind sorgfältig zu unterscheiden, also kritisch zu qualifizieren:

(1) Erhöhte Temperatur, die bei ganz sanfter Palpation, also leichtem Druck am deutlichsten ist, unter der länger verweilenden Hand zu weichen scheint, deutet auf Calor in der Extima bzw. im Pulmonalorbis, oder auf depletiven Calor.

(2) Erhöhte Temperatur, die bei mittlerem Druck am deutlichsten ist, unter starkem Palpationsdruck sich zu vermindern scheint, deutet auf Calor im mittleren Calorium[4], bzw. nur im Cardialorbis.

(3) Erhöhte Temperatur, die unter starkem Palpationsdruck am deutlichsten wahrnehmbar ist, deutet auf Calor in "Mark und Knochen",[5] mithin auf Depletion der struktiven Ressourcen, oder auf Calor im Gefolge einer Humor-Heteropathie.[6]

(4) Zuckt der Patient bei der Berührung mit kalten Händen zusammen, so zeigt dies Depletion der aktiven Energien (des Yang) an.

(5) Auffallende Hitze des Handtellers deutet auf endogene oder durch streßbedingte Affektionen mit Depletion der Struktivität an; auffallende Hitze des Handrückens weist auf exogenen ventischen Algor.

---

[1] Zum Begriff der akutemperaten Erkrankungen (*wenbing*) vgl. das Hilfsglossar.

[2] Zu 'Fleisch' beachte man das auf SS. 101f. Gesagte!

[3] Zur diagnostischen Bedeutung von Schweiß bzw. Hautfeuchtigkeit vgl. die SS. 204f. oben.

[4] Als Sammelbegriff für alle "mittleren Orbes", also Lienal- und Stomachorbis, hepatischen und Fellealorbis.

[5] Perfektionen des Renalorbis, also stärkster Ausdruck der struktiven Reserven.

[6] Eine solche tendiert dazu, das Yang einzuschließen, zu binden, zu blockieren — und damit indirekt auch die Wirksamkeit der Struktivität zu beeinträchtigen.

3. Die Tastung von oberflächlichen Geschwüren und Schwellungen

Geschwüre und Schwellungen haben neben der lokalen stets auch eine gesamtdiagnostische Bedeutung. Beide sind unter Anwendung der vertrauten "Werkzeuge" zu ermitteln.

Geschwüre, die mit Schwellung verbunden sind und sich unter Druck unnachgiebig anfühlen, weisen auf Algor.

Geschwüre mit Schwellung, die sich heiß anfühlen, deuten auf Calor.

Eine flächige Schwellung mit eingesunkenem oder vertieftem Zentrum deutet auf Depletion.

Eine relativ engräumige und stark vorspringende Ulkus-Schwellung weist auf Repletion.

Fühlt sich die erkrankte Stelle hart, mehr oder weniger heiß, geschwollen, aber unter Druck nicht schmerzhaft an, so hat sich kein Eiter gebildet.

Ist die erkrankte Stelle sehr heiß, fühlt sich ihre Peripherie hart, ihr Zentrum weich an und ist Druck darauf äußerst schmerzhaft, sind dies Zeichen einer *Eiterung*.

4. Die Tastung in der pädiatrischen Diagnose

In der Pädiatrie sind so wichtige Diagnoseverfahren wie Pulsdiagnose und Befragung nur eingeschränkt anzuwenden. Deshalb ist anderen, speziell pädiatrischen Diagnoseverfahren besondere Aufmerksamkeit zu schenken.

Die Tastung der Gliedmaßen

Heiße Fußsohlen weisen auf Calor.

Kalte Waden deuten auf Algor.

Kalte Fingerspitzen sind ein Zeichen von *flexus pavoris*[1].

Hitze allein des Mittelfingers weist auf exogenen ventischen Algor.

Kälte allein der Spitze des Mittelfingers läßt eine Pockeninfektion vermuten.

Hat das Kind kalte Handteller und schließt und öffnet es fortwährend die Hände, so sind dies Zeichen von Totalverlust der Struktivität, in der Pädiatrie ein äußerst kritischer Befund![2].

---

[1] Mithin eines den hepatischen Orbis affizierenden Zurückweichens des Qi aus der Peripherie als Teil einer Pavor-Symptomatik — vgl. oben S. 74 und PORKERT, *Klinische chinesische Pharmakologie, SS. 288ff.*

[2] Vgl hierzu oben SS. 50ff.

Die Tastung der Stirn

Ist die **Stirn** des Kindes bei Fieber **deutlich heißer** als die **Handteller**, weist dieser Umstand auf extimalen Calor.

Sind die **Handteller** bei Fieber **deutlich heißer** als die **Stirn**, kann man auf depletiven Calor schließen.

5. Die Tastung der Foramina

Die Tastung der Foramina hat zwar primär im Rahmen spezieller Techniken wie der Akupunktur oder der Premoprehension Bedeutung; insofern ist auf Speziallehrbücher jener Verfahren zu verweisen.[1]

Gewiß beschränkt sie sich aber nicht auf jene. Sensibilitätsveränderungen an Foramina haben — wie andere Symptome auch — gesamtsystematische, mithin delokalisierte Bedeutung. Besonders evident ist dies bei der Palpation der dorsalen Induktorien (*beishu*)[2] oder der (Foramina) Originalis[3].

Wenn **unter** palpatorischem Fingerdruck eines oder mehrere der genannten Foramina **schmerzempfindlich** sind, ist auf Repletion im entsprechenden Orbis zu schließen.

Wird hingegen der Palpationsdruck auf ein Foramen vom Patienten als **angenehm** empfunden, so ist dies ein eindeutiges Zeichen von Depletion im betreffenden Orbis.

---

[1] PORKERT/HEMPEN, *Systematische Akupunktur* und PORKERT/ZHOU, *Lehrbuch der chinesischen Premoprehension* — vgl. die Bibliographie.

[2] Vgl. hierzu PORKERT, *Theoretische Grundlagen* . . . SS. 223f und vor allem PORKERT/HEMPEN, *Systematische Akupunktur, S. 52.*

[3] Vgl. hierzu in den gleichen Werken S. 229 bzw SS. 55f.

Bibliographie

Die nachfolgende Zusammenstellung einiger chinesischer Titel und eigener Veröffentlichungen in westlichen Sprachen hat kein anderes Ziel als das, dem vermuteten typischen Benutzer dieses Lehrbuchs einige weiterführende Hinweise und Anregungen zu geben. Wer von einer solchen Auflistung hingegen eine Demonstration von Gelehrsamkeit oder gar den lückenlosen Nachweis gelesener oder wahrgenommener Literatur erwartet, könnte angesichts meiner in Westeuropa vermutlich weiterhin mit Abstand größten Spezialsammlung von Originalliteratur zur chinesischen Medizin nur Willkür und Zufall konstatieren. Und eine solche Einschätzung müßte selbst noch für die Liste meiner eigenen Schriften gelten, in die — sieht man von den Titeln der großen Fachbücher ab — nicht annähernd ein Zehntel dessen aufgenommen ist, was ich seit 1959 zum Thema veröffentlicht habe.

Wer aus der Praxis und klinischen Forschung kommend Fragen zur chinesischen Medizin hat, wird zunächst in den Schriftenverzeichnissen meiner Fachbücher, des weiteren in Spezialbibliographien wie etwa den von den National Institutes of Health, Bethesda MD, geschaffenen Kompilationen weiteres Material finden. Wer hingegen aus sinologischer oder historischer Perspektive auf die chinesische Medizin blickt, wird zunächst in den vorzüglichen Bibliographien, die jeden Band von JOSEPH NEEDHAMS *Science and Civilisation in China* zieren, fündig werden, bei gründlicherer Beschäftigung in jenen kritischen "updates", die NATHAN SIVIN 1989 in seiner Reihe *Chinese Science* veröffentlicht hat.

Eine einzige Ausnahme von der eingangs getroffenen Charakteristik ist jedoch zu melden: das *Zhongyixue Gailun* (s. u.) ("Allgemeine Darstellung der chinesischen Medizin"). Kein einzelnes anderes Werk hat meine Sicht auf die chinesische Medizin tiefer geprägt und meine Arbeit nachhaltiger beeinflußt, als diese Kompilation an der Schule für Chinesische Medizin von Nanking in den Jahren 1957 und 1958. Füglich hatte ich nicht nur (1959 und 1960 in HANDELSBLATT und BASLER NACHRICHTEN) ganz allgemein die Öffentlichkeit auf dieses Buch hingewiesen; in der 1979 erschienen Festschrift für Herbert Franke, *Studia Sino-Mongolica*, SS. 417 - 426, zeichne ich das weitere Schicksal dieser Darstellung nach. (S. u. *"Die verschiedenen Fassungen . . . "*) Hier nun zu ergänzen ist, daß exakt dreißig Jahre später, also 1987, im Volkshygieneverlag (*Renmin Weishen Chubanshe*) eine 3. Auflage des Werks erschienen ist, nun mit einer vollständigen Namensliste der Mitarbeiter und Redakteure, zugleich mit einem historischen Vorwort.

1. Quellen und Sekundärliteratur

瀕湖脈学 Binhu Moxue "Pulsstudien des (Li) Binhu = Shizhen" von

李时珍 Li Shizhen   一人民卫生出版社，北京，（１９５６）１９５７

金匮要略语译 (Jinkui Yaolue Yuyi) "Wichtige Besonderheiten aus dem Goldenen Schrein"
人民卫生出版社，北京，1 9 5 9 in moderner (chinesischer) Umgangssprache

景岳全书，(Jingyue Quanshu) "Vollständige Schriften des (Zhang) Jingyue (Jiebin)" von
张景岳（介宾）Zhang Jingyue 上海科学技术出版社，1 9 6 0

脉经 Mojing 王叔和 "Pulsklassiker" von Wang Shuhe — Verschiedene Ausgaben
 z.B. die der Commercial Press, Shanghai, von 1956

内经讲义 (Niejing Jiangyi) "Lehrgang zum Innern Klassiker"
北京中医学院，上海科学技术出版社，1 9 6 4

三因极一病方论 Sanyin Jiyibing Fanglun 陈无择 von Chen Wuze — verschied. Ausg.

医部全录 (Yibu Quanlu) "Medizinische Kapitel aus der enzyklopädischen Bibliothek"
 (Gujin Tushu Jicheng), erstmals 1728 zusammengestellt; verschiedene Ausgaben

中医内科学讲义 "Lehrgang zur (chinesischen) Inneren Medizin"
上海科学技术出版社，1 9 6 4

中医学概论 (Zhongyixue Gailun) "Allg. Darstellung der CM" 南京中医学院
 中医药卫生出版社，1 9 5 8，

中医诊断学讲义 (Zhongyi Zhenduanxue Jiangyi) "Lehrgang der chinesischen Diagnostik"
上海科学技术出版社，1 9 6 4 Redaktion: Medizinschule Canton

针灸大成 Zhenjiu Dacheng   杨继洲 von Yang Jizhou — Große Summe der Aku-
Moxi-Therapie, 1610, verschiedene Ausgaben

针灸甲乙经 Zhenjiu Jiayijing   皇甫谧 von Huangfu Mi (215 - 282)
"Systematischer Klassiker der Aku-Moxi-Therapie" — verschiedene Ausgaben

2. Ausgewählte Schriften des Autors

Die Methoden der chinesischen Wissenschaften als Grundlage einer Ganzheitsmedizin
in MEDIZIN, MENSCH UND GESELLSCHAFT 8/1983, SS. 89 - 96

Klassische Texte der chinesischen Medizin (Kolumne) — seit 1985 (1976) bisher mehr
als 30 Folgen zum "Innern Klassiker" in den Zeitschriften ACTA MEDICINAE SINENSIS
und CHINESISCHE MEDIZIN.

Epistemological Fashions in Interpreting Disease — The Deleterious Effects of Western
Terminology on the Application of the Scientific Traditon of Chinese Medicine
(Illustrated by the Case of Diabetes mellitus vs. Sitis diffundens — Vergleichende
methodologische Analyse des diabetischen Symptomenkreises, zunächst
veröffentlicht in JOURNAL OF THE JAPAN HISTORY OF MEDICINE SOCIETY (NIHON
IGAKUSHI SASHI) 1(1977) vol 23/1 pp. 1–18; mehrere Nachdrucke.

The Intellectual and Social Impulses behind the Evolution of Traditional Chinese
Medicine
WENNER-GREN BURG WARTENSTEIN SYMPOSIUM No. 53 (1971) Proceedings pp. 1 - 25.

Chinese Medicine — A Science in its own Right
EASTERN HORIZON, February 1977, Hongkong, pp. 12 - 18.

The Quandary of Chinese Medicine
EASTERN HORIZON, December 1977, Hongkong, pp. 16 - 19.

A Close-up of Chinese Medicine in Today's People's Republic
EASTERN HORIZON, Hongkong, March 1979, pp. 32 - 36

The Difficult Task of Blending Chinese and Western Science: The Case of Modern Interpretations of Traditional Chinese Medicine in EXPLORATIONS IN THE HISTORY OF SCIENCE AND TECHNOLOGY IN CHINA, (Needham Festschrift), Shanghai 1982, pp. 553 - 572

The Usefulness of Normative Terminology to the History of Chinese Medicine in PROCEEDINGS OF THE 6TH INTERNATIONAL CONFERENCE ON THE HISTORY OF SCIENCE IN CHINA, Cambridge, 1990

Die verschiedenen Fassungen der "Allgmeinen Darstellung der chinesischen Medizin" (Chung-I-hsüeh kai-lun) als Beispiel für den Wandel des wissenschaftlichen Verständnisses der traditionellen Medizin in der Volksreplik China in STUDIA SINO-MONGOLICA – Festschrift für Herbert Franke, SS. 417 - 426, Franz Steiner Verlag, Wiesbaden, 1979

The International Normative Dictionary of Chinese Medicine bzw. *Das Internationale Normative Wörterbuch der chinesischen Medizin (INDCM)* — Präsentationen in englischer bzw. deutscher Fassung, München und Peking, Herbst 1989 bzw. Frühjahr 1990

Anschaulichkeit, Sinnlichkeit, Bildlichkeit als Voraussetzung für die Integrierbarkeit wissenschaftlicher Aussagen
ERANOS JAHRBUCH 1979, SS. 101 - 132

Richtung und Maß — Medizinisches Denken in Europa und in China
ERANOS JAHRBUCH 1980, SS. 149 -198

Die Bindung und Lösung unserer Erkenntnis
ERANOS JAHRBUCH 1982, SS. 111 - 155

Greifbarkeit und Ergriffensein — Das Körperverständnis in der chinesischen Medizin
ERANOS JAHRBUCH 1983, SS. 389 - 429

Die Verweigerung des Kreuzes auf dem Kreuzweg — Zur Antinomie gekreuzter Wege in Europa und in China
ERANOS JAHRBUCH 1987, SS. 309 - 351

Betrifft: Arneimittelprüfung, steinzeitliche . . .
in Gesundheitspolitische Umschau, 33/4, April 1982, SS. 81 - 86

Bücher zur chinesischen Medizin in deutscher Sprache:

Die theoretischen Grundlagen der chinesischen Medizin
  320 SS, (1969) 3. Auflage, Basel, 1991

Klinische chinesische Pharmakologie
  630 Seiten, 1. Auflage Heidelberg 1978

Klassische chinesische Rezeptur
  650 Seiten, 1. Auflage Zug, 1984

Systematische Akupunktur
unter Mitarbeit von Carl-Hermann Hempen
521 Seiten, München 1985

Die chinesische Medizin (Sachbuch)
unter Mitarbeit von Christian Ullmann
428 SS.Düsseldorf, (1983) 3. Aufl. 1992

In Vorbereitung

"POLS" (Abkürzung eines Arbeitstitels)
  Seit Anfang der 80er Jahre beschäftige ich mich mit einer Ergänzung und Neufassung
  des in den *Theoretischen Grundlagen der chinesischen Medizin* behandelten
  Materials. Auf Anregung der Chinesischen Akademie liegen hierzu seit 1988 in
  englischer Sprache vollständige Fassungen des einleitenden epistemologischen Teils
  vor, seit 1992 auch in russischer, seit 1993 in chinesischer Sprache. Dennoch sehe ich
  keinen nahen Termin für ein baldiges Erscheinen irgendeiner dieser Schriften,
  nachdem die vorliegende Fassung des 2. Teils noch nicht annähernd meinen
  Vorstellungen entspricht.

Hilfsglossar

Das hier eingefügte Glosssar erhebt nicht annähernd den Anspruch auf Vollständigkeit. Es beschränkt sich vielmehr auf solche Begriffe, die wiewohl für das Verständnis des vorliegenden Buches wichtig, an keiner Stelle umfassend erläutert worden sind. Im übrigen wird der Leser auch zu diesen Begriffen und vielen anderen die ihm als nicht ausreichend vertraut aufstoßen mögen, auf das Register und die zahlreichen Querverweise in den Fußnoten hingewiesen.

Akutemperate Krankheiten[1] *(*wenbing*)*

Wie chinesischer und lateinischer Begriff andeuten, steht bei diesen Störungen eine heteropathische Verschiebung der Temperatursteuerung im Vordergrund. Diese wird als Ausdruck von Veränderungen der verschiedenen Formen der Lebensenergie (also Qi, Xue, Bauenergie und Wehrenergie) verstanden. Diese Auffassung hat zwar ihre begrifflichen Wurzeln bereits im *Innern Klassiker*, wurde aber erst im 18. Jahrhundert durch Ye Tianshi (1666 - 1745) als selbständige Nosologie vertreten. Als solche hat sie in Bezug auf bestimmte endemische und damit regional gebundene Symptomengruppen praktische Bedeutung erlangt.

*Algorläsive Krankheiten (*shanghan*)*

Wie chinesischer und lateinischer Begriff andeuten, handelt es sich hier um eine Nosologie, die ein bestimmtes Agens, nämlich Algor zum Ausgangspunkt ihrer pathologischen und therapeutischen Überlegungen macht. Auch diese Theorie hat begrifflich im *Innern Klassiker* ihren Anfang, hatte allerdings sehr viel früher als die akutemperate, nämlich bereits im 2. Jahrhundert unserer Zeitrechnung, in der Person und dem Werk des Zhang Zhongjing eine mächtige, über die Zeiten wirksame Darstellung gefunden.

Die Stärke der algorläsiven Theorie liegt weder in der (nur sehr beschränkten) Universalität ihrer Begrifflichkeit, noch in der Stringenz und Schärfe ihrer Argumente, sondern in der überragenden Treffsicherheit der Beobachtungen zur Pharmakodynamik und Synergetik der Arzneimittel. Und so ist es denn auch nicht der (im Verlauf der Jahrhunderte noch weiter) verwickelte Wust theoretischer Argumente, sondern der Grundstock schlechthin klassischer Rezepturen, die sie bis zum heutigen Tag nicht nur in China breiten Raum in den wirksamen Verordnungen einnehmen lassen, sondern die zu Beginn des 20. Jahrhunderts auch in Japan: die Renaissance der chinesischen Medizin genannt Kampo im Werk des Japaners Keisetsu Otsuka begründet haben und tragen.

---

[1] Früherer Begriff: *morbi temperati.*

Flexus

Flexus, chinesisch *jue* bedeutet das 'Zurückweichen' der Lebensenergie. Das Bild ist etwa das Absinken eines Wasserpegels in einem System von Kanälen während der Ebbe oder, noch besser — und dem Geist der induktiv-synthetischen chinesischen Medizin näher — die Umpolung der Induktion beim Zusammenbruch eines elektrischen Feldes. Folgerichtig deckt der Befund "Flexus" eine Vielzahl von Symptomen ab, die am prägnantesten in dieser Weise verstanden werden können, also als Zurückweichen der vitalen Dynamik: Erkalten der Peripherie, Kontravektionen innerhalb der verschiedensten Funktionsgefüge, auffällig z.B. bei Atmung und Verdauung; Kraftlosigkeit, Funktionsuntüchtigkeit in bestimmten Bereichen, in der Regel von der Peripherie her einsetzend.

Foramen (Plural: Foramina)

Der lateinische Begriff *foramen* bezeichnet — völlig analog dem chinesischen *xue* zugleich eine 'Vertiefung' wie eine 'Öffnung', eine 'Durchtrittsöffnung'. Im Kontext der chinesischen Medizin, zuvorderst von Techniken wie der Aku-Moxi-Therapie und der Premoprehension, werden bestimmte Situs an der Körperoberfläche als Durchtrittsöffnungen für das Qi, also als Foramina definiert und behandelt —populär im Westen "Akupunkturpunkte" genannt.

Konkretionen und Kongelationen (jiju)

'Konkretionen', chinesisch *ji*, wörtlich 'Anhäufung' und 'Kongelationen', chinesisch *ju*, wörtlich 'Zusammenziehung', bezeichnen struktive und aktive Zusammenballungen, Verhärtungen.

Struktive Verhärtungen bedeuten in völligem Einklang mit der höchst präzisen Begrifflichkeit — "Anhäufungen"[1] — Konkretionen, *ji,* also stoffliche Materialisierungen, heteropathische Neoplasien, also Gewebsveränderungen und Neubildungen.

Kongelationen bezeichnen mit ähnlicher Präzision Zusammenziehungen (*ju*) funktioneller Art, damit aktuelle, akute, augenblickliche Verspannungen, Gewebsspasmen.

Aus diesen Definitionen und ihrem Umfeld ist ohne weiteres verständlich, daß die struktiven Störungen, also Konkretionen, als in die Vergangenheit zurückgesunkene Wirkung, abgesehen von ihrer Tastbarkeit und mittelbaren Fühlbarkeit — nur geringe oder keine Schmerzen bedingen, daß hingegen Kongelationen als in der Gegenwart wirkende Heteropathien stets von Schmerzempfindungen begleitet sind.

Okklusion

'Okklusion' ist die exakte Übertragung des chinesischen Phonems *bi*, das im Zusammenhang der chinesischen Medizin mit einem speziellen Zeichen geschrieben wird, wenn damit Blockaden des Qi-Flusses bezeichnet werden sollen.

[1] Vgl. oben die SS. 18 und 19.

Okklusionen lassen sich prinzipiell auf alle Lebensäußerungen und in allen Bereichen des Körpers postulieren. Am häufigsten und heuristisch ergiebigsten erscheint ihre Annahme auf Blockaden des Energieflusses in Muskeln und Gelenken bzw. bei Funktionsstörungen der Atmung und der Nahrungsaufnahme. Unnötig zu wiederholen, daß jede Art von Okklusion *per definitionem* mit auffälligen Schmerzbefunden einhergeht.

Nomologie, nomologisch

Der Begriff 'Nomologie' bezeichnet etymologisch und sachlich im Grunde die gleichen Postulate wie *ursprünglich* jener der 'Physiologie', nämlich "(die Lehre von den) naturgemäßen Funktionsabläufen". Nachdem indes dieser Begriff der Physiologie seit mindestens zwei Jahrhunderten in der westlichen Medizin eine Einengung und Verwerfung dadurch erfahren hat, daß er nur auf die Funktionsäußerungen eines zwingend zu definierenden Substrats bezogen wird, erscheint es mir zweckmäßig, in diesem Werk nun aus geklärter Einsicht, den nicht belasteten Begriff der Nomologie zu verwenden — zu verstehen als

System normativer und axiomatischer Setzungen für die Beschreibung konstanter Grundfunktionen.

Permotion

'Permotion', chinesisch *ganmao* oder *gan* drückt, wie der lateinische Begriff der *permotio* (also etwa "Umrührung", "Aufrührung") genau wie das chinesische *gan*, das das aktuelle Erlebnis eines solchen Vorgangs ausdrückt, eine akute und damit per definitionem rezente und extimale (!) — Störung, Verwirrrung wichtiger Lebensfunktionen. Solche Ereignisse werden in den westlichen Sprachen durch den volkstümlichen französischen Ausdruck einer *grippe* ("momentane Ergreifung", "momentanes Gepacktsein" exakt entsprechend dem chinesischen *gan*) ausgedrückt und sehr viel enger und weniger treffend mit den ebenso populären wie unbestimmten Begiffen von *cold* oder Erkältung. Letztere zwei Begriffe weisen schon als Metaphern auf den engen regionalen Bezug zumNorden der gemäßigten Klimazone. Heute aber wissen wir, daß Permotionen in allen Klimazonen alltäglich sind und gerade in wärmeren Klimaten eine erheblich stärkere Intensität und Differenzierung erfahren. Einen Überblick über Permotionen aus der klinischen Perspektive der chinesischen Medizin findet man auf den SS. 37 - 41 des Sammelbands der Acta Medicinae sinensis.

Perkusssion

Die Perkussion, chinesisch *zhòng* bedeutet wie das latainische Original das "Getroffensein" im Kern, im Wesen, zutiefst und plötzlich —durch den Blitz oder ein anderes mächtiges Ereignis. Verengt auf den Kontext der Diagnostik bedeutet Perkussion

hochakute, also mit starken subjektiven und objektiven Sensationen einhergehende Störungen, die durch das entsprechende Agens näher definiert werden können und müssen — also Ventus-Perkussion, Algor-Perkussion usw. — vgl. oben den Abschnitt über die Agenzien der Krankheit, SS. 68f.

Pituita

Das Fachwort 'Pituita' entspricht dem chinesischen Begriff von *tan* bzw. *tanyin* und leitet sich her vom lateinischen *pituita* = 'Schleim'. Dieser Begriff wird im Zusammenhang der chinesischen Medizin in aller Regel nicht als einfache Beschreibung eines sinnlichen Gegenstands gebraucht, sondern als die synthetische Aussage über spezifische Funktionsanomalien. Nicht anders als bei den großen Werkzeugen der Diagnostik handelt es sich hier also um eine abstrakte *Aussage über* einen Befund.

Daß man seit der Frühzeit der chinesischen Medizingeschichte und bis heute für diesen den Ausdruck *tan* bzw. *tanyin* — und damit Pituita verwendet, erscheint dadurch gerechtfertigt, daß der Befund als Analogie von Verschleimung verstanden werden kann und daß demzufolge in diese Richtung geführte Heilmaßnahmen die klar prognostizierbare Wirkung zeitigen.[1]

Rigation, Rigieren

'Rigation', chinesisch *zi* bedeutet im Lateinischen wörtlich 'Bewässerung', 'Begießung' — analog dem chinesischen Begriff. Im technischen Kontext chinesischer Heilmaßnahmen bedeutet sie die "Hervorrufung, Entfaltung orthopathischer Struktivität in Gestalt von Körpersäften". Solches wird in aller Regel durch Arzneimittel, *mm. rigantia yin* — vgl. PORKERT, *Klinische chinesische Pharmakologie*, SS. 418 und 455ff — bewerkstelligt. Diese Arzneimittel sind weder physikalisch noch in ihrer sinnlichen Beschaffenheit "wässerig"; vielmehr bewirken sie allein auf Grund ihrer Pharmkodynamik zweierlei, 1. die orthopathisch optimale Nutzung, Mobilisierung und Verfügbarkeit von Flüssigkeit, die in Gestalt von Getränken aufgenommen wird; 2. die orthopathische Mobilität der in den Geweben vorhandenen Flüssigkeit. Es ist mithin eine erlaubte Metapher und im Ergebnis richtig, die Rigation unter die suppletiven Verfahren einzureihen; richtig zugleich, daß Suppletion und mithin auch die Rigation als die funktionelle — nicht unbedingt materielle — Ergänzung von Defizienz verstanden werden muß: durch Rigation wird die Orthopathie des Flüssigkeitshaushalts gestärkt, gestützt, nicht hingegen die übliche Zuführung von Getränken entbehrlich.

---

[1] Vgl. PORKERT, *Klinische chinesische Pharmkologie*, SS. 216 - 273, auf denen die *mm. patefacientia, tranformatoria humoris, exstillantia humoris et expellentia venti et humoris* vor ihrem theoretischen Hintergrund besprochen werden. — Vgl. ferner die S. 95 oben.
Weitere Ausführungen aus chinesischer Sicht über Pituita (*tanyin*) findet man im Aufsatz *Die Oo. lienalis et stomachi und der zähe und Dünne Schleim* (tanyin) von Xu Xinren, Zeitschrift *Acta Medicinae sinensis*, 1985/2, SS. 21 - 28.

Transformationstafel *Pinyin* nach Wade-Giles

Dieser und der folgenden Tafel können die Transkriptionen aller im heutigen Hochchinesisch gebräuchlichen Phoneme = Lautbilder entnommen werden.

Jeweils mit einer mäßigen Zahl von Ausnahmen werden in beiden Systemen die Vokale annähernd wie im Deutschen oder Italienischen ausgesprochen. Die wichtigste Ausnahme im Wade-Giles-System ist die Buchstabenverbindung *ih,* die annähernd wie das harte russische i, also stimmlos und dünn auszusprechen ist — in Worten wie shih, chih, ch'ih, jih.

Das *j* ist im im Wade-Giles-System grundsätzlich wie im Französischen (*jour*) auszusprechen. Im gleichen Wade-Giles-System wird Aspiration ebenso grundsätzlich durch Einfügung des ' angezeigt, also *t'a, p'a, ts'a,* usw.

Verbindungen zusammengehörender Worte oder Silben werden im Wade-Giles-System stets durch einen Bindestrich hergestellt, also z.B. *tzu-jan, na-li, pien-hua,* usw. Nach der Pinyin-Norm sind diese Verbindungen als ein Wort zu schreiben — also *ziran, nali, bianhua.* Allerdings kommt es bei ungenügender Vertrautheit mit der Pinyin-Konvention, ausnahmsweise auch aus systemimmanenten Widersprüchen, zu Fehlschreibungen oder Doppeldeutigkeiten. Die große Stadt Xian, im Wade-Giles-System Hsi-an (oder Sian) geschrieben ist ≠ der Einzelsilbe *xian,* der die Aussprache und Wade-Giles-Norm *hsien* entspricht.

Sofern ein Phonem nur in der ersten Kolumne einer Tafel aufgeführt wird, bedeutet dies, daß seine Schreibung in beiden Systemen die gleiche ist.

Pinyin	Wade-Giles	Pinyin	Wade-Giles	Pinyin	Wade-Giles	Pinyin	Wade-Giles
		ping	p'ing			miu	
		pu	p'u			mian	mien
B		**P**				min	
				M		ming	
ba	pa	pa	p'a			mou	
bo	po	po	p'o	ma		mu	
bai	pai	pai	p'ai	mo			
bao	pao	pao	p'ao	mai		**F**	
ban	pan	pou	p'ou	mei		fa	
ben	pen	pan	p'an	mao		fo	
bang	pang	pen	p'en	mou		fei	
beng	peng	pang	p'ang	man		fou	
bi	pi	peng	p'eng	men		fan	
bie	pieh	pong	p'eng	mang		fen	
biao	piao	pi	p'i	mang		fang	
bian	pien	pie	p'ieh	mi		feng	
bin	pin	piao	p'iao	miao		fu	
bing	ping	pian	p'ien	mie	mieh		
bu	pu	pin	p'in				

Pinyin	Wade-Giles	Pinyin	Wade-Giles	Pinyin	Wade-Giles	Pinyin	Wade-Giles
		ting	t'ing	lao		guan	kuan
D		tu	t'u	lou		gun	kun
da	ta	tuo	t'uo	lan		guang	kuang
de	teh	tui	t'ui	lang			
dei	(teh)	tuan	t'uan	leng		**K**	
dai	tai	tun	t'un	long	lung	ka	k'a
dao	tao	tong	t'ung	li		ke	k'o
dou	tou			lia		kai	k'ai
dan	tan	**N**		lie	lieh	kao	k'ao
dang	tang	na		liao		kou	k'ou
deng	teng	ne	neh	liu		kan	k'an
di	ti	nie	nieh	lian	lien	ken	k'en
die	tieh	ni		lin		kang	k'ang
diao	tiao	nai		liang		keng	k'eng
diu	tiu	nao		ling		kong	k'ung
dian	tien	nen		lu		ku	k'u
ding	ting	nin		luo	loh, (lo)	kua	k'ua
du	tu	nan		luan		kuo	k'uo
duo	tuo	nang		lun		kuai	k'uai
dui	tui	neng		lüan		kui	k'ui
duan	tuan	nia				kuan	k'uan
dun	tun	niao		**G**		kun	k'un
dong	tung	nian	nien	ga	ka	kuang	k'uang
		ning		ge	ko		
T		nu		gai	kai	**H**	
ta	t'a	nuo	no (nuo)	gei	kei	ha	
te	t'eh	nuan		gai	kai	he	ho
tai	t'ai	nong	nung	gao	kao	hai	
tao	t'ao	nü		gou	kou	hui	
tou	t'ou	nue	nüeh	gan	kan	hei	
tan	t'an			gen	ken	hao	
tang	t'ang	**L**		gang	kang	hou	
teng	t'eng	la		geng	keng	han	
ti	t'i	lo		gong	kung	hen	
tie	t'ieh	le	loh	gu	ku	hang	
tian	t'ien	lai		gua	kua	heng	
tiao	t'iao	lei		guai	kuai	hong	hung
				gui	kui		

Pinyin	Wade-Giles	Pinyin	Wade-Giles	Pinyin	Wade-Giles	Pinyin	Wade-Giles
hu		quan	ch'üan	zhuang	chuang	shua	
hua		qun	ch'ün	zhong	chung	shuo	
huo		qiong	ch'iung			shuai	
huai				**CH**		shui	
hua		**X**		chi	ch'ih	shuan	
huan		xi	hsi	cha	ch'a	shun	
hun		xie	hsieh	che	ch'e	shuang	
huang		xiao	hsiao	chai	ch'ai	(shong)	
		xiu	hsiu	chao	ch'ao		
J		xian	hsien	chou	ch'ou	**R**	
ji	chi	xin	hsin	chan	ch'an	ri	jih
jia	chia	xiang	hsiang	chen	ch'en	re	jo, (joh)
jie	chieh	xing	hsing	chang	ch'ang	rao	jao
jiao	chiao	xu	hsü	cheng	ch'eng	rou	jou
jiu	chiu	xue	hsüeh	chu	ch'u	ran	jan
jian	chien	xuan	hsüan	chua	ch'ua	ren	jen
jin	chin	xun	hsün	chuo	ch'uo	rang	jang
jiang	chiang	xiong	hsiung	chuai	ch'uai	reng	jeng
jing	ching			chui	ch'ui	ru	ju
ju	chü	**Z**		chuan	ch'uan	ruo	juo
jun	chün	zhi	chih	chun	ch'un	rui	jui
jue	chüeh	zha	cha	chuang	ch'uang	ruan	juan
juan	chüan	zhai	chai	chong	ch'ung	run	jun
jiong	chiung	zhe	che(h)			rong	jung
		zhui	chui	**SH**			
Q		zhao	chao	shi	shih	**Z**	
qi	ch'i	zhou	chou	sha		zi	tzu
qia	ch'ia	zhan	chan	she		za	tsa
qie	ch'ie	zhen	chen	shai		ze	tse
qiao	ch'iao	zhang	chang	(shei)		zai	tsai
qiu	ch'iu	zheng	cheng	shao		zei	tsei
qian	ch'ien	zhu	chu	shou		zao	tsao
qin	ch'in	zhuo	chuo	shan		zou	tsou
qiang	ch'iang	zhuai	chuai	shen		zan	tsan
qing	ch'ing	zhui	chui	shang		zen	tsen
qu	ch'ü	zhuan	chuan	sheng		zang	tsang
que	ch'üeh	zhun	chun	shu		zeng	tseng

Pinyin	Wade-Giles	Pinyin	Wade-Giles	Pinyin	Wade-Giles
zu	tsu	seng		yong	yung
zuo	tsuo	su			
zui	tsui	sui		**W**	
zuan	tsuan	suo		wu	
zun	tsun	sui		wa	
zong	tsung	suan		wo	
		sun		wai	
C		song	sung	wei	
ci	tz'u			wan	
ca	ts'a			wen	
ce	ts'e	**Vokalische Anlaute**		wang	
cei	ts'ei	a		weng	
cai	ts'ai	o			
cao	ts'ao	e	eh, oh		
cou	ts'ou	ai			
can	ts'an	ei			
cen	ts'en	ao			
cang	ts'ang	ou			
ceng	ts'eng	an			
cu	ts'u	en			
cuo	ts'uo	ang			
cui	ts'ui	er	erh		
cuan	ts'uan				
cun	ts'un	**Y**			
cong	ts'ung	yi	i		
		ya			
S		yo			
si	szu	ye	yeh		
sie	(sieh)	yao			
sa		you	yu		
se	seh	yan			
sai		yin			
sei		yang			
sao		ying			
sou		yu	yü		
san		yue	yüeh		
sen		yuan	yüan		
sang		yun	yün		

Transformationstafel Wade-Giles nach *Pinyin*

Zum Gebrauch dieser Tafel vergleiche man die auf Seite 291 vorangestellten Hinweise. Sie gelten sinngemäß auch für diese.

Wade-Giles	Pinyin	Wade-Giles	Pinyin	Wade-Giles	Pinyin	Wade-Giles	Pinyin
a		ch'iu	qiu	ch'ang	chang	hung	hong
ai		ch'ien	qian	ch'eng	cheng	hu	
an		ch'in	qin	ch'u	chu	hua	
ang		ch'iang	qiang	ch'ua	chua	huo	
ao		ch'ing	qing	ch'uo	chuo	huai	
eh, oh	e	chou	zhou	ch'uai	chuai	hua	
ei		ch'ou	chou	ch'ui	chui	huan	
en		chü	ju	ch'uan	chuan	hun	
erh	er	chün	jun	ch'un	chun	huang	
		chüeh	jue	ch'uang	chuang		
chih	zhi	chüan	juan	ch'ung	chong		
cha	zha	chiung	jiong			hsi	xi
chai	zhai	ch'ü	qu	fa		hsieh	xie
che(h)	zhe	ch'üeh	que	fo		hsiao	xiao
chui	zhui	ch'üan	quan	fei		hsiu	xiu
chao	zhao	ch'ün	qun	fou		hsien	xian
chan	zhan	ch'iung	qiong	fan		hsin	xin
chen	zhen	chu	zhu	fen		hsiang	xiang
chang	zhang	chuo	zhuo	fang		hsing	xing
cheng	zheng	chuai	zhuai	feng		hsü	xu
chi	ji	chui	zhui	fu		hsüeh	xue
chia	jia	chuan	zhuan			hsüan	xuan
chieh	jie	chun	zhun	ha		hsün	xun
chiao	jiao	chuang	zhuang	ho	he	hsiung	xiong
chiu	jiu	chung	zhong	hai			
chien	jian			hui		i	yi
chin	jin	ch'ih	chi	hei			
chiang	jiang	ch'a	cha	hao		jih	ri
ching	jing	ch'e	che	hou		jo, (joh)	re
ch'i	qi	ch'ai	chai	han		jao	rao
ch'ia	qia	ch'ao	chao	hen		jou	rou
ch'ie	qie	ch'an	chan	hang		jan	ran
ch'iao	qiao	ch'en	chen	heng		jen	ren

Wade-Giles	Pinyin	Wade-Giles	Pinyin	Wade-Giles	Pinyin	Wade-Giles	Pinyin
jang	rang	k'ung	kong	mai		o	
jeng	reng	k'u	ku	mei		ou	
ju	ru	k'ua	kua	mao			
juo	ruo	k'uo	kuo	mou		pa	ba
jui	rui	k'uai	kuai	man		po	bo
juan	ruan	k'ui	kui	men		pai	bai
jun	run	k'uan	kuan	mang		pao	bao
jung	rong	k'un	kun	mi		pan	ban
		k'uang		miao		pen	ben
ka	ga			mie		pang	bang
ko	ge	la		miu		peng	beng
kai	gai	lo		mien	mian	pi	bi
kei	gei	loh	le	min		pieh	bie
kai	gai	lai		ming		piao	biao
kao	gao	lei		mou		pien	bian
kou	gou	lao		mu		pin	bin
kan	gan	lou				ping	bing
ken	gen	lan		na		pu	bu
kang	gang	lang		neh	ne	p'a	pa
keng	geng	leng		nieh	nie	p'o	po
kung	gong	lung	long	ni		p'ai	pai
ku	gu	li		nai		p'ao	pao
kua	gua	lia		nao		p'ou	pou
kuai	guai	lieh	lie	nen		p'an	pan
kui	gui	liao		nin		p'en	pen
kuan	guan	liu		nan		p'ang	pang
kun	gun	lien	lian	nang		p'eng	peng
kuang	guang	lin		neng		p'i	pi
		liang		nia		p'ieh	pie
k'a	ka	ling		niao		p'iao	piao
k'o	ke	lu		nien	nian	p'ien	pian
k'ai	kai	loh, (lo)	luo	ning		p'in	pin
k'ao	kao	luan		nu		p'ing	ping
k'ou	kou	lun		no (nuo)	nuo	p'u	pu
k'an	kan	lüan		nuan			
k'en	ken			nung	nong	sa	
k'ang	kang	ma		nü		se	seh
k'eng	keng	mo		nüeh	nue	sai	

Wade-Giles	Pinyin	Wade-Giles	Pinyin	Wade-Giles	Pinyin	Wade-Giles	Pinyin
san		teh	de	t'un	tun	wa	
sen		(teh)	de	t'ung	tong	wo	
sang		tai	dai	tzu	zi	wai	
seng		tao	dao	tsa	za	wei	
sei		tou	dou	tse	ze	wan	
sao		tan	dan	tsai	zai	wen	
shih	shi	tang	dang	tsei	zei	wang	
sha		teng	deng	tsao	zao	weng	
she		ti	di	tsou	zou	wu	
shai		tieh	die	tsan	zan		
(shei)		tiao	diao	tsen	zen	ya	
shao		tiu	diu	tsang	zang	yo	
shou		tien	dian	tseng	zeng	yeh	ye
shan		ting	ding	tsu	zu	yao	
shen		tu	du	tsuo	zuo	yu	you
shang		tuo	duo	tsui	zui	yen	yan
sheng		tui	dui	tsuan	zuan	yin	
shu		tuan	duan	tsun	zun	yang	
shua		tun	dun	tsung	zong	ying	
shuo		tung	dong			yü	yu
shuai				tz'u	ci	yüeh	yue
shui		t'a	ta	ts'a	ca	yüan	yuan
shuan		t'eh	te	ts'e	ce	yün	yun
shun		t'ai	tai	ts'ei	cei	yung	yong
shuang		t'ao	tao	ts'ai	cai		
(shong)		t'ou	tou	ts'ao	cao		
sie	(sieh)	t'an	tan	ts'ou	cou		
sou		t'ang	tang	ts'an	can		
su		t'eng	teng	ts'en	cen		
sui		t'i	ti	ts'ang	cang		
suo		t'ieh	tie	ts'eng	ceng		
sui		t'ien	tian	ts'u	cu		
suan		t'iao	tiao	ts'uo	cuo		
sun		t'ing	ting	ts'ui	cui		
sung	song	t'u	tu	ts'uan	cuan		
szu	si	t'uo	tuo	ts'un	cun		
		t'ui	tui	ts'ung	cong		
ta	da	t'uan	tuan				

Liste terminologischer Anpassungen im Zuge des INDCM

Im Verhältnis zu meinen seit den frühen 60er Jahren unternommenen Bemühungen um eine normative Begrifflichkeit der chinesischen Medizin in westlichen Sprachen haben sich im Zusammenhang mit der Anwendung und Anpassung dieser Terminologie an alle Weltsprachen im Laufe der letzten Jahrzehnte Klärungen und Justierungen ergeben, die ausnahmsweise auch zum Austausch früherer Begriffe durch neue führen. Ein solcher Austausch hält sich indes, wie man im Nachfolgenden sieht, in engen Grenzen.

Es wurden ersetzt

der frühere Begriff	durch
species	*Extima*
inanitas	*Depletion.*

Die neuen Worte erleichtern die phonetischen Adaptierungen in den großen indo-europäischen Sprachen, zugleich auch den prädikativen Gebrauch der Begriffe: also nicht nur *Extima*, das Hauptwort, sondern auch *extimal*, nicht nur *Depletion*, sondern auch *depletiv* und *deplet*.

Ferner sind künftig die Orbes grundsätzlich durch ihre nationalsprachlichen Ablei-tungen aus dem Lateinischen zu benennen, also

Hepatischer Orbis

Cardialorbis

Lienalorbis

Pulmonalorbis

Renalorbis

Pericardialorbis

Fellealorbis

Tenuintestinalorbis

Crassintestinalorbis

Vesikalorbis

Tricalorialorbis.

Selbstredend hat sich an den Inhalten der Begriffe, hinter denen ja im Verlauf langer Jahrhunderte konturierte chinesische Theorien und Postulate stehen, nichts geändert.

Allgemeines Register

(ohne Symptome und Befunde)

Register der Symptome und Befunde

Register lateinischer Fachworte

Register chinesischer Fachworte und Namen
(in *Pinyin*-Transkription)

Verzeichnis zitierter Rezepturen

Der Verlag

Phainon Editions & Media Gmbh
— Acta Medicinae sinensis

ist ein Fachverlag für Literatur zur chinesischen Kultur und Medizin. Sein Programm zeichnet sich durch inhaltliches Niveau aus; darüber hinaus, soweit es sich um eigene Neuproduktionen handelt, auch durch technische Qualität und ästhetische Innovation.

Der Verlag wird die von den ACTA MEDICINAE SINENSIS übernommenen Titel und Themen kontinuierlich weiter pflegen. Ferner wird er auch Sachbücher zur chinesischen Medizin und ein erweitertes Angebot zu deren kulturellen Umfeld und zur klassischen Literatur Chinas anbieten.

Derzeit lieferbare Titel sind:

PORKERT, *Die Theoretischen Grundlagen der chinesischen Medizin*
3. Auflage, 320 SS., zahlreiche Tafeln, Register
ISBN 3-89520-001-8

PORKERT, *Klinische chinesische Pharmakologie*
1. Auflage., 630 Seiten, ausführliche Register
ISBN 3-89520-002-6

PORKERT, *Klassische chinesische Rezeptur*
1. Auflage, 650 Seiten, ausführliche Register
ISBN 3-89520-003-4

PORKERT, *Neues Lehrbuch der chinesischen Diagnostik*
1. Auflage, 340 Seiten, 40 Abbildungen, Register, eine Falttafel
ISBN 3-89520-005-0

PORKERT, *The Essentials of Chinese Diagnostics*
Englische Auflage des Jahres 1983, 292 Seiten
ISBN 3-89520-011-5

ferner

PORKERT, *China — Konstanten im Wandel*
Moderne Interpretationen der chinesischen Klassik: 16 Essays zu Volksmentalität, Sprache, Schrift, Religion, Philosophie, Wissenschaft, Literatur und Theater.
197 Seiten, 1. Auflage 1978
ISBN 3-89520-031-X

LUO GUANZHONG und FENG MENGLONG, *Der Aufstand der Zauberer*
Die europäische Erstübersetzung des großen Klassikers *Pingyaozhuan.*
2. Auflage des Insel-Verlags aus dem Jahre 1987 - im Alleinvertrieb der Phainon
670 Seiten, gebunden
ISBN 3-89520-032-8

In Vorbereitung sind:

PORKERT/ZHOU, *Lehrbuch der chinesischen Premoprehension*
ca. 500 Seiten, mit zahlreichen Abbildungen, ausführlichen Registern

PORKERT, *Bausteine für eine künftige Universalmedizin*
Reprints ausgewählter Vorträge und Essays, die der Autor zwischen 1960 und 1990 zur chinesischen Medizin verfaßt hatte. Zunächst sind 25 deutschsprachige Titel mit einem Einzelumfang von ca. 20 Seiten vorgesehen.

Unsere Druckerzeugnisse können Sie zu gebundenen Preisen in jeder Buchhandlung erhalten oder direkt beim Verlag bestellen:

Phainon Editions & Media GmbH
Schäfflerstraße 6 — 86424 Dinkelscherben, Deutschland
Telefon (08292) 1024